实用泌尿外科诊疗技术

李伟光 ◎ 著

吉林科学技术出版社

图书在版编目（CIP）数据

实用泌尿外科诊疗技术 / 李伟光著. -- 长春 : 吉林科学技术出版社, 2019.5
ISBN 978-7-5578-5550-5

Ⅰ. ①实… Ⅱ. ①李… Ⅲ. ①泌尿外科学-诊疗
Ⅳ. ①R69

中国版本图书馆CIP数据核字(2019)第114057号

实用泌尿外科诊疗技术
SHIYONG MINIAO WAIKE ZHENLIAO JISHU

出 版 人　李　梁
责任编辑　李　征　李红梅
书籍装帧　山东道克图文快印有限公司
封面设计　山东道克图文快印有限公司
开　　本　787mm×1092mm　1/16
字　　数　298千字
印　　张　12.75
印　　数　3000册
版　　次　2019年5月第1版
印　　次　2020年6月第2次印刷

出　　版　吉林科学技术出版社
发　　行　吉林科学技术出版社
地　　址　长春市福祉大路5788号出版集团A座
邮　　编　130000
发行部电话/传真　0431-81629529　81629530　81629531
　　　　　　　　　81629532　81629533　81629534
储运部电话　0431-86059116
编辑部电话　0431-81629508
网　　址　http://www.jlstp.net
印　　刷　北京市兴怀印刷厂

书　　号　ISBN 978-7-5578-5550-5
定　　价　98.00元

前　言

随着科学技术的不断进步,医疗水平的不断提高,人民健康意识的不断增强,泌尿外科内各专业发展也在发生变化,从原来的粗犷型逐渐转变到现在的精准医疗,从原来的大泌尿外科逐渐细化到现在的各个亚专业,从原来一个科室单打独斗逐渐转变到涉及肿瘤、影像、放化疗、病理等多学科合作。

本书共七章,内容包括泌尿系统先天性畸形、泌尿系统感染、肾小球疾病、肾脏疾病、肾衰竭、输尿管疾病、膀胱疾病等内容。对泌尿外科常用诊断及治疗方法均有全面介绍,本书文字精练流畅,通俗易懂,便于广大泌尿外科医师在临床工作中参考。

由于作者水平有限及编写时间仓促,书中错误或不当之处在所难免,敬请广大读者批评和指正。在此,特向关心和支持本书出版的专家和同仁致以诚挚的感谢!

编　者

目　　　录

第一章　泌尿系统先天性畸形

第一节　先天性肾发育异常

肾先天性异常是指胎儿出生时已有的肾发育不正常。在泌尿生殖系疾病中，它占有一定比例，其中有些疾病在临床上虽无症状，但可以导致其他疾病在其基础上产生。因为许多先天性异常可采用外科手术矫治而获痊愈，故早期发现、及时诊断与治疗有重要临床意义。

一、重复肾及重复输尿管诊治路径

所谓重复肾系指结合成一体，有一共同被膜，表面有一浅沟，但肾盂输尿管及血管都各自分开的一种肾先天畸形。其发病率2%～3%，女性多见，多为单侧，以右侧多见。

【临床表现】

大致分为以下三种情况。

（1）不完全的重复输尿管畸形，或完全型的重复输尿管重复肾畸形，输尿管均开口于膀胱内，且没有并发症。这类病例完全没有临床症状，只有在因其他病或体检进行泌尿系检查时才被发现，此类患者约占60%。

（2）重复肾伴有并发症，如上半肾常伴有积水、结石、结核等并发症，可因此出现腰腹部肿块、持续性腰部隐痛或不适、血尿、发热等症状；下半肾则易有反流，常致泌尿系感染症状，此时行泌尿系全面检查即可发现此症。

（3）为完全型的重复输尿管重复肾畸形，输尿管开口于外阴前庭、阴道等处，致患者幼年就有遗尿史，夜晚尿湿床铺，白天也经常短裤不干，但患者有正常的排尿活动。此时仔细检查外阴，常能查见异常之输尿管开口，即使找不到，静脉尿路造影异常亦能证实此种先天畸形问题。

【诊断方法】

1.影像学检查

（1）膀胱镜检查：可发现多一个输尿管开口，高位肾盂之输尿管口一般位于低位肾盂之输尿管口的内下方。

（2）KUB：肾轮廓增大，肾长轴增长，有时可发现结石影像。

（3）IVU：可见上下排列的双肾盂和双输尿管。高位肾盂狭小，肾大盏短小或缺如，肾轴变长，向外下方偏移。或肾影上半无肾盂肾盏显示，低位肾之肾盏下压、移位。大剂量静脉滴注尿路造影或延迟摄片会显示更清楚，并可显示原来显影不清或不显影的上半肾盂肾盏。

（4）逆行尿路造影：可更清楚地显示上述改变。如寻及输尿管异位开口，则应尽可能插入输尿管导管，注入造影剂摄片，这样可清晰显示上半肾情况。

(5)B超检查:肾影像增长,可见高位肾有积水改变。

(6)核素肾扫描:肾影像增长,核素分布均匀。

2.实验室检查

(1)尿常规:可见镜下血尿、白细胞,严重时可有肉眼血尿。

(2)血常规:感染严重时白细胞总数和分类可增高。

【治疗措施】

(1)对无并发症、无症状的患者无须手术治疗。即使有轻度感染表现也宜用药物控制感染,不必手术。

(2)对有症状或并发症或部分肾段(常是上半肾)功能已基本丧失的患者,则可行患病肾连同所属输尿管一并切除的手术。

二、单纯性肾囊肿

单纯性肾囊肿在肾囊性疾病中最多见,其发生率超过50%。发病机制尚不明确,一般为单侧单发,也有多发或多极者,双侧发生少见。单侧和单个肾囊肿相对无害,临床上常被忽视。任何年龄均可发病,多见于>60岁以上者。

【临床表现】

多见于成年男性左侧,不常产生症状,一般直径达10cm时才引起症状。主要表现为侧腹或背部疼痛,当出现并发症时症状明显,若囊内有大量出血使囊壁突然伸张,包膜受压,可发生腰部剧痛;继发感染时,除疼痛加重外,可伴有体温升高及全身不适。一般无血尿,偶因囊肿压迫邻近肾实质可产生镜下血尿,有时会引起高血压。

【诊断方法】

1.影像学检查

(1)B超检查:为首选的检查方法。典型的B超表现为病变区无回声,囊壁光滑,边界清楚;当囊壁显示不规则回声或有局限性回声增强时,应警惕恶性变;继发感染时囊壁增厚,病变区内有细回声;伴血性液体时回声增强。当显影为多个囊性分隔时,应注意与多囊肾、多发性肾囊肿及囊性肾癌相鉴别。

(2)CT:对B超检查不能确定者有价值。囊肿伴出血、感染、恶性肿瘤存在时,呈现不均性,CT值增加;当CT显示为囊肿特征时,可不必再做穿刺。

(3)IVU:能显示囊肿压迫肾实质、肾盂或输尿管的程度。在与肾积水的鉴别诊断中有价值。

(4)MRI:能帮助确定囊液的性质。

(5)囊肿穿刺和囊液检查:当B超和CT等不能做出诊断,或疑有恶变时,可在B超引导下穿刺。囊壁继发瘤时,囊液为血性或暗褐色,脂肪及其他成分明显增高,细胞学阳性;炎性囊肿穿刺液为浑浊,暗色,脂肪及蛋白含量中度增加,淀粉酶和LDH显著增高,细胞学检查有炎性细胞,囊液培养可确定病原菌。抽出囊液后注入造影剂或气体,若囊壁光滑表示无肿瘤存在。鉴于B超、CT、MRI的应用,对囊肿性质及有无恶变几乎都能确定,穿刺已较少采取。

2.实验室检查

囊肿继发感染合并出血时,血象可见白细胞总数升高,尿常规可显示有白细胞和镜下血尿。

【治疗措施】

(1)无肾实质或肾盂肾盏明显受压,无感染、恶变、高血压,或症状不明显时,只需密切随访。

(2)继发感染时,首先采用抗生素治疗和超声引导下穿刺引流再注入抗生素的治疗方法,稳定后,可采用囊肿切除。

(3)证实囊壁有癌变或同时伴发肾癌,选择开放或后腹腔镜下根治性切除术。

(4)囊肿直径>4cm时,可行穿刺及硬化剂治疗。四环素具有硬化和预防感染的双重作用,疗效达96%;无水乙醇疗效亦佳。

(5)当上述处理无效,症状或囊肿感染明显时,可行后腹腔镜下囊肿开窗术或囊肿切除术。

(6)如因囊肿导致患肾严重感染、肾功能已严重受损而对侧肾功能正常时,或合并有恶性肿瘤时,可行肾切除术。

单纯性肾囊肿的治疗必须综合考虑囊肿对肾和全身的影响,并视囊肿的发展而定。

三、成人型多囊肾

成人型多囊肾系指常染色体显性遗传性疾病,有家族史。表现为肾实质中弥散性进行性形成囊肿,可同时伴有肝、肺等脏器内囊肿。病情严重可致高血压和肾功能损害,最终发展为尿毒症,其发病率为1/1000,多为双侧性,男女发病率相等,多数在40~50岁发病。

【临床表现】

1.泌尿系统表现

(1)疼痛:为最早期的症状,疼痛多为肋腹部、腰背部钝性隐痛、胀痛,可向上腹部、背部、耻骨周围放散。如有囊内出血或合并感染,可使疼痛加剧。血块或结石阻塞输尿管时则可有绞痛。

(2)血尿:25%～50%患者病史中有血尿,常由于并发症所致。

(3)感染:50%～75%患者迟早发生尿路感染,感染发生于肾实质或囊肿内,表现为体温升高、寒战、腰痛和尿路刺激症状。

(4)结石:约20%患者合并有肾结石,为钙盐和尿酸盐结石。

(5)腹块:为主要体征,双侧占50%～80%,单侧为15%～30%。肾可十分肿大,呈结节状,伴感染时有压痛。

(6)肾功能受损:表现为头痛、恶心、呕吐、软弱、体重下降等慢性肾功能不全症状,严重时可出现急性肾衰竭表现。

2.心血管系统表现

(1)高血压:可为首发症状。约60%以上患者在肾功能不全发生之前已出现高血压。

(2)可伴有左心室肥大、二尖瓣脱垂、主动脉瓣闭锁不全、颅内动脉瘤等。

3.消化系统表现

30％～40％患者伴有肝囊肿,一般较肾囊肿晚 10 年出现。10％患者有胰腺囊肿,5％左右有脾囊肿。结肠憩室的发生率约为 38％。

【诊断方法】

1.影像学检查

(1)KUB 显示肾影增大,外形不规则。若囊肿感染或有肾周围炎,肾影及腰大肌影不清晰。

(2)IVU 显示肾盂肾盏受压变形,呈蜘蛛状特殊影像,肾盏扁平而宽,盏颈变细拉长,常呈弯曲状。

(3)B 超能清晰显示双肾有为数众多之暗区。

(4)CT 显示双肾增大,外形呈分叶状,有多数充满液体的薄壁囊肿,亦可同时发现肝、脾、胰腺囊肿。

2.实验室检查

(1)尿常规:中晚期时有镜下血尿,部分患者出现蛋白尿。伴结石和感染时有白细胞和脓细胞。

(2)尿渗透压测定:病程早期即可出现肾浓缩功能受损表现。

(3)血肌酐随肾代偿能力的丧失呈进行性升高。肌酐清除率亦为较敏感的指标。

【治疗措施】

1.一般治疗

一般不必改变生活方式或限制活动,肾明显肿大者应注意防止腹部损伤,以免发生囊肿破裂。

2.囊肿去顶减压

可采用囊肿穿刺硬化、腹腔镜囊肿去顶减压或经腹双侧肾囊肿去顶减压术。术中应注意尽可能多的破坏囊肿,缓解症状。但减压后其余小囊肿易迅速增大。

3.透析与移植

一般进入终末期肾衰竭时,应立即予以透析治疗。肾移植前原肾切除的指征是:①反复尿路感染;②难以控制的疼痛;③伴发肾肿瘤;④持续性血尿;⑤脓尿;⑥压迫下腔静脉。

4.血尿治疗

减少活动或卧床休息,同时对因、对症处理。

5.感染治疗

病原菌以大肠埃希菌、葡萄球菌为主,也可能有厌氧菌感染,应联合应用抗生素。

6.结石治疗

根据结石部位及大小,按尿路结石处理原则治疗。

7.高血压治疗

肾缺血和肾素-血管紧张素醛固酮系统的激活,是发生高血压的主要原因,应依此选择降压药物并限制钠盐的摄入。

【预后】

本病预后不佳。成年病例发病后,一般生存期 4～13 年,50 岁以上者较差。高血压是影响预后的重要因素,尿毒症出现后生存期为 2～4 年。

四、海绵肾

海绵肾为先天性,可能有遗传性倾向的良性肾髓质囊性病变,系指一侧或双侧肾内单个或多个锥体内集合小管的病理性扩张。临床上不常见,常于 40 岁以后被发现,可无症状或表现为反复结石形成与尿路感染,故常致误诊。有的可导致肾衰竭。该病虽为散发,但有家族倾向。

【临床表现】

一般病变局限,轻微者无症状,常在误诊为肾结石及尿路感染发作行进一步检查时被发现。病变严重时,常见症状有反复发作的肉眼或镜下血尿、尿路感染症状、腰痛、肾区酸痛及排石史,这些系因扩张小囊中尿液滞留继发感染、出血或结石所致。当反复有结石形成和尿路感染时,可导致慢性肾盂肾炎,直至肾衰竭。

吸收性高尿钙症是海绵肾最常见的异常,发生率为 59%。肾排泄钙增多所致之高尿钙症仅占 18%,提示海绵肾与肾结石患者有相同的代谢异常。尿路结石患者中海绵肾发生率 3.5%～13%。

【诊断方法】

(1)KUB 显示钙化或结石位于肾小盏的锥体部,呈簇状,放射状或多数粟粒样。

(2)IVU 显示肾盂、肾盏正常或肾盏增宽,杯口扩大突出,于其外侧见到造影剂在扩大的肾小管内呈扇形、花束状、葡萄串状和镶嵌状阴影。囊腔间不相通。由于结石密度不均匀,边缘不整齐,环绕于肾盂肾盏周围的多数囊腔似菜花样。大剂量 IVU 更能清晰显示上述特点,而逆行尿路造影常不能显示其特征。

【治疗措施】

髓质海绵肾的治疗主要是针对并发症,可将患者分为三期:第一期无钙化结石;第二期有囊腔内结石;第三期有严重的单侧或节段性病变和游离的尿路结石。

第一期患者无特殊临床症状,不需特殊治疗,鼓励其多饮水,定期随访。

第二期患者除应多饮水,保持每天尿量 2000ml 以上,以减少钙盐沉积,还应服用药物治疗,以免尿路感染和结石。如高尿钙者应长期服用噻嗪类利尿药;尿钙正常者,可口服磷酸盐类药物。

第三期患者可考虑行肾切除或肾部分切除术和相应的结石手术。由于此症一般为双侧性,故必须仔细检查证实病变确系单侧,且对侧肾功能正常时,手术方能施行。

五、孤立肾

孤立肾又名单侧肾缺如。发病率为 1/(1000～1500),男女之比约为 1.8：1,多见于左侧,一般不影响健康,不易被发现。

【临床表现】

代偿性肥大之孤立肾完全可以负担正常之生理需要,生活不受影响,可无任何不适,常终身不被发现。偶因体检、感染、外伤及并发结石、积水、肾结核时,做深入的泌尿系检查后才被发现。

【诊断方法】

(1)膀胱镜检查:可见膀胱三角区不对称,一侧输尿管嵴萎缩平坦,输尿管口缺如,有的虽有管口,但插管受阻;另侧输尿管口多在正常位置,也可异位在中线、后尿道或精囊。

(2)KUB-I-IVU:一侧肾影缺如,不显影,腰大肌影增宽,对侧肾影增大,并可发现孤立肾的其他畸形。

(3)B超、肾图、肾扫描、CT、DSA等均可协助诊断。

【治疗措施】

无须治疗。如因旋转不良造成肾积水等其他并发症或有并发症,则按具体情况处理,但总原则是保护肾功能,维持生命是首要的,在此前提下决定处理方案。

在采取肾手术处理以前,必须考虑到存在孤立肾情况的可能。以免在切除患肾或因手术对患肾功能造成严重损害后,才发现对侧肾缺如。

六、马蹄肾

马蹄肾是先天性肾融合形成的一种,指两肾下(上)极在脊柱大血管之前互相融合,形成马蹄形异常。其发病率为1/(500~1000),男女比例为4:1,任何年龄都可发现。

【临床表现】

患者可全无症状,亦有误诊为腹部肿瘤、阑尾炎、胰腺炎、十二指肠破溃等,或因并发症就诊。另有病例是在手术探查时发现。其临床症状可分为三类:①腰部或脐部疼痛,下腹部肿块;②胃肠道紊乱症状,如腹胀、便秘;③泌尿系并发症,如感染、积水、结石引起的尿频、脓尿等。80%病例可发生肾积水,原因有:输尿管高位开口、肾盂受融合肾限制,不能正常旋转,输尿管越过融合部时向前移位,导致尿流不畅;并发输尿管膀胱反流,这些同时也是易发结石的因素。

【诊断方法】

(1)KUB可见轴线不正常的肾及峡部的影像。

(2)B超:可见畸形的马蹄形肾。

(3)IVU和RPG:可见肾区异常影,肾位置较正常低,两侧肾盂阴影下垂、靠拢,自外上方向内下方倾斜。

(4)肾核素扫描可了解峡部有无肾实质组织。

【治疗措施】

如无症状和并发症,无须治疗。有尿路梗阻伴有严重腰胁部疼痛等症状,影响工作和生活者,考虑行输尿管松解、峡部切断分离、两肾肾盂输尿管整形与固定术。并发症根据具体情况处理:UPJ狭窄行肾盂成形术,BU反流行输尿管膀胱再吻合。

七、异位肾

正常肾应该位于第 2 腰椎水平,肾门朝向内侧。如不在正常位置即称为异位肾。它也可以是获得性的,如肾下垂。先天性异位肾是指肾上升过程的停顿或过速。大致可分为:盆腔肾、胸内肾、交叉异位肾等。下文以多见的盆腔肾加以研究。

【临床表现】

异位肾本身无症状,主要是并发症引起的临床症状。

(1)下腹部疼痛:为持续性隐痛或不适,系肠道受压所致。

(2)消化系统功能紊乱:因压迫,可有恶心、呕吐、腹胀、便秘等表现。

(3)腹部包块:为不随体位改变而移动、表面光滑、边缘圆钝、质地均一的实性肿块。行阴道和(或)直肠指检更可明确肿块特点。

(4)尿频、尿急:多为异位肾压迫膀胱所致。

(5)如并发膀胱输尿管反流或 UPJ,则可有结石、感染、积水等并发症,可表现为腰腹痛、血尿和脓尿。

【诊断方法】

(1)B超检查:正常肾区无明显肾影,在盆腔位置可探及光点均匀一致、呈椭圆形的肾影像。

(2)KUB+IVU 在盆腔位置可见一肾影大小和形态、症状、不随体位改变而移动的异位肾。肾盂位置向前,提示肾转位不良。逆行肾盂造影可清晰显示异位肾输尿管较正常短。

(3)放射性核素肾扫描:当肾影因受骨质或膀胱遮掩不能分辨时,此检查可清晰显示一位置位于盆腔,呈椭圆形的光点均匀一致的异位肾影像。

【治疗措施】

本病的手术治疗常较为困难,如无症状不需任何处理,如有并发症则行相应的处理,如并发症严重,无法控制,可选择肾切除术,但需了解对侧肾是否正常。

八、肾旋转不良

肾旋转不良指肾蒂不在正常位置而造成的先天性异常。可发生于单侧和双侧。

【临床表现】

(1)血尿为镜下血尿,剧烈活动可诱发或加重。

(2)腰痛为持续性胀痛或不适,因肾引流不畅所致。

(3)易并发结石、感染、积水,进而出现相应的症状。

【诊断方法】

IVU 显示肾盂向前或向外,肾盏绕其周边排列或向内侧,肾长轴与中线交角变小(正常约16°)或与中线平行;输尿管径路较正常者更偏离中线;有时可见肾盂输尿管交接部狭窄、扭曲或异位血管压迫现象。

【治疗措施】

在临床上肾旋转异常无重要意义,如无并发症存在,则无须治疗。

九、肾盂输尿管连接部狭窄

先天性肾盂输尿管连接部狭窄(UPJO)因先天性肾盂输尿管连接部发育不良、发育异常或受到异位血管纤维索压迫等因素引起肾盂输尿管连接部梗阻,导致肾盂内尿液向输尿管排泄受阻,伴随肾集合系统扩张并继发肾损害。肾集合系统的扩张并不等于存在梗阻。如何准确界定是否存在梗阻非常困难,一般认为梗阻是指尿液排泄受到影响,如不加以处理将出现肾损害的状况。

【诊断措施】

1.病史询问

(1)UPJO 的临床表现根据确诊年龄而异。儿童期患者常有疼痛,可伴有肉眼血尿及尿路感染,绝大多数患儿能陈述上腹或脐周痛,大龄患儿还可明确指出疼痛来自患侧腰部。伴恶心、呕吐者,常与胃肠道疾病混淆。

(2)成人的先天性 UPJO 常因慢性腰背部疼痛或急性肾绞痛检查而发现,部分患者因腹部或脊柱区域的其他疾病进行影像学检查时偶然发现。

(3)大量饮水后出现腰痛是该病的一个特点,因利尿引起肾盂突然扩张所致。

(4)婴儿阶段常以扪及上腹部肿物为主要临床表现。

(5)部分患者合并肾结石,出现肾绞痛、血尿等症状。

(6)扩张的肾盂受到外力作用发生破裂,表现为急腹症。

(7)扩张的集合系统压迫肾内血管导致肾缺血,反射性引起肾素分泌增加,可引起高血压。

(8)双侧肾积水或单侧肾积水晚期可有肾功能不全表现。患儿生长缓慢、发育迟缓、喂养困难或厌食等。

2.B 超

是最常用的筛查手段,推荐项目。

(1)产前 B 超:多数先天性肾积水可以用超声检出。通常在妊娠 16～18 周时能够通过超声检查发现胎儿肾,在妊娠第 28 周是评价胎儿泌尿系统的最佳时期。

B 超测量胎儿肾盂横断面的前后径(APD)是评价肾积水的一项常用指标,多数文献以妊娠任何阶段 APD≥5mm 诊断为肾积水。LeeRS 经过 Meta 分析后以 APD 将胎儿肾积水做以下分度。

(2)出生后 B 超:胎儿期 B 超诊断肾积水者应在出生后密切复查。新生儿的 B 超检查一般推荐在 48h 后进行,以避开因暂时的生理性脱水而导致的无尿期。但对于严重病例如双侧肾积水、孤立肾、羊水过少等,则应出生后立刻行 B 超检查。B 超检查应观测以下指标:肾盂径线、肾盏扩张程度、肾大小、肾实质厚度、皮质回声、输尿管、膀胱壁及残余尿量。出生后的 B 超检查如未发现肾积水,也应该于 4 周后复查再次评价。

3.肾图

肾图是最常用的评价肾排泄功能受损严重程度的诊断方法,可测定肾小球滤过功能和显示上尿路是否存在梗阻。正常情况下,核素在肾内浓集达到高峰后下降至一半所需时间(即半量排泄时间,$T_{1/2}$)为 4～8min。$T_{1/2}<10$min 可视为正常;10min$\leq T_{1/2}\leq$20min 提示肾盂出口可能存在梗阻;$T_{1/2}\geq$20min 提示肾盂出口存在梗阻。

普通肾图难以区分功能性排泄缓慢与器质性梗阻,当排泄期 C 段曲线持续上升达 15min 而不降时,可行利尿性肾图,以鉴别梗阻性质。当注射利尿药后,短时间内尿量增加,尿流加快,若淤积在肾盂中的尿液不能加快排出,原来的梗阻型肾图曲线没有迅速出现下降段,则存在器质性梗阻。

4.排尿性膀胱尿道造影(VCLTG)

为推荐项目。新生儿肾积水中,需要与 UPJO 相鉴别的疾病还有膀胱输尿管反流、后尿道瓣膜、输尿管疝、膀胱憩室及神经源性膀胱等。约有 25% 的 UPJO 患儿同时存在与肾盂扩张无关的膀胱输尿管反流。当患儿 B 超发现肾积水伴输尿管扩张或双侧肾积水时应进行 VCUG。但这项检查可能会带来逆行尿路感染,需加以注意。

5.静脉尿路造影(IVU)

IVU 可显示扩张的肾盂肾盏,造影剂突然终止于 UPJ,其下输尿管正常或不显影。当患侧肾集合系统显影不佳时,可延迟至 60min 或 120min 摄片,必要时还可延至 180min 摄片以提高诊断率。当 UPJO 合并肾结石时,应进行 IVU 检查。

6.CT 血管造影(CTA)

CTA 对于异位血管骑跨 UPJ 诊断的敏感性 91%～100%,特异性 96%～100%。但费用昂贵,不作为常规。当考虑施行 UPJ 内镜下切开术时,应进行 CTA 检查以明确是否存在异位血管。

7.MR 尿路造影(MRU)与 MR 血管造影(MRA)

可以显示尿路扩张情况,对是否存在异位血管骑跨 UPJ 准确性达 86%。特别适合于肾功能不全、对碘造影剂过敏或上尿路解剖结构复杂者。但费用昂贵,不作为常规。

8.肾盂压力-流量测定(Whitaker Test)

经皮肾穿刺造影、输尿管肾盂逆行造影具有一定的创伤性,可能诱发尿路感染,对于婴幼儿实际操作也较烦琐,仅作为协助诊断的备选手段。

【治疗措施】

1.产前治疗

肾积水在产前阶段得以诊断之后,最重要的是让患儿父母充分理解病情。积水很严重的肾仍然能够具有相当的肾功能;但严重发育不全或者发育异常的肾则预后较差。

胎儿期肾积水程度的定量评估可能有助于预测出生后是否需要干预治疗。妊娠晚期 APD>7mm 预测出生后泌尿系统异常的阳性预测值为 69%。文献表明 APD<10mm 的患儿出生后无须抗生素治疗或外科手术等干预治疗;而 APD 10～15mm、APD>15mm 者分别有 23% 和 64% 需要干预治疗。一项前瞻性研究显示 APD>15mm 者至少有 80% 出生后需要外科干预。

子宫内干预治疗基本不予推荐,仅在有很好经验的中心进行。

2.非手术治疗

当 UPJO 合并尿路感染时,需选用敏感抗生素控制尿路感染。内科非手术治疗对于 UPJO 本身是无效的。Sidhu 的一项 Meta 分析发现Ⅰ、Ⅱ度肾积水病例非手术治疗有 98% 可以得到改善;Ⅲ、Ⅳ度肾积水仅有 51% 得以改善。非手术治疗者,B 超检查应于出生后 3 个月、1 岁、2 岁、5 岁、10 岁进行复查,发现肾积水加重或肾皮质变薄需复查核素肾图以评价肾功能。一旦肾功能受损进行性加重或肾发育不良,就需要采取干预治疗。

3.手术治疗

(1)手术目的:解除肾盂出口梗阻,从而最大限度地恢复肾功能和维持肾的生长发育。

(2)手术指征:诊断 UPJO 的患者,发现如下情况之一时应手术治疗:$T_{1/2} > 20min$;单侧肾功能受损(患侧 GFR<40%)、在非手术治疗随访中发现 B 超下肾盂前后径(APD)增大以及Ⅲ、Ⅳ度扩张。当合并患侧腰痛、高血压、继发结石形成或是反复尿路感染也应考虑手术治疗。若肾功能完全丧失或合并肾积脓应考虑行肾切除术。

(3)手术方式

①离断性肾盂成形术:Anderson-Hynes 离断性肾盂成形术应用最为广泛,是 UPJO 修复手术的金标准,适合于包括腔内梗阻、腔外压迫、高位连接等各种类型的 UPJO 病例,这种手术的总体成功率为 90%~99%。该术式的基本要求是形成漏斗状肾盂,无渗漏的缝合,吻合口无张力,保证肾盂输尿管连接部位的通畅排泄。一般术后放置输尿管支架管 2~6 周。开放性手术与腹腔镜手术的成功率及并发症发生率相似,可以根据医师本人的经验及掌握技术情况选择。腹腔镜手术可以采用经腹腔入路或经腹膜后入路手术。有条件的单位也可采用机器人辅助的腹腔镜手术。

②腔内肾盂切开术:腔内肾盂切开术主要适用于狭窄段<2cm 且肾盂无过度扩张的患者,以及离断性肾盂成形术失败患者。总体成功率低于肾盂离断成形术,介于 76%~90%。可以顺行经皮肾镜途径进行肾盂内切开,也可逆行经输尿管镜进行狭窄段切开。术中要求将狭窄部位全层切开,推荐采用冷刀或钬激光在直视下将狭窄段朝后外侧方向切开,以尽量避开可能存在的异位血管。与冷刀或钬激光内切开相比,Acucise 气囊扩张的成功率最低,并发症也更多。若术中发现肾盂内有脓性液体引流出,应暂停手术,待感染控制后再行内切开术。

腔内肾盂切开术一般术后放置输尿管支架管 6 周,经皮肾镜手术者可放置或不放置肾造瘘管。

腔内肾盂切开术不适用于:狭窄段较长(超过 2cm)、异位血管骑跨 UPJ、患侧肾功能严重减退,或是肾盂过度扩张需行肾盂修剪成形的患者。

第二节　膀胱外翻和尿道上裂

膀胱外翻、泄殖腔外翻和尿道上裂是外翻尿道上裂综合征中不同的变异,临床表现可从龟头型尿道上裂到广泛的多系统缺陷如泄殖腔外翻,严重程度不一。过去,泄殖腔外翻作为最严重的变异,常被认为手术重建是无效的。然而,随着小儿麻醉、新生儿期护理以及营养的发展,同时随着治疗原则的发展和变化,即便是泄殖腔外翻,其治疗效果也得到明显改善。

一、发病率与遗传性

膀胱外翻的发生率为 1/35000～1/40000,男女比率约为 2：1。单纯的尿道上裂更为罕见,男孩的发生率约 1/117000,女孩则为 1/480000。其严重程度从腹壁上小的膀胱皮肤瘘或轻度尿道上裂至包括尾肠和膀胱的泄殖腔完全外翻不等。

有研究认为膀胱外翻的后代中罹患膀胱外翻或尿道上裂的风险为 1/70,是正常人群的 500 倍。

二、胚胎学

目前认为由于泄殖腔末端的泄殖腔膜发育异常导致了外翻—尿道上裂综合征。在泄殖腔膜的外层与内层之间的间质组织向内生长,形成下腹部肌肉和骨盆骨骼。泄殖腔膜发育异常将阻碍间质组织的移行,影响下腹壁发育。泄殖腔膜破溃的时间和位置的不同造成膀胱外翻、泄殖腔外翻或尿道上裂的各种类型。

三、临床表现

膀胱外翻的严重程度从腹壁上小的膀胱皮肤瘘或轻度尿道上裂,直至包括尾肠和膀胱的泄殖腔完全外翻不等。典型的膀胱外翻时,脐部向下移位,耻骨支与腹直肌均分离。膀胱从腹壁上翻出,其黏膜外露,呈一红色肿块,可见两侧输尿管开口,长时间暴露于空气中的膀胱黏膜可出现水肿、炎性息肉或纤维化改变。膀胱外翻病例的上尿路多正常。典型的男性膀胱外翻伴有完全型尿道上裂,阴囊变宽变浅。常伴有隐睾和腹股沟疝。单纯的男性尿道上裂的诊断很明显,表现为包皮堆积于阴茎腹侧、阴茎短而上翘、阴茎头扁平、尿道口位于阴茎背侧、自尿道口至阴茎头顶部为尿道沟。主要分为三种类型:①阴茎头型,尿道口位于阴茎头、冠状沟背侧,无尿失禁;②阴茎体型,尿道口位于阴茎体部,多于近阴茎根部,个别可有不同程度的尿失禁;③完全型,尿道开口于膀胱颈部,有完全性尿失禁,并多伴有耻骨联合分离。女性也可有尿道上裂,伴有阴蒂向两侧分裂,阴唇间距变宽,有耻骨联合分离者往往有尿失禁。耻骨支的广泛分离导致典型的宽基步态。无论男性或女性病例,肛门均向前移位,且可能存在直肠脱垂。膀胱外翻不经治疗可造成尿失禁,且增加了膀胱癌尤其是腺癌的发生率。典型的膀胱外翻病例,其上尿路多正常。膀胱外翻除涉及泌尿系统、生殖系统异常外,还包括骨骼肌肉、直肠肛门异常等。

1.骨骼异常

以前,典型的膀胱外翻往往被认为是以耻骨联合增宽为特征,这种增宽是由于双侧骶髂关节与人体矢状面上无名骨的旋转不良所引起的。此外,还存在耻骨支与髂骨连接处的外旋或外翻。有研究利用 CT 对骨盆进行三维重建,进一步发现了典型的膀胱外翻和泄殖腔外翻有特征性的多骨缺陷。典型的膀胱外翻每侧骨盆后方平均外旋 12°,髋臼后倾,骨盆前方平均外旋 18°,耻骨支缩短 30%。

2.腹壁缺陷

泄殖腔膜发育异常导致过早破裂形成腹壁三角形的缺陷,其内为外翻的膀胱及后尿道。在三角形缺陷的上部末端是脐。在膀胱外翻中,脐部常很好地固定在髂嵴连线以下,脐与肛门之间的距离常被缩短。脐疝通常存在,一般体积不大。脐膨出在膀胱外翻中很少发生,但常与泄殖腔外翻有关。

持续存在的鞘膜突、巨大的腹股沟内环或外环以及缺乏斜行的腹股沟管可造成腹股沟斜疝,尤其在男孩中更多见。

3.直肠肛门缺陷

会阴短而宽,肛门直接位于尿生殖膈后方,使其向前移位,后方的三角形筋膜缺陷。肛门括约肌也相应向前移位。

肛提肌、耻骨直肠肌和外括约肌的解剖异常造成了不同程度的肛门失禁和直肠脱垂。在年龄较小时肛门失禁通常是不完全的。直肠脱垂经常发生在未经治疗、伴有宽大分离的耻骨联合的膀胱外翻患儿中。在膀胱关闭或尿流改道后直肠脱垂可明显消失。在婴儿期直肠脱垂的出现提示需要对外翻的膀胱进行根治性手术。如果在膀胱外翻术后出现直肠脱垂,则应怀疑后尿道及膀胱出口的梗阻,且应立刻通过膀胱镜检查来对出口管道进行评估。

4.男性生殖器缺陷

很严重,无论采取分期关闭治疗、联合关闭还是其他方式的尿流改道,仍是外科重建中最棘手的问题。随着对膀胱外翻病例生殖器的研究,目前认为阴茎短不仅是因为耻骨联合的分离,而且还因为远段海绵体组织的明显缺陷。

5.女性生殖器缺陷

女性生殖器缺陷的重建比男性的并发症较少。阴道短于正常,但可有正常的管径。阴道口常狭窄,向前错位,阴蒂裂开,与阴唇、阴阜、阴蒂分开。输卵管及卵巢正常。

6.排尿缺陷

出生时,可表现为正常的膀胱黏膜,异位的肠黏膜、孤立的肠襻或错构瘤息肉也可位于膀胱表面。如果在膀胱关闭之前,不经常用盐水冲洗并进行保护膀胱黏膜的话,膀胱黏膜表面可能会发生囊性或化生样改变。

一系列研究发现,膀胱外翻患儿的整个膀胱可能发育延迟,但如早期成功关闭,这些膀胱可能正常发育。如膀胱小、出现纤维化、没有弹性并为息肉覆盖时,功能修复可能性不大。

有研究对有正常膀胱反射、具有尿控能力的膀胱外翻病例进行膀胱功能评价,70%~90%的病例膀胱内压检测正常。另一项对 30 例在不同时期进行重建的膀胱外翻病例的研究中,发现在膀胱颈部重建之前有 80%的病例膀胱有良好的稳定性和顺应性。

尿路大多是正常的,但也有发育异常的情况,如马蹄肾、盆腔肾、肾发育不良、孤立肾、巨输尿管伴发育不良等。在关闭的膀胱外翻病例中,100%存在反流。如果关闭外翻膀胱后出现出口梗阻,或在使用预防性抗生素后仍反复尿路感染的话,需要在膀胱颈部重建之前进行输尿管再植。

四、产前诊断

膀胱外翻的产前诊断很难明确。当发现脐膨出和腹裂时,应考虑膀胱外翻。尤其是反复检测中发现膀胱缺乏充盈和下腹壁可及有回声的组织团块,随着孕期增长,下腹部团块体积增大以及腹内内脏体积增大、耻骨支增宽、生殖器小等特点均提示膀胱外翻的可能。产前诊断膀胱外翻可进行相关合适的咨询,使患儿父母有一定的了解与心理准备,并安排特定的医疗中心对分娩后的患儿立即进行手术重建。越早进行膀胱关闭,膀胱就越可能会生长发育且可能不再需要进行膀胱扩大。

五、治疗

为了有效地治疗膀胱外翻尿道上裂,医师们通过努力已总结出一系列的手术方式,概括起来主要分为两种:外翻膀胱的切除和尿流改道;或解剖概念上的分期或一期功能性膀胱重建。其中,功能性膀胱重建已作为首选的方法。医师惯用的手术方式、病例的解剖特点、曾经的手术治疗方式、护理与设备的合理应用及全面的医疗关怀等等因素在对手术方式的选择中起着重要的作用。

1.出生后评价与处理

心肺和一般体格检查评价可以在生后数小时内进行。放射性核素扫描以及超声检查提示肾脏结构、功能及尿路排泄等资料,甚至是在生后数小时之内,在患儿进行膀胱关闭手术之前就可完成。

患儿出生时,膀胱黏膜通常光滑完整,呈淡红色,十分敏感且容易裸露。脐带应用 2-0 丝线固定于腹壁从而使脐部压紧而不损伤膀胱黏膜,外翻膀胱可用塑料薄膜覆盖以避免膀胱黏膜黏附于衣服或尿布。每次更换尿布时,膀胱表面用无菌盐水冲洗后更换干净的塑料薄膜。

如果在产前已通过产前超声明确,在产前就应该开始告知父母相关情况。患儿与家长需要有一个团队,包括有相关经验的小儿泌尿外科医师或畸形外科医师、小儿麻醉医师、新生儿科医师、有新生儿手术护理经验的护士、有相关知识的小儿精神科医生甚至社会工作者。

2.手术治疗

典型膀胱外翻手术治疗的主要目的:首先修复腹壁和外翻膀胱;其次在男性重建有功能、外观满意的阴茎,在女性重建外生殖器;最后控制排尿和保护肾功能。这些目标可通过出生后膀胱与后尿道的及时关闭、早期尿道上裂修补和最后进行膀胱颈部重建而实现。

目前膀胱外翻的治疗包括一系列分期重建手术,通常分为 3 期:①新生儿时期关闭腹壁、膀胱和后尿道(包括双侧骨盆截骨);②在 6 个月到 1 岁时进行尿道上裂修复;③患儿 4～5 岁,膀胱达到合适容量、准备控尿时,进行膀胱颈部重建与纠治膀胱输尿管反流的手术。

也有主张对新生患儿尽可能早地进行一期完全修复,包括同时膀胱内翻缝合、关闭腹壁和尿道上裂修复等,支持这一观点者认为在生后最初 6 个月至 1 年间,正常的膀胱充盈及排空(循环)有助于膀胱发育的正常化。因此,通过一期完全修复可获得令人满意的膀胱容量,减少患儿以后再进行膀胱扩大的可能性,因此也减少了手术次数。有报道一期完全修复术后约1/3的患儿可不必通过膀胱颈部重建即可达到控制排尿。一期完全修复后还需进行的手术主要包括输尿管再植、腹股沟疝修补和膀胱颈部修复。对于外翻膀胱直径小于 3cm、膀胱缺乏弹性等无法尽早进行一期关闭者,则可能需延期至出生 6 个月后再手术,此时,可同时进行尿道上裂的修复。需要强调的是,膀胱外翻和尿道上裂的治疗,尤其新生患儿的一期完全修复,必须经由具备这类疾病治疗能力的医疗中心和有丰富临床经验的小儿泌尿外科专家进行。

(1)膀胱、腹壁和后尿道关闭与骨盆截骨:新生患儿首选治疗是迅速关闭外翻的膀胱。在这一过程中腹壁被游离,将耻骨支向中线并拢。一般说来在生后 48 小时内做膀胱内翻缝合不需做骨盆截骨术,其优点为:①膀胱壁柔软易于复位;②尽早使膀胱黏膜不受外界刺激,避免一系列继发改变和失用性膀胱萎缩;③耻骨支有足够的游离度使耻骨联合对合,不必做骨盆截骨;④有利于排尿控制。早期膀胱关闭可应用于几乎所有典型的新生儿膀胱外翻,但手术时需注意新生儿特点,注意保温,减少或补充失血量等。对于手术风险过大或手术过于复杂,如早产儿等,则应将手术延迟至适当时间,但需联合应用双侧骨盆截骨术以使耻骨支能合并在一起。膀胱外翻手术失败者往往在膀胱关闭之前或同时未进行骨盆截骨手术。生后 72 小时、耻骨分离大于 4cm 的患儿需要进行骨盆截骨术。骨盆截骨术可与膀胱内翻缝合同期或提前数日进行。骨盆截骨术的优点是:①耻骨联合对合可减小闭合腹壁缺损的张力;②把尿道放入骨盆环内可减小输尿管膀胱角及重建膀胱颈后便于悬吊尿道;③使尿生殖膈及肛提肌靠拢,协助排尿控制。术后需进行双下肢悬吊牵引加用宽带将骨盆向上悬吊,也可应用外固定架固定骨盆。

(2)早期关闭后的处理:上述操作将患儿从膀胱外翻转变成完全性尿道上裂伴尿失禁。由于膀胱关闭后几乎均会出现膀胱输尿管反流,术后需预防性应用抗生素,并应密切注意患儿上尿路的情况,以发现可能出现的肾积水和感染。如果初次关闭后已经产生了一个有效的控尿间隔,那么进一步进行控尿手术可能就不再需要了。

每年需要进行膀胱镜检和膀胱造影,以监测膀胱输尿管反流与评估膀胱容量。即使是一个完全尿失禁的患儿,膀胱也可逐渐增加到一定容量。

膀胱外翻术后功能控制训练十分重要,首先使患儿有尿意感方可能控制排尿。有部分患儿需一段时间的清洁间歇导尿,不宜短期内评价手术效果或决定再次手术。术后需定期复查静脉尿路造影、超声、排尿性膀胱尿道造影,了解上尿路情况及有无膀胱输尿管反流。膀胱功能性修复后仍不能控制排尿、膀胱容量过小或仍有反复严重的尿路感染及肾输尿管积水时可考虑膀胱扩大、尿流改道手术以及间歇性清洁导尿。术后同样需要定期进行静脉尿路造影、B型超声、血生化等检查。排尿控制与膀胱容量、顺应性、肌肉弹性等诸多因素有关。青春期男性前列腺发育,排尿控制可有显著改善。长期随访显示,男性膀胱外翻患者的阴茎长度为正常的一半,但可有满意的性功能。可能由于重建过程中性腺器官的医源性损伤,其生育能力很低。在女性患者中,生育不受影响,但经膀胱功能性修复的女性患者妊娠后宜行剖宫产,以防产后尿失禁及子宫脱垂。已做尿流改道者,宜经阴道分娩,以免产生腹腔并发症。部分成年女性患者在开始进行性生活前需做阴道成形术。

(3)男性尿道上裂修复:有研究发现在早期关闭膀胱后的小膀胱容量男性患儿中,当尿道上裂修复后 22 个月,膀胱容量平均增加 55ml。因此,在尿道上裂修复后准备进行膀胱颈部重建时,膀胱可能已达到合适的容量。

男性阴茎头型和阴茎体型尿道上裂通常有正常的排尿控制,可于 6~12 个月进行修复。对于更为严重的尿道上裂,其括约肌功能不完全,这些患儿(男性或女性)可有完全性的尿失禁,且常有耻骨支分离,这类患儿需要进行类似于膀胱外翻的手术重建。尿道上裂手术治疗目的是:①重建一个可留置导尿,且可进行膀胱镜检查的通畅尿道;②获得满意的阴茎外观;纠正阴茎背曲;③将术后尿瘘等并发症的发生率降至最低;④维持阴茎的勃起功能,避免阴茎勃起疼痛等症状;⑤控制排尿。

虽然外翻患儿在初期关闭时通过阴茎痛性勃起的缓解可能使阴茎有一定的延长,但通常仍需要在尿道上裂修复时进行正式的阴茎矫治术。

1)阴茎背曲纠治:阴茎背曲可造成阴茎勃起疼痛,在包皮脱套后,通过游离、切除纤维束带以及延长阴茎体的背中线与阴茎体自身的吻合等技术可纠正背曲。在尿道成形之前,另一种解决阴茎背曲的技术是腹侧阴茎体缩短,但需要牺牲一定的阴茎长度。

2)尿道重建:是外生殖器重建中的一个重要部分。目前多采用 Mitchell 法及其改良术式治疗单纯的男性尿道上裂,其方法为:通过将游离尿道板卷管形成新尿道,并将新尿道复位至阴茎海绵体腹侧,以减少尿道瘘的发生。

3)阴茎皮肤的缝合:如果由于皮肤缺乏而使皮肤关闭极困难的话,在阴茎基底处做一个 Z 形切开和缝合可以防止阴茎皮肤挛缩和阴茎上翘,腹侧远端的皮肤可在中线处切开并移至背侧作为背侧包皮皮瓣用于阴茎体的覆盖。

4)改良的 Cantwey-Ransley 修补:改良的 Carttwell-Ransley 技术包括:龟头牵引。阴茎背侧平行切开,以产生一宽 18mm 左右的尿道板,尿道板末端纵切横缝,将尿道口前移,从而使重建龟头时尿道口位于龟头。耻骨上区的 Z 字形切口使悬韧带和初期外翻关闭后的陈旧瘢痕组织更好的暴露、游离和切断。腹侧阴茎皮肤脱套至阴茎根部,注意保护到达尿道板的血供。沿覆盖于阴茎体的 Buck 筋膜表面进行游离,将阴茎分成三部分:两个阴茎体和尿道板,通过这种方式可以得到足够的活动度并易于将两个阴茎体自冠状沟水平转至尿道背侧汇合,将尿道转至阴茎腹侧。

5)术后问题:广泛的外生殖器重建术后疼痛和膀胱痉挛需要联合应用小儿镇痛。控制膀胱痉挛最重要的目的是避免更多的尿液外渗和瘘管形成。术后应用奥昔布宁可以减少膀胱痉挛的发生和提高患儿的舒适性。对于青春期的膀胱外翻患儿,因其耻骨区的毛发分布于外生殖器两侧,可通过阴阜整形使外观更为正常。

(4)女性外生殖器修复:初期外翻关闭时一旦应用骨盆截骨手术,耻骨可对合,进行女性外生殖器重建手术将很容易。在关闭时对裂的阴蒂向内侧游离并于中线会合,并可进行小阴唇重建,以提高膀胱外翻女性患儿的整体外观。

(5)尿控和抗反流手术:有报道在初次关闭 1 年后,患儿在麻醉下通过重力膀胱造影来测定膀胱容量,容量≥60ml 时可进行膀胱颈部重建。然而,近年的研究表明膀胱容量≥85ml 更多见于在膀胱颈部重建后可完全控尿的病例中。这些患儿大多为 4～5 岁,且情绪稳定,可以成熟、理智地参与术后排尿训练。常用的膀胱颈部重建方法为 Young-Dees-Lead-better 及其改良术式。需要进行非常彻底的切开膀胱、膀胱颈和后尿道,不仅仅包括骨盆,而且还包括耻骨弓的后面,提供足够的活动度以用于膀胱颈重建。

3.并发症

膀胱外翻的手术治疗,尤其是一期完全修复术后存在发生各种并发症的可能,包括伤口裂开、尿瘘的形成、阴茎海绵体和尿道萎缩等。如果膀胱和尿道被充分地解剖游离,表面的伤口裂开将不会影响膀胱和尿道的伤口愈合。而初次关闭手术后的伤口裂开则往往是毁坏性的。阴茎海绵体和尿道萎缩通常发生于解剖游离时海绵体和尿道血供的损坏。一些病例会继发膀胱和肾脏的感染,应该正确评估是否存在流出道的梗阻。对于膀胱输尿管反流的病例,应常规应用预防性抗生素。

4.辅助治疗及尿流改道

在一些医疗中心,膀胱外翻患儿治疗后排尿得到控制者可超过 70%,上尿路损害者少于15%。这一结果不仅反映出功能性膀胱重建手术的成功,而且提示进行重建手术的新生儿获得正常膀胱功能和容量的可能性很大。然而,对于膀胱颈部重建后持续尿失禁 1 年以上,或由于膀胱容量小需要进行膀胱颈部重建的病例可考虑进行改良的重建手术以控制小便。包括:①膀胱扩大成形术,通过胃或肠补片增加膀胱容量;②应用胃肠建立一个可控性腹壁造瘘,形成新的膀胱出口,可进行间歇性清洁导尿;③置入一个人工尿路括约肌,同时进行膀胱扩大成形术;④输尿管乙状结肠吻合术,将输尿管从膀胱离断,缝合至乙状结肠,依赖肛门括约肌从肛门排尿以控制小便。输尿管乙状结肠吻合术过去很流行,目前仍被一些医学中心所应用。其优点在于避免了外部的尿流改道。但也可产生很大的风险,如慢性肾盂肾炎、上尿路损害、因氢离子和氯化物在肠道内的吸收而造成的代谢性酸中毒,并且至少有 15%结肠癌的长期风险。

第三节　尿道瓣膜及尿道重复畸形

一、前尿道瓣膜

先天性远端尿道梗阻较近端梗阻少见,最常见的先天性前尿道梗阻是前尿道瓣膜。几乎所有的前尿道瓣膜病例都表现为先天性尿道憩室。瓣膜伸入尿道内,在排尿过程中阻塞尿流,造成瓣膜近端尿道扩张,继发憩室形成。前尿道瓣膜可见于前尿道的任何部位,通常会导致严重的尿道梗阻。

前尿道瓣膜的患儿可出现排尿困难、尿滴沥等症状,常有反复泌尿系感染。可于阴茎腹侧触摸到憩室,挤压有尿液排出。

前尿道瓣膜的确诊依赖于排尿性膀胱尿道造影(VCUG)和膀胱尿道镜检查。

有些前尿道瓣膜可采用膀胱尿道镜经尿道瓣膜电切或瓣膜冷刀切开术。对于合并有憩室的病例,可通过切除瓣膜、裁剪憩室、恢复正常尿道口径的方法解除梗阻。对于有电解质紊乱及泌尿系感染的重症患儿,应立即留置导尿或尿道憩室造瘘引流尿液,待情况稳定后再处理瓣膜或修复尿道。

二、后尿道瓣膜

后尿道瓣膜(PUV)是男性儿童先天性下尿路梗阻中最常见的疾病。发病率为每出生5000~8000个男性婴儿中就有一例。

1.分型

后尿道瓣膜分为三型。

Ⅰ型最常见,瓣膜从精阜远端向尿道膜部放射状伸出,伸入膜部尿道近端的前方。两侧瓣膜汇合于后尿道的背侧中线,在靠近精阜处有一孔隙。在排尿时,瓣膜向膜部闭合,甚至凸出至球部,形成梗阻。

Ⅱ型瓣膜被认为是从精阜放射状辐射至膀胱颈后外侧的黏膜皱褶,目前普遍认为,这些皱褶并不会引起梗阻,甚至基本否认Ⅱ型瓣膜的存在。

Ⅲ型瓣膜位于精阜远端尿道膜部的水平,呈环状隔膜,中央有一小孔。

总体上,超过95%的损害是由Ⅰ型瓣膜造成的,余下的为Ⅲ型瓣膜。尽管有不同的胚胎基础,但它们在临床表现、病理生理或者患儿的治疗上并没有明显的区别,甚至膀胱尿道镜检查中也很难鉴别。

2.临床表现

年龄和梗阻的程度不同,临床表现各异。

随着产前超声诊断的发展,大多数后尿道瓣膜患儿可在产前被发现,羊水过少、膀胱容量大、伴有双侧肾输尿管积水的胎儿应高度怀疑尿路梗阻。

在新生儿期,患儿可表现为排尿困难、尿滴沥,甚至急性尿潴留。腹部可及明显的肿块(膨胀的膀胱、积水的肾、输尿管)、腹水,或因肺部发育不良造成呼吸困难、发绀。大多数死于后尿道瓣膜的新生儿是由呼吸原因引起的,而不是因肾或感染造成。实际上,有严重肺发育不良的后尿道瓣膜新生儿死亡率高达50%。

新生儿腹水可由不同原因引起,但40%的患儿继发于尿路梗阻性病变。腹水通常认为是由婴儿腹膜后肾实质或肾窦尿液渗出引起的。与无腹水的患儿相比,尽管有腹水的新生儿在出生后会出现电解质紊乱和异常的体液分布,但在肾功能的预后上略好。

出生后未及时明确诊断的新生儿会出现尿毒症、严重感染、脱水及电解质紊乱、生长发育迟缓等。

学龄前患儿往往肾功能尚可,只表现为尿路感染和排尿异常。进入青少年时期的患儿以排尿异常为主,主要表现为尿线细、排尿费力,也可表现为尿失禁、遗尿等。5岁以上的后尿道瓣膜患儿中有35%存在肾功能异常,10%可发展成为终末期肾功能衰竭。

3.病理生理学

先天性尿路梗阻将引起泌尿系广泛的异常,包括肾实质、输尿管和膀胱平滑肌的功能损伤,这种病理改变即使在成功去除梗阻后仍可能存在。尿道瓣膜发生于胎儿发育早期,组织在管腔内高压和器官受压的环境中发育,这种状况导致了永久性的异常发育和功能异常。与先天性尿路梗阻相关的病理生理学内容主要包括以下五个方面。

(1)肾小球滤过:后尿道瓣膜治疗的最终目标是增加和维持肾小球滤过。因此,无论在治疗时机还是技术方面,对患儿应采取的治疗措施首先侧重于肾功能的治疗。肾功能逐步恢复的患者预后良好。

后尿道瓣膜患儿出生时可出现严重的肾功能不全,并逐渐演变为肾功能丧失,其原因未明。肾功能衰退可能是由于肾实质发育不良、梗阻缓解不完全、感染和高血压引起的实质性损伤等因素造成,或是由超过滤导致的肾小球肾炎演变而成。

有研究表明,肾发育不良可继发于尿道或输尿管的梗阻。另有研究认为,尿道瓣膜引起的肾发育不良是由于中肾管旁的输尿管芽易位导致的胚胎学改变。VURD综合征(瓣膜、单侧反流、肾发育不良)据认为即是由于输尿管异常出芽所引起的一种临床表现。

另一方面,降低尿道梗阻引起的膀胱内和尿道内高压有助于减缓渐进性的肾实质损害。因此,在确诊之后应尽快解除梗阻。

反复尿路感染及超过滤造成的肾小球肾炎等也是引起肾功能衰退的因素。由于患儿存在膀胱输尿管反流或膀胱排空不完全而有反复尿路感染的危险,可造成严重的渐进性损害。实验表明,高蛋白饮食可使肾滤过率过度增加,与肾功能逐渐衰退有很大关系。

尿道瓣膜中,一些相关的"安全阀"机制,包括单侧重度膀胱输尿管反流、大的膀胱憩室及尿性腹水等可缓解管腔内高压而使肾实质能在接近正常的环境中发育,从而起到降低尿路压力、保护患儿肾功能的作用。

(2)肾小管功能:后尿道瓣膜患儿可由于尿路高压而存在尿浓缩功能严重受损、尿量增多、尿比重下降,导致获得性肾性多尿或肾性糖尿病。尿液生成增多,使输尿管逐渐扩张,膀胱容量增加,膀胱内压升高,进一步加重上尿路损害,从而形成恶性循环。

(3)肾输尿管积水:几乎所有的后尿道瓣膜患儿都合并不同程度的肾输尿管积水。输尿管受损通常比较严重,输尿管的外观与功能明显异常。输尿管壁增厚,管腔明显扩张,但后尿道瓣膜患儿中真正存在膀胱输尿管连接部梗阻的情况很少。后尿道瓣膜经治疗后,部分患儿的肾输尿管积水会有不同程度的减轻,但也有部分患儿由于膀胱功能异常、输尿管蠕动功能等原因,在治疗后上尿路积水无明显变化。

(4)膀胱输尿管反流(VUR):常伴随于后尿道瓣膜。1/3~1/2的患儿在初次诊断时即发现存在反流。通常,这种继发性VUR是由膀胱内高压、输尿管旁憩室形成以及膀胱输尿管连接部的单向阀门功能丧失引起的。输尿管异常出芽也可造成原发性VUR。

VUR本身并不会影响后尿道瓣膜患儿的治疗。约1/3的病例在梗阻解除后VUR可自行消失;约1/3的病例反流仍存在,但可以通过预防性药物予以控制;只有约1/3患儿的VUR需要通过手术治疗。

(5)膀胱功能障碍:多数后尿道瓣膜患儿存在不同程度的膀胱功能障碍,通常表现为尿失禁。随着尿动力学在小儿泌尿外科中的应用，逐步发现膀胱功能障碍的产生与尿道瓣膜有关，即使解除梗阻后膀胱功能障碍也并未得到缓解，这种膀胱功能障碍最终将明显影响预后。

根据膀胱功能障碍的种类和程度及排空能力，需要选择针对性的治疗方案。通过抗副交感神经作用以减少非抑制性逼尿肌收缩；间歇性清洁导尿有助于维持膀胱的良好排空；增加尿量改善膀胱容积和顺应性。

4.诊断

（1）产前检查：目前，大多数尿道瓣膜患儿在出生前即可被超声检测出。尿道瓣膜 B 超表现有以下特点：双侧肾盂积水；输尿管扩张增厚；膀胱膨大；膀胱壁增厚；后尿道扩张；羊水量少。由于上述特点常不典型，易于同 prun-belly 综合征或双侧 VUR 相混淆，需要出生后再行 B 超复查确诊。

（2）产后诊断：除临床表现外，后尿道瓣膜的诊断基于排尿性膀胱尿道造影（VCUG）和膀胱尿道镜检查。

一旦怀疑患儿存在下尿路梗阻，应尽快进行 VCUG 检查，在检查过程中不必撤出导尿管。VCUG 可评价膀胱、膀胱颈、尿道等解剖结构，同时大致了解膀胱的功能。VCUG 可诊断尿道狭窄、前尿道瓣膜、后尿道瓣膜等下尿路畸形。后尿道瓣膜患儿的膀胱增厚、小梁小室明显。至少半数的患儿存在不同程度的 VUR，侧位片提示膀胱颈部抬高，后尿道扩张、伸长，梗阻远端尿道变细。

膀胱尿道镜检查与瓣膜电切手术可同时进行。对于大年龄患儿，尿动力学检查对于了解膀胱功能有一定的作用。放射性核素肾图有助于评价分肾功能。

由于新生患儿受母体调节，因此至少 48 小时后的血尿素氮和肌酐水平才可反映患儿真实的水平。对于病情严重的患儿，同时需要定期的电解质与血气分析检测。

5.治疗

（1）产前干预：对于诊断为后尿道瓣膜的胎儿，可在产前进行胎儿羊水膀胱引流，包括胎儿膀胱造口或经胎儿镜膀胱与羊膜腔留置引流等。在出生前进行干预存在一定的问题，如：产前诊断有一定的误差；超声精确定位有一定难度；对胎儿及母亲的危险性较大，可能会引起宫内感染、流产等并发症；缺乏足够的证据证明产前干预效果更好。

（2）产后干预

1）后瓣膜电切：迄今为止，瓣膜电切仍是后尿道瓣膜最简单有效的治疗方法。在患儿病情稳定时，早期诊断和瓣膜切开可有效提高患儿的生存率，使大多数病例避免尿路改道，改善膀胱充盈、排空循环，减少膀胱扩大成形的可能。有报道显示，后尿道瓣膜电切后超过 50% 的膀胱输尿管反流可自行消失，且在部分肌酐水平异常患儿中，术后短时间内肌酐可恢复至正常水平。另一方面，成功的瓣膜切开并不一定能使上尿路和膀胱的形态和功能产生明显改善，相关的肾脏病理改变可能是无法恢复的。

对于尿道太细而无法经尿道使用膀胱尿道镜者，可应用膀胱尿道镜经皮进入膀胱进行顺向瓣膜切开。瓣膜电切必须小心操作，电刀的能量应可切开瓣膜，但产生的热量又不应伤及周围组织。即使在新生儿,膀胱尿道镜瓣膜电切引起尿道显著狭窄或尿道损伤的发生率仍很低。需要强调的是,瓣膜电切并非需要完全切除瓣膜,而只需通过3点切开,使尿液可以顺利排出即可。后尿道瓣膜电切部位可为膀胱截石位4、8、12点。瓣膜电切一般很少出血,但术后最好留置1~2天导尿。

顺利切开瓣膜后,应对患儿进行定期随诊,了解排尿及膀胱排空、有无尿路感染、肾功能、肾输尿管积水和VUR的情况。尿道扩张的改善则需几个月甚至几年的时间。瓣膜切开术后2~3个月后可进行VCUG检查明确尿道通畅情况。

2)膀胱引流:病情严重的后尿道瓣膜患儿大多有脱水、肾功能不全、严重的酸中毒和电解质紊乱、感染等症状。这种情况下,应首先留置导尿管以解除下尿路梗阻,并预防性应用抗生素,控制感染,纠正水、电解质失衡。这些措施可迅速改善肾功能,5~7天后可获得足够的肾小球滤过率。对于未经VCUG确诊但高度怀疑后尿道瓣膜的患儿,也建议立即留置导尿。有研究发现,Foley导尿管的球囊可能会引起膀胱痉挛,甚至引起尿液进入膀胱困难,因此,有建议应用3.5F或5F胃管。

3)膀胱皮肤造口:如患儿留置导尿后因膀胱痉挛等原因造成引流不理想或感染不易控制时,可考虑膀胱皮肤造口。其优点是无引流管刺激、可减少膀胱刺激症状、避免膀胱痉挛。膀胱皮肤造口可缓解膀胱内高压,充分引流尿液。虽然有研究发现膀胱皮肤造口并不会明显影响膀胱容量,但与瓣膜电切术后的患儿相比,膀胱皮肤造口患儿的膀胱顺应性下降。因此,该方法是暂时性的,仅适用于极小新生儿或病情严重的患儿。

(3)并发症治疗

1)膀胱输尿管反流:后尿道瓣膜患儿的膀胱输尿管反流是继发于下尿路梗阻的,因此,解除梗阻是首选治疗。瓣膜电切后,20%~32%的VUR可消失,大多数数月内消失,也可长达3年。肾功能较好者反流更易消失,有研究发现分肾功能低于20%者仅10%的反流消失。与单侧VUR相比,双侧VUR似乎更易缓解。

膀胱功能障碍导致膀胱排空不完全、膀胱内压增高、残余尿量增多,往往是膀胱输尿管重度反流持续存在的原因。这类患儿应进行VCUG复查,如无瓣膜残存,则需进行尿动力学检查,膀胱功能改善后,部分反流可以得到改善。对于VUR的患儿,均应使用预防性抗生素以控制感染。如需进行抗反流手术,应考虑到膀胱壁厚、输尿管扩张扭曲,手术难度较原发性VUR大,手术至少应在瓣膜电切术后6个月全面评价后择期进行。如下尿路梗阻仍未解决,膀胱功能障碍,抗反流手术效果不佳,个别尿路感染不能控制的病例可进行膀胱皮肤造口或输尿管皮肤造口。

2)肾发育不良或无功能肾:后尿道瓣膜患儿中,一侧重度VUR往往合并该侧肾发育不良或肾无功能。以往通常将无功能肾及扩张的输尿管一并切除。实际上,只要没有尿路感染,并不急于进行手术切除。一旦膀胱功能恢复,扩张的输尿管是进行膀胱扩大最理想的材料。

3)膀胱功能障碍:后尿道瓣膜对膀胱的影响最大。罕有后尿道瓣膜病例不合并膀胱功能障碍。一部分患儿经瓣膜电切术后仍有排尿费力或尿失禁、上尿路积水无好转,此时应考虑膀胱功能障碍。这类患儿的尿动力学检查常提示膀胱顺应性低、逼尿肌不稳定、残余尿增加,对于这类患儿应着重于膀胱的诊治,因为膀胱功能障碍是导致进行性肾功能衰竭的关键因素。膀胱顺应性低、逼尿肌不稳定的病例可应用抗胆碱类药物治疗;对尿潴留、残余尿量多的病例可应用间歇性清洁导尿;对于膀胱顺应性差、膀胱容量小的病例可进行膀胱扩大术。

4)瓣膜膀胱综合征:瓣膜膀胱是指后尿道瓣膜患者在成功进行瓣膜切开后,由于固有的膀胱功能障碍,导致上尿路恶化和尿失禁的一种慢性病变,包括膀胱感觉差、膀胱容量大、顺应性差、膀胱内高压以至于上尿路引流不畅、肾功能进行性减退。尿失禁是后尿道瓣膜患儿最主要的问题,目前认为是膀胱感觉和顺应性差、逼尿肌不稳定和多尿等多因素的结果。瓣膜膀胱需要通过尿动力学检查予以确诊。最初的治疗可以是分段排尿,如不能排空膀胱、降低膀胱内压力,需要通过白天间歇性清洁导尿、夜间留置导尿或应用药物治疗。有研究发现,间歇性清洁导尿可有效改善肾小球滤过率,还可以增加膀胱容量,改善膀胱顺应性。

6.预后

随着对后尿道瓣膜认知的深入,产前诊断、控制感染、合适的治疗方法与手术时机、治疗技术的提高等,后尿道瓣膜患儿的存活率较之过去有空前的提高,死亡率由原来的50%降至5%左右,新生儿死亡率仅为2%～3%。

超声表现、血生化检测、初诊年龄以及有无反流是判断后尿道瓣膜病例肾功能的重要指标。后尿道瓣膜合并肾发育不良造成的肾功能受损很难恢复。血肌酐水平是观察预后的一个重要指标。及早诊断、及早治疗对于后尿道瓣膜患儿的预后有一定的影响。无膀胱输尿管反流或存在"安全阀"机制的病例往往预后较好。

后尿道瓣膜对生育及性生活的影响尚未明确,可能是多方面的。瓣膜切开时损伤输精管和逆向射精是可能的两大原因。10%的患者同时患有隐睾。总的来说,大多数患者能够正常勃起和射精,许多后尿道瓣膜的患者都能生育。

三、尿道重复畸形

尿道重复畸形很罕见,目前还没有公认的分类标准。尿道重复畸形可分为背侧和腹侧两类,或分为上下位(矢状位)或左右位(并列位)两种。多数尿道重复畸形为矢状面排列,重复尿道中多有一个位置正常,另一个发育差,称为副尿道。在背侧类中,腹侧位的正常尿道常终止于龟头的正常出口,副尿道可开口于从龟头到阴茎根部的任何一处的背侧阴茎体部。尿道重复畸形也可分为不全性或完全性,不全性重复尿道外表只有一个尿道口,副尿道一端为盲端,与膀胱、尿道不相通,在不全性重复尿道中这种类型最为常见;或副尿道开口于尿道,另一端呈盲端终止于尿道周围,经常与尿道憩室混淆。完全性重复尿道有两个尿道口,两个尿道分别发自膀胱且互不相通;或一个尿道发自另一个尿道,但尿道开口不同,完全性重复尿道中这种类型最为常见。

尿道重复畸形可无临床症状,也可表现为泌尿系感染、(副尿道)尿失禁等,可合并尿道下裂、尿道上裂、膀胱外翻等泌尿系畸形。

尿道重复畸形主要依靠排尿性膀胱尿道造影和膀胱尿道镜检查确诊。

尿道重复畸形并不都需施行手术,对于无症状、外观无明显异常的重复尿道可以不必处理。对于需要手术的病例,往往需要切除副尿道或切开重复尿道间隔,以确保正常位置的尿道通畅。

第四节　尿道下裂

一、定义

尿道下裂是男性小儿泌尿生殖系统最常见的畸形之一,发病率可达 1/250,且重度尿道下裂的比例有明显升高的趋势。尿道下裂的发病有家族倾向。有文章提出胎盘分泌的 hCG 供求不平衡学说,指出纯合子双胎的尿道下裂发病率是单胎的 8.5 倍,并认为一个胎盘不能充分满足两个胎儿的需求,因此 hCG 水平下降,从而导致双胞胎男婴尿道下裂发病率提高。

三种阴茎的解剖和发育异常可以定义为尿道下裂:①异常的腹侧尿道开口,异常的开口可位于阴茎腹侧的龟头部到会阴部的任何位置,变异很大;②异常的阴茎腹侧弯曲;③包皮的异常分布,表现为背侧包皮帽状堆积和腹侧包皮缺损。三种异常可单独或联合出现,有些患儿较为特殊,可能被漏诊,直至包皮完全上翻或在包皮环切术中才被发现,这类病例往往为轻度尿道下裂。

二、分类

历史上有多种不同的尿道下裂分类系统。例如,可将尿道下裂分为前段型(远段)、中段型和后段型(近段),但以阴茎弯曲纠正(阴茎伸直)后尿道口新位置进行的分类原则最具代表性,根据特异性解剖术语对尿道开口位置进行分类,分为:龟头型、冠状沟型、冠状沟下型(远段型)、远段阴茎体型、阴茎体中间型、近段阴茎体型(中段型)和阴茎阴囊型、阴囊型、会阴型(后段型)。

国外文献中,龟头型、冠状沟型和冠状沟下型尿道下裂占的比重最大,可能与轻度尿道下裂越来越得到早期诊治有关。国内报道却以中段型和后段型尿道下裂更为多见。

尽管阴茎弯曲常伴有尿道下裂,但也存在尿道正常的阴茎弯曲。单纯阴茎弯曲可分为三种:Ⅰ型,弯曲最为严重,尿道黏膜极薄,弯曲起始处直至龟头部均无尿道海绵体,代之以纤维索,并由此引起阴茎弯曲;Ⅱ型,尿道海绵体存在,但 Buck 筋膜和肉膜发育不全;Ⅲ型,仅肉膜发育差。

三、病因学

1.尿道下裂

目前已知尿道下裂有多种致病因素,包括环境或其他的内分泌因素、先天性内分泌因素、酶反应、局部组织异常、发育不良表现等。

2.阴茎弯曲

关于阴茎弯曲的病因目前主要有三种观点:①尿道板的异常发育;②尿道的异常纤维间质

组织;③背侧的海绵体组织与腹侧的肉膜组织发育不平衡。

3.相关的发现

(1)遗传学联系:文献报道,所有龟头型尿道下裂患者的染色体核型都是正常的,而异常染色体核型常发生于严重尿道下裂,尤其是合并隐睾的尿道下裂患儿。

(2)隐睾和腹股沟斜疝:尿道下裂常合并隐睾、腹股沟斜疝和(或)鞘膜积液,尿道下裂越严重,上述并发症的发生率明显增高。

(3)相关综合征:目前尿道下裂在49种已知综合征中可作为常见或偶发的相关症状,其中38种还合并小阴茎、隐睾和(或)阴囊异常。近段型尿道下裂手术中常因留置导尿困难而发现前列腺囊,或术后尿道延长、尿道阻力增加导致前列腺囊继发感染,表现为反复的睾丸附睾炎。

(4)两性畸形:有作者认为所有的尿道下裂都可以作为男性假两性畸形的一种形式。尿道下裂合并单侧隐睾和双侧隐睾的病例出现两性畸形的发生率相近,未触及睾丸者出现两性畸形的可能性是可触及者的三倍。另外,后段型尿道下裂更有可能发生两性畸形。

四、治疗

"尿道下裂纠治手术是一门深奥的学问和艺术。"任何尿道下裂的患儿考虑进行手术的唯一原因都是矫正排尿影响和生育的畸形。毫无疑问,严重的尿道下裂需要通过手术修复从而获得站立排尿的能力,并能够完成性交和进行授精。然而,对于轻度尿道下裂,尤其是龟头型尿道下裂是否需要手术修复观点不一,随着技术的进步和对美观的重视,越来越多的龟头型尿道下裂患儿及家长要求进一步治疗。

手术修复是尿道下裂唯一的治疗手段。尿道下裂修复有三百多种不同的手术方法,所有的技术均强调阴茎弯曲及其矫正(阴茎伸直术)、尿道成形、尿道口成形、阴茎头成形及最终的皮肤覆盖。大多数手术医师偏好其中的一些修复手术,但应谨记没有一种手术适用于所有的尿道下裂。所有的手术均强调精细手术和充分的皮肤覆盖。手术成功与否与患儿年龄、术者经验、恰当手术方式的选择、患儿生殖器情况尤其是尿道板情况,甚至手术材料等都有密切关系。

1.手术相关因素

(1)手术年龄:尿道下裂手术在新生儿期即可治疗。包皮常被用于手术修复,故应避免进行包皮环切。健康婴儿的理想手术年龄为6~12个月。选择该年龄段是由于:①与2~3岁相比,该年龄段全身麻醉的风险不会更大;②在随后的数年内阴茎生长缓慢;③患儿对手术过程没有记忆;④相对年长儿童,镇痛需要较少。有研究发现,大年龄患儿进行尿道修补后并发症的发生率明显增高,从侧面反映了较小年龄进行手术的优点。

(2)缝合及缝合技术:间断或连续缝合取决于医师的个人习惯和喜好,但在组织愈合可能受影响的情况下,连续缝合可能更好。在缝合过程中,合适的镊子及钳夹方法可尽量减少损伤缝合组织。当进行尿道管化时,可通过皮下缝合纵向闭合新尿道。每一次缝合应准确定位,避免上皮表面的边沿外翻,尽量使皮下组织的新鲜表面贴近,愈合后形成一条"不漏水"的吻合线,从理论上减少尿瘘发生的可能。

（3）尿液的引流：随着手术经验的积累和导尿管的改进，膀胱造瘘已不作为尿道下裂手术常规的引流方法。对于单纯阴茎弯曲矫正、MAPGI甚至短段缺损的前段型尿道成形手术（Mathieu等），可不留置导尿。良好的术后尿液引流可减少尿液从导尿管与新尿道间隙漏出的可能，理论上可以减少尿瘘的发生。

（4）敷料：理想的阴茎敷料必须透气性好，质地柔软，略有黏性且有一定的弹性。敷料可以起到固定阴茎、减少水肿和压迫止血的作用。敷料并不能防止皮肤坏死或尿瘘的发生。敷料一般于术后3~5天拆除。

2.手术方法的选择

（1）阴茎伸直术

1）对阴茎弯曲的评价：在术前体检时须对患儿是否存在阴茎弯曲进行评价，尤其是阴茎勃起时评价阴茎有无弯曲及程度。另外，术中通过人工勃起的方法对阴茎弯曲进行评价也是尿道下裂修复中的重要步骤，一般在阴茎皮肤脱套后，完全松解纤维束带后进行。

2）对合并或不合并尿道下裂的阴茎弯曲治疗：轻微且无尿道下裂的阴茎弯曲可以通过简单的皮肤松解来矫正，阴茎弯曲的矫正可以在阴茎表面的任何位置，如阴茎的背侧、腹侧及两侧等。根据弯曲的严重程度和阴茎大小选择阴茎伸直术的位置及方法。有时，对一些严重阴茎腹侧弯曲但不合并尿道下裂的病例需要同时进行尿道成形术。

阴茎皮肤是引起阴茎弯曲或扭转的原因之一。部分阴茎弯曲的病例通过阴茎皮肤脱套、仔细分离阴茎皮肤与尿道、松解腹侧过紧的阴茎皮肤及浅筋膜即可伸直阴茎。

对于阴茎脱套后仍弯曲的病例，则需要采用白膜折叠、Heineke-Mikulicz术、阴茎全长分解术、真皮或游离鞘膜等缺损补片技术等矫正阴茎弯曲。白膜折叠已作为目前矫正阴茎弯曲的流行术式。将阴茎脱套后，将神经血管束从阴茎海绵体两侧游离。于阴茎弯曲最大弧度处纵向切开白膜，切口两端缝合，缩短一侧过长的阴茎体，从而纠正了对侧阴茎弯曲。有报道采用在阴茎最大弯曲处对侧（凸面）正中线上用多重平行折叠的方法纠治阴茎弯曲，无须游离神经血管束，便于缝合。另外，将阴茎过长一侧（凸面）纵向切除一块椭圆形白膜，横向缝合（Nesbit术）；或将阴茎过短一侧白膜做数个横切口纵向缝合，延长凹面（Heineke-Mikulicz术），也可达到阴茎弯曲纠治的目的。白膜折叠或Nesbit术往往会牺牲一部分阴茎长度，不适于阴茎弯曲严重且短小的病例。当这类病例切除凹面白膜后缺损较大时，往往需要用真皮（多采用无毛的腹股沟区）或游离鞘膜作为补片，使阴茎得到最大程度地伸直。

（2）尿道成形术

1）新尿道成形材料：在进行尿道下裂修补时，许多基本的原则和技术是成功的尿道成形术的保证。其中之一是术语组织转移，这意味组织移动的目的是为了重建。尿道成形术往往需要应用邻近组织、局部组织皮瓣以及从生殖器或生殖器外来源的组织移植物等作为新尿道的构成材料。

①邻近组织：新尿道可以通过尿道下裂开口和（或）尿道成形术经过部位的周围组织来重建。应用邻近组织重建新尿道的方法在所有的尿道成形手术中风险和技术难度都是最小的。

MAPGI、Thiersch-Duplay、Snodgrass(TIP)尿道成形术是采用该项技术的代表。

②局部组织皮瓣：邻近组织无法满足新尿道成形所需材料时，可以通过局部组织皮瓣进行修补。皮瓣是指使用的组织联同供应血管一起作为移植单位，往往称作带(血管)蒂皮瓣。

用于尿道重建的局部组织皮瓣要求薄层、无毛，并可按需求进行剪裁。Mathieu尿道成形术应用的是尿道口基底皮瓣，是冠状沟及冠状沟下型尿道下裂治疗中最常使用的局部组织皮瓣术式之一。Onlay术、Koyanagi术与Duckett术应用的也是包括包皮内板、阴囊中缝皮瓣等局部组织皮瓣。

③游离移植物：移植是指组织从一个部位切下并转移到移植的宿主床上，由宿主床提供良好的血供，使移植物与宿主床通过吸收与结合实现成功种植。对所有的游离移植物而言，一个好的血管生成受体部位对于移植物的生存是很重要的。移植初期依靠从附近的移植宿主床扩散来的营养物质进入移植物，这个吸收过程需要48小时，接着形成新的永久性移植物血管，称之为结合，这一过程也需要48小时。单独或联合应用游离移植物，包括游离皮肤、膀胱黏膜、口腔黏膜(唇黏膜、颊黏膜)等，已被用于修复近段尿道下裂。

2)新尿道覆盖材料：新尿道表膜覆盖第二层组织可大大减少尿道皮肤瘘的发生，这层组织可以是各种带血供的筋膜，包皮下筋膜是理想的覆盖组织。阴囊肉膜可作为近段型尿道下裂中新尿道的覆盖材料。另外，尿道板两侧海绵体表膜的筋膜组织也可用于新尿道的覆盖。

3)尿道成形术原则：对于尿道下裂个体而言，需要对患儿自然尿道开口位置、阴茎大小、弯曲程度、尿道板的性状、可用的新尿道成形材料等特性进行综合评估。有时，为了获得健康、发育良好的组织，必须切除部分尿道下裂开口周围的尿道组织和皮肤。

尿道板应先予保留，而后进行阴茎体皮肤脱套。脱套后阴茎弯曲的评价和处理可能是尿道下裂修复中最重要的一个步骤，部分尿道下裂病例的阴茎弯曲是非常严重的，其中尿道板是造成阴茎弯曲的主要原因，这种情况下，必须离断尿道板以完全伸直阴茎。此后进行尿道成形术时，根据尿道下裂开口的位置选择合适的术式。首先考虑应用血供好的邻近组织，其次考虑使用局部组织皮瓣，游离移植物是最后的选择，有时需要联合应用上述几种材料。

4)尿道成形术常用方法：目前尿道下裂手术还没有一种全面通用的技术，尿道下裂个体差异导致选择的治疗方案也因人而异，而术式的选择往往根据手术医师的个人喜好或对某项技术的掌握程度以及对个体的评价而定。

①Ⅰ期尿道成形术：龟头型尿道下裂可进行改良的尿道口前移龟头成形术(MAGPI)。切开背侧尿道板三角形组织以前移背侧尿道口，并缝合于新的顶点。在近尿道口处腹侧皮肤做一马蹄形切口，龟头处切口加深，将腹侧皮瓣游离，松解腹侧尿道口。将该皮瓣向远端牵引，通过水平褥式缝合使龟头接近成形，将龟头表层再次间断缝合进一步关闭龟头。皮瓣修整后缝合成形腹侧尿道口，修整、缝合包皮。

伴有轻微阴茎弯曲的阴茎中段或远段型尿道下裂，如尿道板宽裕，可以直接应用Duplay尿道板卷管尿道成形术，或应用Snodgrass尿道板纵切卷管尿道成形术。

对于无法进行Duplay或Snodgrass手术纠治的尿道下裂，短段缺损者可应用Mathieu

术,或应用 Onlay、Duckett 或 Koyanagi 术,术中应保证皮瓣的血供,并将皮瓣无张力与尿道板吻合或自卷形成新尿道。

②分期尿道成形术:大多数尿道下裂可一期手术纠治。对于严重的阴囊或会阴型尿道下裂、严重弯曲的阴茎等,分期修复操作简单,是尿道下裂手术纠治不错的选择。第一期先纠正阴茎弯曲,并将健康皮肤转至阴茎腹侧留用作为在二期形成新尿道的材料。二期重建尿道手术一般在 6 个月后进行,多可应用阴茎腹侧皮肤围绕导尿管自卷成管状,形成新尿道(Duplay术)。

3.并发症及相应处理

尿道下裂修复的并发症包括出血和血肿、尿道口狭窄、尿道狭窄、尿道皮肤瘘、尿道憩室、愈合不良以及修复失败等。除由于出血、感染或清创需要立即手术探查外,通常出现并发症后的再手术应至少在 6 个月后。

(1)出血和血肿:出血是尿道下裂最常见的并发症。如发生连续渗血,可能需要应用加压敷料;如严重的术后出血可能需要立即探查以明确出院原因并加以治疗。血肿可能是持续出血造成的结果,如果血肿进行性增大,应进行手术探查。血肿形成后轻则可能影响外观,重则可引起伤口裂开。

(2)尿道开口狭窄:是由于技术原因引起的最常见并发症,多由成形的新尿道口太窄或阴茎头成形术时牵拉过紧造成。轻度的尿道口狭窄通过尿道扩张或尿道口切开术大多可以纠正,少数需要再进行尿道口成形。

(3)尿道狭窄:尿道狭窄(除外尿道口狭窄)是近段尿道下裂成形术后的主要并发症,尿道狭窄多发生于 Duckett 等新尿道皮管化后的近端吻合口处。对于短段环形尿道狭窄可尝试微创方法,如经内镜下尿道冷刀尿道切开术。然而尿道切开的成功率仅 50% 左右,对于尿道切开后仍狭窄或广泛、严重的狭窄往往建议进行尿道造瘘术先解决排尿困难的问题,而后择期进行尿道成形术。

(4)尿道皮肤瘘:尿道皮肤瘘的发现者多为患儿的父母或看护人。尿瘘可能是由于远端尿道或尿道口狭窄,或尿道成形时新尿道上皮外翻生长,局部组织失活或吻合口缺血等造成血肿、感染。许多报道肯定了新尿道表面的筋膜覆盖可以明显减少尿瘘的发生。尿瘘修复时应去除周围不健康组织,保证修复无张力,并在修复表面覆盖筋膜。对于缺损较大或局部多发尿瘘的病例,需要按尿道成形处理。

(5)尿道憩室:很少发生,往往与尿道远端的狭窄或尿道口的狭窄有关。皮瓣裁剪不合适造成新尿道管径不一致或新尿道腹侧壁缺乏足够支持也可导致尿道憩室。手术修复包括切除憩室,修补尿道,使尿道口径恢复一致,并于修复尿道表面加盖筋膜。

(6)阴茎弯曲复发:是单纯或合并尿道下裂的阴茎弯曲术后的一个后期并发症,往往在青春期前或青春期被发现。其发生可能与重建尿道的纤维化、阴茎不对称有关或二者兼而有之。如弯曲明显,影响外观与性生活,则需要再次进行阴茎弯曲矫治。

(7)感染:不是尿道下裂手术常见的并发症。当怀疑存在感染时,应进行培养、切开、引流和清创,并应合理使用抗生素治疗。严重的感染可引起伤口完全裂开。

(8)闭塞性干燥性龟头炎:是一种不知道原因的慢性炎症过程,可自发引起或发生于小的创伤或阴茎手术(包皮环切或尿道下裂手术)。闭塞性干燥性龟头炎较少见,有报道 8 例已经病理证实为闭塞性干燥性龟头炎的病例,其中 7 例是在初次尿道下裂术后 1～8 年出现排尿困难、尿道口狭窄或新尿道的狭窄。这类病例建议使用膀胱或口腔黏膜等游离移植物进行修复。

(9)尿道下裂残废:是指经历多次尿道下裂修补手术仍未成功,造成明显严重的阴茎畸形的病例。这些病例出现的并发症很复杂,往往产生大量瘢痕或组织坏死,修复很困难,膀胱黏膜、口腔黏膜(唇黏膜、颊黏膜)、游离全层网眼移植皮片和鞘膜等游离移植物往往是修复尿道下裂残废的最后手段。

第二章　泌尿系统感染

第一节　非特异性泌尿系统感染

绝大多数导致尿路感染的致病菌为正常存在于肠道的细菌。因此,大部分的感染是一种内源性感染,少数为真菌、腺病毒、衣原体、支原体等引起。尿路感染分为上尿路感染(肾盂肾炎)和下尿路感染(膀胱炎、尿道炎);感染也可同时累及上、下泌尿系统。

尿内有大量细菌生长而无临床症状者称为无症状细菌尿。人的一生中从新生婴儿至老年均可发生尿路感染。有文献报道,对婴儿采用膀胱穿刺法作尿液检查,发现约1％的受检者有细菌尿,且男多于女;这个时期的尿路感染有时是全身严重感染的一部分。学龄前儿童中女孩尿路感染发生率约10倍于男孩,且常伴有梗阻性与神经源性疾患,感染对正在发育生长的肾脏损害较大,对成人的损害则较小,故对学龄前儿童的尿路感染患儿,应进行全面的尿路检查。学龄期女孩细菌尿的发病率为1.2％,而同年龄组的男孩则仅0.03％。导致男性尿路感染的原因主要有畸形、梗阻、前列腺炎等,故对于男性尿路感染病人,尤其是反复发作的尿路感染,不论其年纪大小均应作详细的尿路检查。老年病人则多由前列腺疾患引起。

【病因及发病原理】

引起尿路非特异性感染的最常见细菌为大肠埃希菌,其次为变形杆菌、克雷白杆菌、肠球菌.葡萄球菌及铜绿假单胞菌(绿脓杆菌)等。急性及无并发症的尿路感染,约85％均为大肠埃希菌引起。尿路有梗阻、畸形,以及感染反复发作或行器械操作后所引起的感染则以变形杆菌、克雷白杆菌、铜绿假单胞菌感染为相对多见,甚至可有多种细菌混合感染。根据病人的年龄与性别分析,15岁以下男孩,变形杆菌较常见;55岁以上男性或全身情况较差者,葡萄球菌感染增多;16～35岁女性,葡萄球菌感染仅次于大肠埃希菌,主要为凝固酶阴性的白色葡萄球菌或腐生葡萄球菌,过去认为这类细菌是非致病菌。

其他如衣原体、支原体、白色念珠菌及病毒均可引起尿路感染。衣原体所引起的尿道炎已很常见,腺病毒常于男孩中引起出血性膀胱炎,使用破坏细菌细胞壁抗生素时可于尿内产生L形变异细菌,并于肾髓质部高渗透环境内生长繁殖。

尿路感染的途径主要为上行感染,细菌经会阴进入尿道、膀胱。女性尿道短,并接近阴道、直肠,易被污染,性交时更易将细菌带入膀胱,故女性尿路感染远比男性常见。尿路感染发生前,阴道前庭及尿道周围已有致病菌移生,而正常女性则多无此现象。局部宫颈阴道抗体的缺乏,阴道pH增高或细菌黏附于易感病人的上皮表面可能是促进感染的因素。甲氧苄啶(TMP)因可透过阴道壁进入阴道分泌物内,杀灭细菌,故临床用以预防尿路感染的再发远比其他药物优越。女性尿道口处女膜病进行尿道口矫形术后亦可显著减少尿路感染,这都说明上行感染的重要性。近年发现使用杀精子药及阴道隔膜避孕药者,可改变阴道菌群,易患尿路感染。另一重要感染途径为血行感染,细菌经血行到达肾实质,致病菌多为金黄色葡萄球菌。

细菌进入膀胱后,大肠埃希菌、变形杆菌可借助其菌伞与膀胱黏膜上的受体相结合,黏附于膀胱壁上滋长繁殖,引起膀胱炎,这种细菌黏附现象是引起尿路感染的一个重要环节。膀胱炎可影响膀胱输尿管连接部功能,导致膀胱输尿管回流,使感染尿液逆流而上。细菌的内毒素可显著地降低输尿管蠕动,使输尿管内尿液淤滞,压力增高,形成生理性梗阻,这些都会促使肾盂肾炎的发生。

肾脏髓质与皮质部对感染的反应有明显的差异。实验观察,髓质部给予 10～100 个细菌即可引起感染,而皮质部则需要 10 万个以上的细菌才能诱发炎症,故髓质部为肾脏最易受细菌侵犯的部位。髓质部的高渗环境可降低多核细胞的吞噬作用与活力并有利于 L 变形细菌的生长。髓质部的尿素浓度较高,变形杆菌可分解尿素使尿液碱化形成磷酸镁铵结石,高铵浓度并可使补体 C_4 灭能,这些都是对宿主的不利因素。

【临床类型】

1.上尿路感染

(1)急性肾盂肾炎:多见于女性,致病菌主要为大肠埃希菌,约占病例的 80%;其他少见的革兰阴性肠道病原菌包括克雷白杆菌、变形杆菌、假单胞菌及沙雷菌等;肠球菌和金黄色葡萄球菌属机会致病菌。病变可累及一侧或双侧肾脏。主要病理表现为肾盂、肾实质充血、水肿,表面附有脓液。肾实质感染多集中于 1 个或多个楔形区,楔形的尖端在髓质,基底在皮质。感染部可见多数小脓肿突出于肾被膜下,肾小管内有多数白细胞,但不累及肾小球;愈合时,多核细胞为单核细胞所代替,最后在楔形区髓质与皮质间形成条状瘢痕。

临床表现:发病急,体温突然升高,最高可达 40℃,伴有寒战、恶心、呕吐、腹泻及全身疼痛。伴发膀胱炎时,有尿急、尿频、尿痛,腰部常有明显压痛,有时可扪到疼痛肿大的肾脏。

实验室检查:白细胞增高,尿内有多数脓细胞,并可见白细胞管型,涂片可查到革兰阴性杆菌。如果药物治疗反应不良,甚至病情加重及有菌血症者应考虑有梗阻性病变。急性肾盂肾炎无梗阻者,症状多于 7～10 天消退,一般预后尚佳。但单纯症状的好转不能作为治愈的依据,必须根据尿培养确定。男性病人常伴有梗阻、结石、慢性前列腺炎,应予注意。

(2)小儿尿路感染:5 岁以下儿童,尿路感染常引起肾功能损害,新生儿及 2 岁以下儿童,主要表现为发育迟缓、呕吐、发热、腹部不适,而无明显尿路症状。2 岁以上儿童,更多见的是 5 岁以上儿童,才有尿频、尿痛、腰痛。儿童感染中应注意检查有无梗阻、畸形及膀胱输尿管回流。小儿有细菌尿者,30%～50%有回流;而有肾脏瘢痕化者,几乎均有回流。回流所致的肾脏损害及放射学改变与慢性肾盂肾炎有关。

尿液回流系因梗阻、膀胱压力增高、膀胱输尿管交接部发育不全、膀胱壁段输尿管过短及附近炎症等因素引起。回流至肾及输尿管的尿液使肾盂内压力增高,产生肾盂间质回流,尿液外渗至肾间质,引起炎性反应,细胞浸润,最后纤维组织增生,形成瘢痕,故称为回流性(或反流性)肾病。肾内发生回流的部位多见于上下极复合肾盏,回流至肾的尿液于尿后又可回至膀胱成为残余尿,诱发感染,使肾脏损害加重。

部分病人膀胱输尿管连接处的功能接近正常,但炎症、局部水肿可破坏其功能,导致回流,待炎症消失后,功能又可恢复,故膀胱输尿管回流既可为尿路感染的原因,也可为膀胱炎的后果。随着年龄的增长,膀胱黏膜下输尿管延长,三角区肌肉发育成熟,回流可减轻或消失。故轻度回流无肾盂输尿管扩张者,可采用保守疗法,服用小剂量抗生素,预防感染,并采用二次或三次排尿法,保证将肾返回膀胱的尿液排空。大多数儿童可保持肾脏正常生长而不受损害。回流严重有输尿管肾盂扩张者,应行手术治疗。

(3)妊娠期尿路感染:妊娠期妇女的尿路出现解剖学和生理学等方面的一系列变化。这些变化产生的原因为增大的子宫和体内的孕激素水平等所致。妊娠期肾盂输尿管扩张,输尿管蠕动减退,尤其表现为右侧输尿管。这种改变早在妊娠第 7 周即开始,直到分娩为止。在妊娠中期妇女采用耻骨上膀胱穿刺法行尿培养,约 7% 的孕妇患无症状细菌尿,如不予治疗,20%～40% 将于妊娠后期发生急性肾盂肾炎。早期治疗可显著减少急性肾盂肾炎的发生,故妊娠妇女均应于产前检查时行尿培养,有显著细菌尿者应积极予以治疗,并定期随访至分娩为止。妊娠期的肾盂肾炎如果不及时治疗,会导致婴儿早产或胎儿死亡。抗生素的选择要十分谨慎,一般认为,青霉素类和头孢类对胎儿和母亲是安全的。

(4)肾乳头坏死:为肾盂肾炎的严重并发症,坏死可发生在 1 个乳头或多个乳头,多为双侧病变,约半数以上发生在患糖尿病的中年或老年妇女。尿路梗阻、长期服用大量镇痛剂及非类固醇抗炎制剂,肝硬化及镰刀状贫血病人易患此病。镇痛剂及非类固醇抗炎药物可抑制髓质基质及前列腺素的合成,从而影响髓质循环。实验研究,长期服用去脂肪饮食可诱发肾乳头坏死。肾脏髓质部的直血管是肾小球的出球动脉,为终末血管,该处组织间液渗透压高于身体其他部位 3 倍以上,这就更容易引起直血管内的血流缓慢、淤滞。

(5)肾皮质脓肿:肾脏皮质脓肿较少见,致病菌以金黄色葡萄球菌为主,从皮肤或其他病灶经血行传播而达肾皮质。本病多见于青年人,发病急骤,伴有高热、寒战、腰部疼痛,但多无刺激症状。体检肋脊角有显著压痛,有时可扪到肿大的肾脏或见到肾区皮肤水肿。早期尿内无白细胞,但尿沉渣检查可发现革兰阳性球菌,如果脓肿破入肾盂则尿内出现脓细胞。肾脏平片可显示肾影增大,肾边缘突出,腰大肌阴影消失,静脉尿路造影和 CT 常显示有占位性病变。超声波检查可检出液性暗区,放射性核素扫描显示病变区功能减退。本病应与急性肾盂肾炎、急性胆囊炎、急性阑尾炎相鉴别。

(6)肾脓肿:随着新一代抗生素的出现,肾脓肿的发病过程发生了很大的变化。过去,多数脓肿是由葡萄球菌经血液扩散所致。皮肤破损为感染的主要诱发因素,如糖尿病、长期的血液透析治疗、接受静脉输液治疗等。现在,发病的特点发生了变化,革兰阳性菌的发病率已大大下降。需氧的革兰阴性菌为肾脓肿的主要致病菌。细菌感染的主要途径并非血源性,而是尿路上行性感染。既往患感染病史或肾结石病史的病人尤其为易感人群。经血源感染的肾脏受到严重破坏时成为一脓性包囊。肾脓肿继发于肾盂肾炎,病灶在髓质,多伴有梗阻和结石,常有长期肾感染史,发热、畏寒、腰痛。腰部可扪到肿大的肾脏,脓肿如与肾盂相通,尿内可见到多数脓细胞与细菌。静脉肾盂造影时,患肾常显示无功能,此时需与肾结核相鉴别。

肾脓肿的临床表现和实验室检查并无特殊变化,因此,影像学诊断显得尤为重要,CT 是首选的检查方法。CT 的早期表现为肾脏肿大,局部有低密度灶。尔后,脓肿发生液化,其周围形成炎性脓肿壁,血流明显增多,增强 CT 可见脓肿周围的环状现象。超声检查对诊断也极有意义。在超声或 CT 引导下进行局部穿刺有助于确定诊断和明确感染细菌。

(7)肾周围脓肿:肾周围脓肿系肾周围间隙积聚了脓性物质,可由于肾皮质脓肿穿破肾包膜或肾盂的感染侵入肾周围脂肪组织形成,细菌学表现与肾脓肿相似。但是,大肠埃希菌感染最为常见,其发病诱因与肾脓肿相似,病人高烧、腰痛、有局部压痛及肌紧张,并有腰大肌刺激症状;晚期病人腰部可扪到肿物,有波动。X 线照片可见脊柱向患侧弯曲、腰大肌阴影消失、膈肌升高、活动受限。超声、CT 检查及 ^{67}Ga 扫描常可确定诊断。于肾区作穿刺,仍不失为一简单可靠的诊断方法,并可同时送培养、涂片检查细菌,以指导治疗。正确选择抗生素和适时给予脓肿引流是肾周脓肿治疗的关键。

(8)慢性肾盂肾炎:过去曾认为在 15% 的尸检均可见非梗阻性慢性肾盂肾炎,现认为发生率只约 0.23%。急性尿路感染病人,如有尿路梗阻、间质性肾炎、糖尿病、膀胱输尿管回流及神经性排尿障碍者易发展成慢性肾盂肾炎,其中最常见的原因为儿童期的膀胱输尿管回流。如无上述并发症,急性肾盂肾炎很少发展成慢性肾盂肾炎和肾衰竭。

临床表现:症状可能甚为轻微,仅有轻度腰部不适及膀胱刺激症状。低热、贫血有时是唯一的表现。其他一些病人则可表现反复尿路感染、高血压及尿毒症。尿的检查不恒定,有时有白细胞及白细胞管型;有时则接近正常,类似无症状细菌尿,故应进行细菌计数培养以确定诊断。肾脏的浓缩功能减退,为本病的特点之一,有别于慢性肾小球肾炎。放射线检查可见一侧或双侧肾脏变小,肾盏扩张变形、皮质萎缩;排尿期行膀胱尿道造影,可显示有膀胱输尿管回流。

(9)黄色肉芽肿性肾盂肾炎:系一种少见的肾脏慢性感染性疾患,常常累及中、老年妇女。当感染严重时可使肾脏广泛受损,受累及的肾脏出现积水和结石。尽管病因尚不十分清楚,但很可能是感染导致肾脏积水,并积聚了大量的泡沫样巨噬细胞,其内充满脂类物质(称为黄瘤细胞)。这些黄瘤细胞分布在肾盏和肾实质脓肿的周围,发生肉芽肿样的病理变化。其组织学特征与肾透明细胞癌相似。最常见的致病菌为 P. mirabilis 和大肠埃希菌。黄色肉芽肿性肾盂肾炎无特殊的临床表现,间歇性腰痛、发热、寒战等是最常见的症状。2/3 的病例可见细菌培养阳性,组织穿刺和培养可发现致病菌。CT 是首选的影像学诊断方法,术前诊断率可高达90%;黄瘤细胞浸润肾实质使肾脏表现为低信号、肾盏扩张。其他检查如 IVU、超声等均不如CT 敏感。本病的治疗通常需要肾切除,也有一些采用肾部分切除治疗的报道,效果仍令人满意。有文献报道,本病与肾细胞癌、肾盂移行细胞癌及肾盂鳞状细胞癌有关,因此,一旦明确诊断,至少应切除病灶。通常不提倡切开引流治疗的方法,因为它不能祛除炎性病灶,还会导致肾皮肤窦道,使肾切除更加困难。

2.下尿路感染

(1)急性膀胱炎:多见于女性,男性由于前列腺液有抗感染的特性而患病率较女性低。此病的感染途径通常为粪便-会阴-尿道。80%的急性膀胱炎病例的致病菌为大肠埃希菌。起病急骤,症状多于性交36～48小时后发生,或于劳累、着凉后起病。主要症状为尿频、尿急、尿痛,以及耻骨区疼痛,并常伴有血尿,尿频严重者可出现尿失禁。体检应注意有无尿道憩室、尿道口处女膜病及尿道旁腺感染。男性膀胱炎多继发于前列腺炎及肾脏的感染,或由前列腺增生伴有残余尿引起。尿检有少量蛋白质、脓细胞及红细胞。下尿路感染时,膀胱刺激症状虽很严重,但多无发热及白细胞增高,症状可于数天内消失。

选择尿液中含量高的抗生素种类是治疗急性膀胱炎的关键。TMP-SMX对常见感染的细菌有较强的抗菌作用。如果病人对磺胺类药物过敏,单用TMP也极有效。此外,还有呋喃妥英等药物。

(2)囊性膀胱炎及腺性膀胱炎:均为慢性炎症与刺激所引起的膀胱黏膜增生。囊性膀胱炎多见于女性,膀胱镜检可在三角区及膀胱底部见有黄褐色1～5m直径大小的散在囊肿,病变位于黏膜下层,由移行性上皮向下增生突入黏膜固有层,形成von Brun细胞巢,细胞巢进一步发展成囊肿,应行活检以明确诊断。腺性膀胱炎为膀胱黏膜增生,类似肿瘤,组织学上可见固有层由柱状上皮腺体形成。病理学家认为这两类膀胱炎可能是癌前病变,有少数腺性膀胱炎发展成腺癌的报道。

【诊断】

上尿路感染一般以全身症状为主,下尿路感染以膀胱刺激症状为主;但单纯依靠症状和体征来区分上、下尿路感染尚感不足。有显著细菌尿者可毫无症状,肾盂肾炎病人也可无发热、白细胞增高。患尿频、尿痛的妇女约70%有显著的细菌尿。尿的细菌计数培养、上下尿路感染的定位检查、肾功能检查及尿路造影等,对感染的诊断与治疗具有重要意义。

1.显著细菌尿的意义

证明尿中有细菌存在是诊断尿路感染最重要的依据。正常尿液是无菌的。尿中出现细菌,一般说明泌尿系有感染,但正常人远端尿道有细菌存在,排尿时可将细菌混入尿中。导尿同样也可将细菌带人膀胱甚至引起感染。为了鉴别尿中存在的细菌是感染还是污染,需清洗会阴、尿道口、阴茎头后,留清晨第一次中段尿作培养及菌落计数。感染尿液每毫升细菌数在10万个以上;污染尿液,每毫升细菌数少于1000个。正常存在于尿道远端的细菌为类白喉菌及表皮葡萄球菌。

2.尿液检查

菌落计数对诊断尿路感染虽较准确,但费时较多,尿涂片染色为一简便可靠的方法,取未经离心的清洁中段尿作革兰染色检查,若每高倍视野见有1个细菌,即相当于显著细菌尿,证明有感染。涂片染色还可以确定细菌为革兰阴性或阳性、为球菌或杆菌,对指导治疗有帮助。尿沉渣检查,正常尿液白细胞不超过5个/每高倍视野。若白细胞增多,尿中出现白细胞管型说明肾脏有感染;有脓尿而培养阴性者,首先应考虑结核。单有脓尿尚不能肯定为感染,非感染疾病亦可引起脓尿。

3.感染定位

由于上下尿路感染的处理及预后不同,感染部位的确定对治疗有指导意义,对进一步研究感染的自然发生过程,评价抗生素的疗效均有帮助。通过对感染定位的研究,发现妇女的尿路感染,复发者均为上尿路感染,而再感染者则多为下尿路感染。过去采用输尿管插管收集尿液及膀胱冲洗法鉴别上下尿路感染,但在感染时进行插管、冲洗有增加感染扩散的机会,并加剧病人的痛苦。采用免疫荧光试验检查尿内有无抗体覆盖细菌,可对感染做出定位。体内有核细胞产生一种低分子量 β_2 微球蛋白,它全部经肾小球滤过,99.9％由肾小管重吸收。当近端肾小管有病变时,则微球蛋白的重吸收减退,尿内含量增高。肾盂肾炎病人此类蛋白显著增高,而膀胱炎病人及正常对照均正常。

4.尿路造影

常用于感染复发的病人。在男性及儿童的尿路感染中,由于梗阻、畸形、输尿管回流者多,即使为第一次感染亦应行详细地尿路检查。女性的尿路感染大多数为再感染,而不是复发。再感染主要是因为阴道前庭及尿道周围致病菌移居生长所致,而不是肾内感染持续存在,只有感染复发者,才需进行全面的尿路检查。

【治疗】

治疗的目的在于消灭细菌,减轻症状,防止肾脏损害及感染的扩散。应注意营养及休息,要多饮水,以保持每日尿量 2000ml 以上,以使髓质渗透压下降,膀胱的冲洗作用加强。治疗前应作尿涂片检查,中段尿细菌培养及细菌敏感试验,但不必等待培养结果,而先进行治疗。治疗时应注意症状的减轻并不表明细菌的消失,用药 48 小时后,尿内细菌如未显著减少,应寻找原因或更换药物。早期发现药物是否有效,对治疗甚为重要。

尿路感染对治疗的反应有四种表现:①治愈,治疗时或治疗两周后,尿培养阴性;②感染持续存在,使用抗生素及药物治疗 48 小时后,尿内如仍有显著数量细菌,表明细菌对药物可能有耐药性或尿内药物浓度过低,不足以消灭细菌。此外,治疗时细菌数有所减少,但停药后很快再现显著细菌尿,也说明细菌仍存在于肾实质、结石或前列腺内,未能彻底消灭;③感染复发,停药后 2 周内复发感染,致病菌仍为原来的细菌,表明肾内有感染灶,或有尿路畸形、结石、前列腺炎等。复发可能与生长在肾髓质的 L 型变异细菌转变为正常细菌有关;④再感染,致病菌与原来的细菌不同,一般在治疗 1～6 个月内发生。

1.无症状细菌尿

无症状细菌尿病人多为中、老年妇女,虽经治愈,仍易复发或再感染。故现多主张采取保守态度,待症状发生时再进行治疗。但对妊娠妇女及小儿,尤其是患有膀胱输尿管回流者,则主张积极治疗,保持尿内无菌,以减少肾脏损害及妊娠后期肾盂肾炎的发生。治疗前应进行 2 次中段尿细菌培养,证实为无症状细菌尿。对老年病人,应选用毒性较低的药物。

2.妊娠期尿路感染

可采用氨苄西林或阿莫西林,妊娠早期可使用磺胺,晚期则禁用。呋喃类药物可引起溶血。氨基糖苷类药物对胎儿内耳的作用尚不肯定,除非必要,少用为佳。四环素对孕妇的肝脏毒性大,且可影响胎儿骨骼发育及牙齿变色。这都对治疗带来困难,也说明对妊娠妇女尿路感染的早期诊断和治疗的重要性。

3.单纯膀胱炎

多为大肠埃希菌引起。磺胺、TMP、呋喃妥因、奈啶酸、四环素、氨苄西林均有效。TMP与呋喃妥因不易产生耐药菌株,而且 TMP 可透过阴道壁杀灭阴道内移生的细菌,故对易再感染的病人,效果较好。一般采用 3～5 天的疗程即足够。单次剂量治疗,如卡那霉素 500mg 肌注;氨苄西林 3g 口服;SMZ＋TMP 2 片(800mg＋160mg)亦能取得较好的效果,其优点是毒性低,不良反应少,肠道耐药菌株的产生也较少,但应严格选择病人,不适用于肾盂肾炎及有并发症的病人;男性病人因尿路常有畸形及前列腺疾病,也不适用单一药物治疗。

4.急性肾盂肾炎

需住院治疗,10～14 日为一疗程;先宜静脉给药,待病情稳定后改为口服。根据尿培养和药物敏感试验选用氨苄西林或头孢菌素类药物,于用药后第 3 日行尿培养观察疗效。治疗后复发或反应不佳者,应进一步了解尿路有无异常情况,治疗时间应延至 2～6 周或更长的时间。病情严重者可联合应用 β 内酰胺类、氨基糖苷类及可抑制细菌外膜中 β 内酰胺酶的药物棒酸等。有外科适应证者,进行外科治疗。

5.再感染

女性中约 80％～99％的感染复发为再感染,感染一般限于下尿路,如果发作次数不多,可于每次发作时给以单次剂量或短期治疗。发作频繁者,则可采用长期预防方法,预防前先给予 1 疗程的药物治疗,2 周后培养阴性方采用预防措施。预防方法为呋喃妥因 50mg 或 SMZ＋TMP 半片(200mg＋40mg),每晚服用,疗程 6 个月。这种小剂量药物预防方法,效果很好,SMZ＋TMP 使用后,尿路再感染至少可减少 10 倍。

【预防】

1.饮食习惯

平时应清淡食物,每日饮水量宜大于 2000ml,坚持每 2～3 小时排尿 1 次,以保证充足尿量,尿量增加可起到冲洗尿道作用,促进细菌及毒素的排出,减少尿路感染的发生率。

2.卫生习惯

女性会阴部及尿道口寄居的大量细菌,是发生尿路感染的先决条件。因此,女性应注意保持外阴清洁,尤其是月经期,妊娠期,产褥期的卫生更为重要。洗澡时尽量用淋浴,避免盆浴,勤换内裤,勤洗澡。

3.生活习惯

起居规律,积极锻炼身体,增强体质,预防感冒,避免熬夜,避免过度劳累,保持心情舒畅。

4.去除易感因素

积极治疗慢性妇科疾患、糖尿病、慢性肾脏病、高血压等易发生尿路感染疾病,尽量避免使用免疫抑制剂,是预防复发的重要措施。

5.避免使用尿路器械和插管

如必须使用需严格按照有关规范及时拔管。

6.性生活前后的外阴清洁

夫妻生活前双方均应清洗外阴,结束后养成排尿的习惯。尿路感染期以及治愈后一周内,避免性生活。

7.不宜憋尿

忌憋尿,保持大便通畅。

8.坚持治疗

慢性尿路感染病人,要耐心按医嘱坚持治疗,不要随意停药,即使症状消失后也要定期到医院复查,直至尿细菌培养数次正常之后,或按计划治疗疗程结束之后未再复发者才可停药。

第二节　导尿管相关泌尿系统感染

导尿管相关泌尿系感染是医院感染中最常见的感染类型。导尿管相关泌尿系感染的危险因素包括患者方面和导尿管置入与维护方面。患者方面的危险因素主要包括:患者年龄、性别、基础疾病、免疫力和其他健康状况等。导尿管置入与维护方面的危险因素主要包括:导尿管留置时间、导尿管置入方法、导尿管护理质量和抗菌药物临床使用等。导尿管相关泌尿系感染方式主要为逆行性感染。医疗机构和医务人员应当针对危险因素,加强导尿管相关泌尿系感染的预防与控制工作。

【概念】

导尿管相关泌尿系感染主要是指患者留置导尿管后,或者拔除导尿管48小时内发生的泌尿系统感染。

【诊断】

临床诊断:患者出现尿频、尿急、尿痛等尿路刺激症状,或者有下腹触痛、肾区叩痛,伴有或不伴有发热,并且尿检白细胞男性≥5个/高倍视野,女性≥10个/高倍视野,插导尿管者应当结合尿培养。

病原学诊断:在临床诊断的基础上,符合以下条件之一:

(1)清洁中段尿或者导尿留取尿液(非留置导尿)培养革兰阳性球菌菌落数≥10cfu/ml,革兰阴性杆菌菌落数≥10cfu/ml。

(2)耻骨联合上膀胱穿刺留取尿液培养的细菌菌落数≥10cfu/ml。

(3)新鲜尿液标本经离心应用相差显微镜检查,在每30个视野中有半数视野见到细菌。

(4)经手术、病理学或者影像学检查,有泌尿系感染证据的。

患者虽然没有症状,但在1周内有内镜检查或导尿管置入,尿液培养革兰阳性球菌菌落数≥10cfu/ml,革兰阴性杆菌菌落数≥10cfu/ml,应当诊断为无症状性菌尿症。

預防

1.管理要求

(1)醫療機構應當健全規章制度,制定並落實預防與控制導尿管相關泌尿系感染的工作規範和操作規程,明確相關部門和人員職責。

(2)醫務人員應當接受關於無菌技術、導尿操作、留置導尿管的維護以及導尿管相關泌尿系感染預防的培訓和教育,熟練掌握相關操作規程。

(3)醫務人員應當評估患者發生導尿管相關泌尿系感染的危險因素,實施預防和控制導尿管相關泌尿系感染的工作措施。

(4)醫療機構應當逐步開展導尿管相關泌尿系感染的目標性監測,持續改進,有效降低感染率。

2.感染預防

(1)置管前

1)嚴格掌握留置導尿管的適應證,避免不必要的留置導尿。

2)仔細檢查無菌導尿包,如導尿包過期、外包裝破損、潮濕,不應當使用。

3)根據患者年齡、性別、尿道等情況選擇合適大小、材質等的導尿管,最大限度降低尿道損傷和泌尿系感染。

4)對留置導尿管的患者,應當採用密閉式引流裝置。

5)告知患者留置導尿管的目的,配合要點和置管後的注意事項。

(2)置管時

1)醫務人員要嚴格按照《醫務人員手衛生規範》,認真洗手後,戴無菌手套實施導尿術。

2)嚴格遵循無菌操作技術原則留置導尿管,動作要輕柔,避免損傷尿道黏膜。

3)正確鋪無菌巾,避免污染尿道口,保持最大的無菌屏障。

4)充分消毒尿道口,防止污染。要使用合適的消毒劑棉球消毒尿道口及其周圍皮膚黏膜,棉球不能重複使用。男性:先洗淨包皮及冠狀溝,然後自尿道口、龜頭向外旋轉擦拭消毒。女性:先按照由上至下,由內向外的原則清洗外陰,然後清洗並消毒尿道口、前庭、兩側大小陰唇,最後會陰、肛門。

5)導尿管插入深度適宜,插入後,向水囊注入 10~15 毫升無菌水,輕拉尿管以確認尿管固定穩妥,不會脫出。

6)置管過程中,指導患者放鬆,協調配合,避免污染,如尿管被污染應當重新更換尿管。

(3)置管後

1)妥善固定尿管,避免打折、彎曲,保證集尿袋高度低於膀胱水平,避免接觸地面,防止逆行感染。

2)保持尿液引流裝置密閉、通暢和完整,活動或搬運時夾閉引流管,防止尿液逆流。

3)應當使用個人專用的收集容器及時清空集尿袋中尿液。清空集尿袋中尿液時,要遵循無菌操作原則,避免集尿袋的出口觸碰到收集容器。

4）留取小量尿标本进行微生物病原学检测时，应当消毒导尿管后，使用无菌注射器抽取标本送检。留取大量尿标本时（此法不能用于普通细菌和真菌学检查），可以从集尿袋中采集，避免打开导尿管和集尿袋的接口。

5）不应当常规使用含消毒剂或抗菌药物的溶液进行膀胱冲洗或灌注以预防泌尿系感染。

6）应当保持尿道口清洁，大便失禁的患者清洁后还应当进行消毒。留置导尿管期间，应当每日清洁或冲洗尿道口。

7）患者沐浴或擦身时应当注意对导管的保护，不应当把导管浸入水中。

8）长期留置导尿管患者，不宜频繁更换导尿管。若导尿管阻塞或不慎脱出时，以及留置导尿装置的无菌性和密闭性被破坏时，应当立即更换导尿管。

9）患者出现泌尿系感染时，应当及时更换导尿管，并留取尿液进行微生物病原学检测。

10）每天评估留置导尿管的必要性，不需要时尽早拔除导尿管，尽可能缩短留置导尿管时间。

11）对长期留置导尿管的患者，拔除导尿管时，应当训练膀胱功能。

12）医护人员在维护导尿管时，要严格执行手卫生。

第三章　肾小球疾病

第一节　肾小球疾病概述

肾小球疾病是一组以血尿、蛋白尿、水肿和高血压等为临床表现的肾疾病,是我国慢性肾衰竭的主要病因。根据病因可分为原发性、继发性和遗传性三大类。原发性肾小球疾病大多原因不明;继发性肾小球疾病是指继发于全身性疾病的肾损害,如狼疮性肾炎、糖尿病肾病等;遗传性肾小球疾病是指遗传基因突变所致的肾小球疾病,如 Alport 综合征等。

一、原发性肾小球疾病的分类

目前常用的分类方法是根据临床表现和肾活检病理改变进行分类。

(1)急性肾小球肾炎。

(2)急进性肾小球肾炎。

(3)慢性肾小球肾炎。

(4)肾病综合征。

(5)隐匿性肾小球肾炎/无症状性血尿和(或)蛋白尿。

应该注意的是,肾小球疾病的临床表现和病理改变之间有一定的联系,但是两者之间没有必然的联系。同一临床表现可呈现为多种病理类型,而同一病理类型又可呈现为多种临床表现。因此,正确的诊断有赖于病理医师和临床医师的密切配合。

二、发病机制

肾小球疾病的发病机制目前尚未完全清楚,多数学者认为免疫反应介导的炎症损伤在其发病机制中发挥重要作用。在肾小球疾病的慢性化进程中非免疫因素也发挥重要作用。此外,遗传因素及免疫遗传因素在肾小球疾病中的作用也得到了人们的重视。

(一)免疫反应

肾小球疾病的免疫发病机制主要包括体液免疫和细胞免疫反应。

1.体液免疫

体液免疫反应是指循环免疫复合物在肾滞留或肾原位形成的免疫复合物激活机体的一系列炎症反应导致的肾损伤。

(1)循环免疫复合物的沉积:是肾免疫损伤中最常见的免疫复合物形成机制。外源性抗原或内源性抗原刺激机体产生相应抗体,循环中的抗原与抗体相互作用形成免疫复合物,在一定的情况下,如单核-巨噬细胞功能低下、肾小球系膜细胞清除功能减弱、补体成分或功能的缺陷等,免疫复合物易于在肾小球沉积,激活有关的炎症介质系统,导致肾小球损伤。免疫复合物在肾的沉积主要位于内皮下及系膜区。典型的肾疾病有急性肾小球肾炎、膜增生性肾炎等。

(2)原位免疫复合物形成:肾小球自身抗原或外源性种植于肾小球的抗原可刺激机体产生相应的抗体,抗原与抗体结合在肾局部形成原位免疫复合物并导致肾损伤。原位免疫复合物沉积主要位于肾小球基膜上皮细胞侧。典型的肾疾病有抗肾小球基膜肾炎、Heyrnann 肾炎等。

2.细胞免疫

细胞免疫在肾小球肾炎发病机制中的作用已为许多学者所重视。肾炎动物模型及部分人类肾小球肾炎均提供了细胞免疫的证据,如实验性抗肾小球基膜肾炎模型早期即在肾小球内发现较多的单核-巨噬细胞浸润;在微小病变肾病,肾小球内没有体液免疫参与的证据,而主要表现为 T 细胞功能异常,且体外培养发现该病患者淋巴细胞可释放血管通透性因子,导致肾小球上皮细胞足突融合。至于细胞免疫是否直接导致肾小球肾炎还缺乏足够的证据。

(二)炎症反应

免疫反应引起的肾损伤均需炎症反应的参与。在炎症反应中起主导作用的是炎症细胞和炎症介质,炎症细胞激活后可合成和释放大量的炎症介质如白细胞介素-1(IL-1)、肿瘤坏死因子-α(TNF-α),炎症介质又可进一步趋化和激活炎症细胞释放更多的炎症介质,炎症因子之间也相互调节,因而,炎症反应持续存在和不断放大。

1.炎症细胞

主要有中性粒细胞、致敏 T 淋巴细胞、单核-巨噬细胞、嗜酸性粒细胞及血小板等。此外,肾固有细胞如肾小管上皮细胞、血管内皮细胞和系膜细胞也被认为具有炎症细胞的功能。

(1)中性粒细胞中性粒细胞不仅是炎症细胞,而且还是具有免疫功能的免疫活性细胞。中性粒细胞通过 C3b-CR1 受体或 Fc 受体介导的免疫黏附作用在肾小球受损处聚集,造成肾损伤。

(2)单核-巨噬细胞单核-巨噬细胞在肾内的聚集和活化,系由致敏 T 细胞释放的细胞因子所为。单核-巨噬细胞一旦定位于肾内,可以通过释放细胞因子等炎症介质,造成肾损伤,或通过改变和影响肾固有细胞的生理功能,导致细胞增殖和细胞外基质的积聚。

(3)淋巴细胞 T 细胞参与肾炎发生发展的细胞类型主要是 CD4$^+$ 及 CD8$^+$ 细胞。这些细胞通过细胞黏附分子的介导在肾组织内聚集和活化。它们可通过细胞毒作用直接杀伤细胞,或通过趋化或激活单核-巨噬细胞和自然杀伤细胞,诱导迟发型变态反应造成肾损伤。此外,还可通过释放各种细胞因子,参与及扩大炎症反应。

(4)肾固有细胞有证据表明,肾固有细胞在免疫反应介导的肾损伤过程中不仅是被动的受害者,而且是免疫反应的主动参与者。其表面具有多种炎症介质的受体,激活以后其自身可分泌多种炎症介质和细胞外基质,在肾小球疾病的发生发展过程中发挥重要作用。

2.炎症介质

免疫反应激活炎症细胞,使之释放炎症介质和细胞因子而造成肾损害。引起肾组织损伤所涉及的介质种类繁多,作用重叠。①影响肾小球血流动力学及肾小球毛细血管通透性:前列腺素类(如 PGE$_2$、PGI$_2$、血栓烷 A$_2$、白细胞三烯等)、血小板活化因子(PAF)、一氧化氮(NO)

及 TNF-α 等;②影响循环炎症细胞的趋化、黏附及活化:前列腺素类、PAF、活性氧、白细胞介素(IL-1、IL-8)、骨调素(OPN)、巨噬细胞趋化蛋白(MCP-1)等;③影响肾固有细胞活化和增殖:前列腺素类(PGI$_2$、PGE$_2$ 等)、PAF、NO、IL-1、IL-6、转化生长因子-β(TGF-β)、TNF-α 等;④参与肾小管损伤和间质纤维化:血小板衍生生长因子(PDGF)、TGF-β、碱性成纤维细胞生长因子(bFGF)、IL-1、TNF-α 等;⑤影响凝血与纤溶系统:前列腺素类、凝血及纤溶系统因子等;⑥直接损伤肾细胞:活性氧、NO、TNF-α 等。

(三)非免疫因素

在肾小球疾病的慢性进行性发展过程中,非免疫因素如高血压尤其是肾内毛细血管高血压、大量蛋白尿、高脂血症等发挥着非常重要的作用。

1.高血压

多数学者认为高血压尤其是肾内毛细血管高血压可能是加重肾损害的最危险因素。在高血压动物模型中,有肾血管收缩、动脉硬化和肾小动脉壁增厚等病变。人们认为这就是高血压引起肾缺血和肾小球硬化的主要原因。实际上,高血压引起的肾小球损害关键在于肾内毛细血管的高血压。在大鼠慢性肾衰竭模型中可观察到全身高血压导致肾小球高灌注及毛细血管内压力增高的现象。另有研究表明,在肾小球肾炎的情况下,肾血管和肾小球对全身性高血压的反应更加敏感,肾小球硬化的进程加快。

2.蛋白尿

临床与实验研究均证实,尿蛋白作为独立因素与肾功能损害及慢性肾疾病患者的预后密切相关。动物实验发现,在蛋白质超负荷的肾病模型中,其主要表现是大量蛋白尿,随着尿蛋白的增加,肾组织中单核细胞趋化蛋白-1(MCP-1)和骨桥蛋白(OPN)等黏附分子表达增高,肾间质中炎症细胞浸润的数量和细胞外基质的积聚显著增加。提示尿蛋白在肾间质炎症细胞浸润,以及细胞外基质的降解和重塑过程中发挥重要作用,促进肾小管-间质纤维化过程。

3.高脂血症

大多数慢性肾疾病患者,无论病因如何,几乎均有脂质代谢异常。脂质异常与进行性肾损伤的关系已引起普遍的重视。许多学者认为肾小球硬化与一般动脉硬化发病机制及其和高脂血症间的关系有许多相似之处,高脂血症是诱发和(或)加重肾小球损伤的重要因素之一。

三、临床表现

(一)蛋白尿

正常情况下,肾小球滤过膜对血浆蛋白有选择性滤过作用,绝大多数血浆蛋白不能从肾小球滤过。原尿中主要是一些小分子蛋白,如溶菌酶、乳酸脱氢酶、β$_2$ 微球蛋白等。在病理状态下,由于肾小球分子屏障和电荷屏障的破坏,肾小球滤过膜通透性增高,大量蛋白质滤过到肾小球滤液中,超过肾小管的重吸收能力,造成蛋白尿。肾小球性蛋白尿常以白蛋白为主,严重者也有部分大分子的血浆蛋白,这是临床最常见的蛋白尿类型。

(二)血尿

肾小球疾病时,由于肾小球基底膜断裂,红细胞进入原尿中形成血尿。血尿是肾小球疾病常见的临床表现,多为无痛性全程肉眼血尿或镜下血尿,持续或间歇性发作。如血尿伴有大量蛋白尿和(或)管型(尤其是红细胞管型)多提示为肾小球源性血尿。目前常用相差显微镜来鉴别血尿的来源。如果尿中主要为畸形红细胞则提示肾小球源性血尿;如果尿中红细胞呈正常形态,则多为非肾小球源性血尿。此外,尿红细胞容积分布曲线也可鉴别血尿的来源。肾小球性血尿患者,尿中红细胞多呈非对称曲线,且其红细胞平均容积呈小细胞性分布;非肾小球源性血尿多呈对称性曲线;混合性血尿则呈双峰曲线。

(三)水肿

肾是排泄水、钠的主要器官。肾小球疾病时,由于水、钠排泄障碍,水、钠潴留而形成水肿。肾性水肿主要分为两大类:①肾炎性水肿:由于肾小球滤过率降低,肾小管重吸收功能正常,造成"球-管失衡"和肾小球滤过分数下降,因而水、钠排泄减少。肾炎性水肿时,由于水、钠潴留,血容量常增多,血压升高。此外,毛细血管通透性增高可进一步加重水肿。肾炎性水肿多从颜面部开始;②肾病性水肿:由于大量血浆蛋白从尿中丢失,致血浆蛋白水平降低,血浆渗透压下降,液体从血管内进入组织间隙,产生水肿。此外,由于有效循环血容量减少,刺激肾素-血管紧张素-醛固酮系统,抗利尿激素分泌增多,肾小管重吸收水、钠增多,进一步加重水肿。肾病性水肿多从下肢部位开始。

(四)高血压

高血压在肾小球疾病很常见。慢性肾小球肾炎患者高血压发生率为61%,终末期肾衰竭患者高达90%。高血压的持续存在会加速肾功能的恶化。发生机制主要包括:①水、钠潴留:各种原因如肾小球滤过率降低、利钠激素减少等因素,水、钠排泄减少,血容量增多,血压升高。水、钠潴留引起的容量依赖性高血压是肾性高血压的主要因素;②肾素-血管紧张素分泌增多:肾小球疾病时,由于肾缺血,刺激球旁细胞肾素分泌增多,通过肾素-血管紧张素系统的作用,导致全身小动脉收缩,外周血管阻力增高,引起高血压;③肾内降压物质分泌减少:肾实质损害时,肾内前列腺素系统、激肽释放酶-激肽系统等降压物质分泌减少,引起血压升高。此外,一些其他因素如心房利钠多肽、交感神经系统和内分泌激素等均会直接或间接地参与肾性高血压的发病过程。

(五)肾功能损害

肾疾病如未能得到良好控制持续进行性发展均会导致肾功能损害,最终发展至终末期肾衰竭。肾病综合征可有一过性肾功能损害或急性肾衰竭,急进性肾小球肾炎常导致急性肾衰竭。

第二节　肾病综合征

【概述】

肾病综合征(NS)是由各种原因导致的一组临床综合症候群。临床主要表现为大量蛋白尿、低蛋白血症、水肿、高脂血症,其中大量蛋白尿、低蛋白血症为诊断肾病综合征的必备条件。本病可分为原发、继发及先天性。

【诊断要点】

(一)临床表现

可见于各年龄段,但以 2～50 岁多见,男多于女,水肿呈不同程度,常为肾病综合征的首发症状,常隐袭发生,多见于踝部,为凹陷性水肿,严重者常有多浆膜腔积液,少数有高血压。起病前常有上呼吸道及皮肤感染史,伴乏力、腹胀、精神萎靡等症状,而部分以咯血、偏瘫等并发症为首发。肾病综合征的临床特点与病理生理有密切关系。

(二)诊断标准

(1)大量蛋白尿(尿蛋白定量大于 3.5g/d)。

(2)低蛋白血症(血浆白蛋白低于 30g/L)。

(3)水肿(常为明显水肿,并可伴腹腔积液、胸腔积液)。

(4)血脂升高[血清胆固醇和(或)甘油三酯增高]。

其中(1)、(2)项为诊断所必需。依据以上典型临床表现,结合病史,除外继发性肾病综合征及遗传性疾病可诊断,肾穿刺活检术可进一步明确病理分型。

(三)病理类型及特征

1.微小病变型肾病(MCD)

好发于儿童,约占儿童 NS 发病的 80%,男多于女。血尿发生率低(约 5% 伴有镜下血尿),一般不出现持续性高血压及肾功能减退,90% 的患者对激素治疗敏感。但本病复发率高达 60%,若反复发作可能转变为系膜增生性肾小球肾炎,进而转变为局灶性节段性肾小球硬化。

病理光镜下肾小球基本正常,近曲小管上皮细胞可见脂肪变性。免疫病理检查阴性。电镜下有广泛的肾小球脏层上皮细胞足突融合。

2.局灶性节段性肾小球硬化(FSGS)

好发于青少年,男性多于女性,多为隐匿起病。大量蛋白尿及肾病综合征为其主要临床特点,多数伴有血尿。多数有高血压和肾功能减退。光镜下肾小球病变呈局灶、节段分布,表现为受累节段的硬化,相应的肾小管萎缩、肾间质纤维化。免疫病理显示 IgM 和 C_3 在肾小球受累节段呈团块状沉积。电镜下可见肾小球上皮细胞足突广泛融合、足突与肾小球基底膜(GBM)分离及裸露的 GBM 节段。根据硬化部位及细胞增殖的特点,FSGS 可分为以下五种亚型:经典型、塌陷型、顶端型、细胞型及非特殊型,其中非特殊型最为常见,约占半数以上。

多数顶端型 FSGS 对糖皮质激素治疗有效,而塌陷型 FSGS 对激素治疗反应差、进展快,多于 2 年内进入终末期肾衰竭。其余各型的预后介于两者之间。部分病例由微小病变型肾病转变而来。

3.膜性肾病(MN)

本型好发于中老年,男性多于女性,多隐袭起病,少数在前驱感染后短期内发病,病程呈缓慢进展性,最早症状通常是逐渐加重的下肢水肿、持续性蛋白尿,蛋白尿常为非选择性,经过多年肾功能才逐渐恶化。约 80% 表现为肾病综合征,发病初期常无高血压,大多数患者肾功能正常或轻度受损,血清 C_3 和其他补体成分多正常,极易发生血栓栓塞并发症。临床约有 20% MN 患者可自行缓解。

光镜特点表现为肾小球毛细血管基底膜弥漫性增厚。免疫病理显示 IgG 和 C_3 呈细颗粒状沿肾小球毛细血管壁沉积。电镜下早期可见基底膜上皮侧有电子致密物,常伴有广泛足突融合。

4.系膜增生性肾小球肾炎(MsPGN)

本型在我国原发性肾病综合征的常见类型,约占 30%。本病好发于青少年,男多于女,多数患者有前驱感染,临床表现为蛋白尿、血尿。部分隐匿起病。血尿发生率高(IgA 几乎为 100%,非 IgA 约 70%)。本组疾病呈肾病综合征者,对糖皮质激素及细胞毒药物的治疗反应与其病理改变轻重相关,轻者疗效好,重者疗效差。

光镜下可见肾小球系膜细胞和系膜基质弥漫增生,依其增生程度可分为轻、中、重度。免疫病理检查可将本组疾病分为 IgA 肾病(单纯 IgA 或 IgA 沉积为主)及非 IgA(IgG 或 IgM 沉积为主)系膜增生性肾小球肾炎,常伴有 C_3 于肾小球系膜区或系膜区及毛细血管壁呈颗粒状沉积。电镜下在系膜区可见到电子致密物。

5.系膜毛细血管性肾小球肾炎(MPGN)

本型又称膜增生性肾小球肾炎,是肾病综合征最少见的类型,好发于青壮年,男女比例大致相等。有前驱感染者(约占 70%)发病急,亦有少数隐匿起病并伴明显血尿(100% 血尿,肉眼血尿常见)。本病病程持续性进展,高血压、贫血及肾功能损害出现早,病情多持续进展,约 70% 病例的血清 C_3 持续降低,是本病的重要特征之一。对糖皮质激素及细胞毒药物不敏感,仅对部分儿童病例有效,成人疗效差,病变进展快,预后差。发病 10 年以后约有 50% 的患者将持续进展至慢性肾衰竭。

光镜下表现为肾小球基底膜增厚,系膜细胞和系膜基质弥漫重度增生,可插入肾小球基底膜和内皮细胞之间,使毛细血管袢呈"双轨征"。免疫病理检查常见 IgG 和 C_3 呈颗粒状系膜区及毛细血管壁沉积。电镜下系膜区和内皮下可见电子致密物沉积。

(四)辅助检查和实验室检查

1.尿液检查

通过尿蛋白定性及尿沉渣镜检,可以初步判断是否为肾小球病。以尿白蛋白增加为主,尿蛋白定性常大于 3 个＋以上,24h 尿蛋白定量大于 3.5g/L,部分患者可有血尿,表现为镜下血尿和肉眼血尿,但后者少见。

2.血液检查

血常规多数正常;血浆白蛋白＜30g/L,血清胆固醇、甘油三酯升高,血尿素氮、肌酐可了解肾功能是否受损及其程度,电解质及二氧化碳结合力测定了解电解质紊乱及酸碱平衡失调。血液流变学检查可判断患者是否处于高凝状态。可根据病情选择性检查血清补体、血清免疫球蛋白、选择性蛋白尿指数、尿蛋白聚丙烯胺凝胶电泳、尿纤维蛋白(原)降解产物、尿酶、血清抗肾小球基底膜抗体、抗核抗体、抗体十五项、抗中性粒细胞胞浆抗体、乙肝两对半、肿瘤标志物等。

3.超声检查

双肾增大或正常。

4.肾穿刺活检

肾穿刺活组织检查病理分型有助于确诊,是确定病理类型的必要条件,对指导治疗、判断预后有重要意义。

【鉴别诊断】

需进行鉴别诊断的继发性肾病综合征病因主要包括以下疾病。

(1)过敏性紫癜肾炎:青少年常见,临床表现有皮肤紫癜,可伴关节痛、腹痛及黑粪,多在皮疹出现后1～4周出现血尿和(或)蛋白尿,典型皮疹有助于诊断。

(2)乙型肝炎病毒相关性肾病:临床表现为蛋白尿或肾病综合征,常见的病理类型为不典型膜性肾病,其次为系膜毛细血管性肾小球肾炎等。诊断标准:①血清 HBV 抗原阳性;②患肾小球肾炎,并可除外狼疮性肾炎等继发性肾小球肾炎;③肾活检切片中找到 HBV 抗原。其中第三点必备。

(3)系统性红斑狼疮性肾炎:育龄女性多见,常见有发热、皮疹、关节痛等,依据多系统受损的临床表现和血清抗核抗体、抗 ds-DNA 抗体、抗 SM 抗体阳性,补体 C_3 下降,一般不难诊断。

(4)糖尿病肾病:常见于病程 10 年以上的糖尿病患者。早期尿微量白蛋白排出增加,以后逐渐发展成大量蛋白尿、肾病综合征,眼底检查有微血管病变有助于鉴别诊断。

(5)韦格纳肉芽肿:肾损害的临床特征为肾病综合征或急进性肾炎。本病有三大特征,即鼻及鼻窦坏死性炎症、肺炎及坏死性肾小球肾炎。发病顺序为现有鼻部病变,再有肺部病变,继之出现肾损害。血清 γ 球蛋白、IgG 及 IgA 增高,cANCA 阳性,组织病理示炎症性、坏死性肉芽肿形成,血管壁炎性细胞浸润为主的坏死性血管炎和坏死性及节段性肾小球肾炎等有助于鉴别。

(6)骨髓瘤性肾病:好发于中老年,男性多见,患者可有多发性骨髓瘤的特征性临床表现,如骨痛、贫血、肾功能损害和免疫功能异常。血清单株球蛋白增高、蛋白电泳 M 带及尿本周蛋白阳性,骨髓象显示浆细胞异常增生(占有核细胞的 30% 以上),并伴有质的改变,以上表现有助于鉴别诊断。

(7)肾淀粉样变性:是全身多器官受累的疾病。原发性淀粉样变性主要累及心、肾、消化道、皮肤和神经;继发性淀粉样变性常继发于慢性化脓性感染、结核、恶性肿瘤等疾病,主要累及肾、肝和脾等器官。肾受累时体积增大,常呈肾病综合征。肾淀粉样变性常需肾活检进行刚果红染色或电镜确诊。

(8)药物所致的肾病综合征:有机金、汞、D-青霉胺、卡托普利、非甾体抗炎药有引起肾病综合征的报道。应注意用药史,及时停药可能使病情缓解。

(9)肿瘤所致的肾病综合征:多种肿瘤尤其肺癌、胃肠道及乳腺恶性病变可引起肾病综合征,甚至以肾病综合征为早期临床表现。推测肿瘤引起肾脏免疫发病的机制可能有:肿瘤相关抗原刺激宿主产生抗肿瘤抗体,抗原与抗体形成可溶性免疫复合物沉积于肾小球;免疫监视功能缺陷,肿瘤患者接触某种抗原而产生免疫复合物致病等。

(10)冷球蛋白血症肾损害:临床上遇到紫癜、关节痛、雷诺现象、肝脾大、淋巴结肿大、视力障碍、血管性晕厥及脑血栓形成等,同时并发肾小球肾炎,应考虑本病,进一步证实血中冷球蛋白增高,即可确定诊断。冷球蛋白血症都可引起肾损害。在临床上 1/3 患者发生慢性肾小球疾病,主要表现为蛋白尿及镜下血尿,常可发生肾病综合征及高血压,预后较差。

【治疗方法】

治疗的目的是减少尿蛋白、缓解症状、保护肾功能、防止复发和防治并发症。

1.一般治疗

(1)休息:凡有严重水肿、低蛋白血症者需卧床休息,卧床可增加肾脏血流灌注,有利于利尿,减少尿蛋白漏出并避免交叉感染。但长期卧床会增加肢体静脉血栓形成的可能,故应保持适当的床上及床旁活动或被动活动。一旦水肿消失、一般情况好转后,可起床活动。注意避免过于劳累及剧烈活动。

(2)饮食营养治疗:热量供给不应少于 $126\sim147kJ/(kg \cdot d)$[$30\sim35kcal/(kg \cdot d)$],每摄入 1g 蛋白质,必须同时摄入非蛋白热量 138kJ(33kcal),蛋白质供给 $0.8\sim1.0g/(kg \cdot d)$ 时,提倡优质蛋白(富含必需氨基酸的动物蛋白,如牛奶、鸡蛋和鱼、肉类)饮食。碳水化合物应占总热量的 60%,限制胆固醇和饱和脂肪酸摄入量,增加富含多聚不饱和脂肪酸(如植物油、鱼油)和单不饱和脂肪酸摄入量。

2.药物治疗

(1)利尿消肿:经控制水、盐摄入量而仍不能消肿者可适当应用利尿药。临床应该注意的是,NS 水肿分为原发性容量增多与相对血容量不足,二者临床必须鉴别,以免利尿过度导致血栓形成等不良后果。一般而言,如用普通利尿药即能有利尿效果,可能为原发性容量增多,反之则为相对血容量不足。

①噻嗪类利尿药:主要作用于髓袢升支厚壁段(皮质部)及远曲小管前段,通过抑制钠和氯的重吸收,增加钾的排泄而达到利尿效果,长期服用应防止低钾血症、低钠血症。

②排钠潴钾利尿药:主要作用于远端小管和集合管,为醛固酮拮抗剂。单独使用此类药物效果较差,故常与排钾利尿药合用,多联合噻嗪类利尿药使用。

③袢利尿药:主要作用机制是抑制髓袢升支对氯和钠的重吸收,如呋塞米(速尿)、布美他尼(丁脲胺)和托拉塞米为最强有力的利尿药。在渗透性利尿药物应用后随即给药效果更好。应用袢利尿药时需谨防低钠血症及低钾低氯性碱中毒发生。

④渗透性利尿药:通过一过性提高血浆胶体渗透压,可使组织中水分回吸收入血。右旋糖酐-40 还具有改善微循环、抗血栓的作用。但对少尿(尿量<400ml/d)患者应慎用此类药物,因可导致急性肾衰竭。建议对严重水肿者选择不同作用部位的利尿药联合交替使用。

⑤人血白蛋白:静脉输注可提高血浆胶体渗透压,促进组织中水分回吸收并利尿。有研究指出,白蛋白与呋塞米联用较单独使用呋塞米能更有效地减轻体重,但须严格掌握静脉滴注白蛋白适应证:严重的低蛋白血症、高度水肿而又少尿(尿量<400ml/d)的患者;伴有血流动力学紊乱如晕厥;伴有肾内梗阻性肾病导致的急性肾损伤。在必须利尿的情况下方可考虑使用,但也要避免过频过多,否则可能延缓肾病的缓解。

(2)高凝状态治疗:患者由于凝血因子改变处于血液高凝状态,尤其当血浆白蛋白低于20g/L时,即有静脉血栓形成可能。

①肝素:主要可激活抗凝血酶Ⅲ(ATⅢ)活性。此外还具有补充肾小球 GBM 阴离子电荷、抑制系膜细胞凋亡、抑制系膜基质增生、抑制补体激活、抑制中性粒细胞的弹力蛋白酶、抑制活性氧的产生。

②低分子肝素(LMWH):抗凝辅助治疗,LMWH 在发挥抗凝、抗栓作用,改善血液流变学的同时,可阻止免疫复合物沉积,并可通过抗炎及调节细胞增殖作用,抑制系膜细胞增生,防止基底膜增厚,恢复基底膜的阴离子电荷屏障。

③尿激酶(UK):直接激活纤溶酶原,导致纤溶。使用时监测凝血功能,使 TT 和 APTT 应在小于 2 倍延长的范围内。UK 的主要副作用为过敏和出血。

④华法林:抑制肝细胞内维生素 K 依赖因子Ⅱ、Ⅶ、Ⅸ、Ⅹ的合成,治疗最初 1~2 日的凝血酶原活性,主要反映短寿命凝血因子Ⅶ的消失程度,这时的抗凝作用不稳定。约 3 日后,因子Ⅱ、Ⅶ、Ⅸ、Ⅹ均耗尽,才能充分显示抗凝效应。⑤双嘧达莫:为血小板聚集拮抗剂。

(3)高脂血症治疗:肾病综合征患者,尤其是多次复发者,其高脂血症持续时间很长,即使病情缓解后,高脂血症仍持续存在,故目前多主张除微小病变型外,高脂血症均可使用降脂药物。

①HMG-CoA 还原酶抑制剂:此类药物主要使细胞内 Ch 下降,降低血浆 LDL-C 浓度,减少肝细胞产生 VLDL 及 LDL。

②纤维酸类药物:其降血甘油三酯作用强于降胆固醇。此药偶有胃肠道不适和血清转氨酶升高。

(4)抑制免疫与炎症反应

①糖皮质激素:糖皮质激素用于治疗肾脏疾病,主要是通过抑制炎症反应、抑制免疫反应、抑制醛固酮和血管升压素分泌,影响肾小球基底膜通透性等综合作用而发挥其利尿、消除尿蛋白的疗效。激素制剂有泼尼松(5mg)、泼尼松龙(5mg)、甲泼尼龙(4mg)、地塞米松,目前一般不用地塞米松,因其半衰期长,较强地抑制了下丘脑-垂体-肾上腺轴。使用原则和方案如下。

水肿明显影响胃肠道对激素的吸收,此时口服激素治疗反应欠佳,可改用甲泼尼龙注射液静脉应用;如有肝功能损害,应该选用泼尼松龙、甲泼尼龙,两者不经肝脏转化,可防止加重肝脏负担。对于病理上有明显的肾间质病变,肾小球弥漫性增生,新月体形成和血管纤维素样坏死等改变的患者,可予以激素静脉冲击治疗。

长期应用激素可产生很多副作用,有时可相当严重,甚至致命。患者可出现感染、药物性糖尿病、消化性溃疡、上消化大出血、骨质疏松等副作用，少数病例还可能发生股骨头无菌性缺血性坏死，需加强监测，及时处理。

②细胞毒药物

a.环磷酰胺（CTX）：目前临床上常用的此类药物中，CTX疗效可靠，且价格低廉。其作用机制为进入体内后先在肝脏中经微粒体功能氧化酶转化成醛磷酰胺，而醛磷酰胺不稳定，在细胞内分解成酰胺氮芥及丙烯醛，酰胺氮芥通过干扰DNA及RNA功能对淋巴细胞产生毒性作用，从而发挥较强的免疫抑制作用。属于双功能烷化剂及细胞周期非特异性药物。其主要的副作用为继发感染、肝损害、脱发、性腺抑制、出血性膀胱炎，甚则可引起膀胱纤维化、肿瘤，因此临床应用应尽量与患者沟通。主要用于激素依赖或激素抵抗型，或有激素禁忌者。CTX使用方法有三种：每日口服、每日或隔日静脉注射和每月静脉滴注冲击1次的方法。但国内大部分地区无口服剂型，所以目前以后两者应用较多，尤其因为CTX每月1次静脉滴注1g冲击（按第一天0.4g、第二天0.6g）的方法具有简单、有效且副作用少的优点，临床应用最多。近年的KIDIGO指南对于膜性肾病、激素抵抗或反复复发性微小病变型者，皆推荐使用CTX，因其在促进NS缓解、减少复发方面疗效可靠。KIDIGO指南对于应用钙调神经酶抑制剂环孢素或他克莫司无效的患者，推荐改用CTX治疗。

b.环孢素（CsA）：服药期间需监测并维持其血浓度谷值为75～200ng/ml（全血，HPLC法），一般在用药后2～8周起效，但个体差异很大，大多服药2～3个月后缓慢减量，疗程3～6个月。CsA是一种有效的细胞免疫抑制剂，其作用机制分为免疫介导和非免疫介导两方面。但此药亦有多种副作用，最严重的副作用为肾、肝毒性。其肾毒性发生率在20%～40%，长期应用可导致间质纤维化。但目前认为肝肾毒性与剂量的多少相关，剂量在3～5mg/（kg·d）一般安全。但对于肾功能不全者尽量避免使用该药。

c.霉酚酸酯（MMF）：1.5～2g/d，分2次口服，共用3～6个月，减量维持半年。其作用机制抑制鸟嘌呤核苷酸的经典合成途径，有选择性地抑制T、B淋巴细胞增生，从而抑制自身抗体的产生，减少免疫复合物在肾小球内沉积；抑制细胞表面黏附分子的表达，减少炎症细胞在组织和血管的浸润，限制炎症反应，从而使尿蛋白减少；抑制内皮细胞、平滑肌细胞、系膜细胞及成纤维细胞的增殖，进而抑制肾间质纤维化，改善和延缓肾功能恶化。故对细胞增殖明显、血管病变重的病变疗效佳。

MMF的副作用主要为诱发或加重感染、白细胞减少、肝功能损害、呕吐和腹泻等。目前认为大剂量激素联合MMF治疗应警惕巨细胞病毒性肺炎发生。

d.他克莫司（FK506）：服用剂量为0.05～0.1mg/（kg·d），每日服药两次（早晨和晚上），用水送服。建议空腹，或者至少在餐前1h或餐后2～3h服用。有效后需服用12个月后减为0.06mg/（kg·d），维持0.5～1年。

FK506是从链霉菌属中分离出的发酵产物，其化学结构属23元大环内酯类抗生素，是一种T细胞特异性的钙调神经酶抑制剂，与CsA有相似的免疫抑制活性。主要通过抑制白介素-2的释放，全面抑制T淋巴细胞的作用，较环孢素作用强。服药第1周后每月检测FK506

血药浓度,保持血药浓度为 5～10mg/L,如过低可提高药物剂量,最大≤0.15mg/(kg·d),3个月后如获得完全缓解,则逐渐减量。他克莫司的副作用主要为诱发或加重感染、白细胞减少、肝功能损害,呕吐和腹泻等。目前认为与环孢素相比较,他克莫司的优势在于可试用于治疗 NS 伴有肾功能不全的患者。

③循证医学关于不同病理类型的 NS 免疫抑制方案:目前改善全球肾脏病预后组织(KDIGO)指南主张按照不同病理类型给予不同的免疫抑制方案,具体如下。

a.MCD:常对单纯激素治疗敏感,但容易复发。初治者可先予以单用激素治疗。如治疗过程中,因感染、劳累而复发者,去除诱因后不缓解者可再加用激素;如疗效差或反复发作者应使用细胞毒药物如环磷酰胺、环孢素等,力争达到完全缓解并减少复发。

b.MN:根据 KIDIGO 指南已有以下共识:单用激素无效,必须激素联合烷化剂(常用环磷酰胺、苯丁酸氮芥)。效果不佳的患者可试用小剂量环孢素或他克莫司,一般用药应在半年以上;也可与小剂量激素联合应用;早期膜性肾病疗效相对较好;对 Scr 持续＞309.4μmol/L[eGFR＜30ml/(min·1.73m^2)]及肾脏体积明显缩小(长径＜8cm)者,或同时存在严重或潜在的威胁生命的感染患者,建议避免使用免疫抑制治疗,激素联合烷化剂治疗的对象主要为有病变进展高危因素的患者,如 24h 蛋白尿大于 6～8g/d,肾功能恶化和肾小管间质较重的可逆性病变等应给予治疗。否则建议密切观察 6 个月,控制血压和用 ACEI 和(或)ARB 等非特异性措施降尿蛋白,病情无好转或观察过程中出现病情进展或肾功能异常者再接受激素联合烷化剂治疗。另外,膜性肾病极易并发血栓、栓塞并发症,应积极予以抗凝治疗。指南建议如无禁忌,白蛋白低于 25g/L 时即可开始用肝素或低分子肝素抗凝治疗。

c.FSGS:既往认为本病治疗效果不好,循证医学表明部分患者(30%～50%)激素有效,但诱导缓解时间较长,建议足量激素治疗[1mg/(kg·d)]应延长至 3～4 个月;足量激素用至 6个月如无效,才能称之为激素抵抗。激素效果不佳者可试用环孢素。

d.MPGN:本病疗效差,长期足量激素治疗可延缓部分儿童患者的肾功能恶化。对于成年患者,目前没有激素和细胞毒药物治疗的有效证据。

第三节　急性肾小球肾炎

【概述】

急性肾小球肾炎(AGN)是临床常见的肾脏疾病,是以急性肾炎综合征为临床表现的一组疾病。急性起病,以血尿、蛋白尿、水肿、高血压及一过性肾功能损伤为主要临床表现。急性肾炎常出现于感染之后,以 β 型溶血性链球菌感染最常见。

【诊断要点】

(一)临床表现

本病主要发生于儿童,男性多于女性,预后一般良好,但成年(特别是老年)患者病情较重。

起病前 2～3 周常有 β 型溶血性链球菌的前驱感染,以呼吸道和皮肤感染为主,呼吸道感染引起者较皮肤感染引起者潜伏期短。典型表现如下。①血尿:几乎均有血尿,多为镜下血尿,约 2/3 患者有肉眼血尿。②蛋白尿:程度不等,多为轻至中度,常<3g/d。③高血压:80% 的病例有一过性血压增高,常与水钠潴留有关,少数患者可出现急性左心衰、高血压脑病。④水肿:80% 的病例有水肿,轻者仅累及眼睑及颜面部,重者遍及全身,呈非凹陷性。⑤肾功能异常:急性肾炎患儿在尿量减少同时可出现一过性肾功能损害,严重病例可发生急性肾衰竭,表现为尿量减少、高钾血症、低钠血症等电解质紊乱及代谢性酸中毒和尿毒症症状。

急性肾小球肾炎没有特异性体征,主要有血压升高、眼睑和双下肢水肿,偶有肾区压痛及叩击痛,少数可出现眼底小动脉痉挛及轻度视盘水肿。急性左心衰严重者可出现端坐呼吸、颈静脉怒张、两肺满布湿啰音、心脏扩大、奔马律等症状。

(二)诊断标准

(1)多于 β 型溶血性链球菌感染后 1～3 周后发病,起病急。

(2)呈急性肾炎综合征表现,出现血尿、蛋白尿、水肿及高血压,部分患者尚出现一过性肾功能损害。尿异常包括血尿、蛋白尿及颗粒管型及红细胞管型尿。

(3)急性期血清补体 C_3 及总补体下降,并于 8 周渐恢复正常。

(4)肾脏病理为毛细血管内增生性肾小球肾炎。

符合上述(1)～(4)项可诊断为本病。当临床诊断困难时,急性肾炎综合征患者需考虑进行肾活检以明确诊断、指导治疗。肾活检的指征为:①肾功能恶化 1 周以上或伴进行性尿量减少者;②病程超过 2 个月而无好转趋势者;③急性肾炎综合征伴肾病综合征者。

(三)辅助检查和实验室检查

1.尿液检查

几乎所有患者都有血尿,有时可见红细胞管型,偶见透明和颗粒管型。尿蛋白通常为(＋)～(＋＋＋),尿蛋白多属非选择性,大多数<3g/24h。

2.血液化验

约半数患者有轻度正细胞正色素性贫血。白细胞计数可正常或增高,此与原发感染灶是否继续存在有关。血沉增快,2～3 个月内恢复正常。部分患者可有一过性氮质血症,血中尿素氮、肌酐增高。

3.血清补体

早期血清 C_3 及总补体均明显下降,8 周内逐渐复正常。C_3 测定对急性肾炎的鉴别诊断和非典型急性肾小球肾炎的诊断具有重要意义。血清补体下降程度与急性肾炎病情轻重无明显相关,但低补体血症持续 8 周以上,应怀疑膜增殖性肾炎或其他系统性疾病如冷球蛋白血症或狼疮性肾炎等。

4.病灶细菌培养及血清免疫学检查

急性肾炎发病后自咽部或皮肤感染灶培养出 β 型溶血性链球菌的阳性率约 30% 左右,抗链球菌溶血素 O 抗体(ASO)滴度升高。

【鉴别诊断】

1.急进性肾小球肾炎

起病过程与急性肾炎相同,常在数月内病情持续进行性恶化,出现少尿、无尿、急骤发展的急性肾衰竭。急性肾炎综合征治疗 1 个月以上无缓解,肾功能持续性减退者需及时行肾活检明确诊断。

2.IgA 肾病

多于上呼吸道感染后数小时至数天内即以血尿起病,一般无补体下降,既往有多次血尿发作史,前驱感染的病原体不是 β 型溶血性链球菌。鉴别困难时需行肾活检。

3.感染性心内膜炎相关性肾损害

临床上可表现为急性肾炎综合征,可有冷球蛋白血症、低补体血症和循环免疫复合物阳性,抗核抗体阳性。依据多数患者有心瓣膜病或先天性心脏病史,感染性心内膜炎的全身表现和血培养阳性等可鉴别。此外革兰阴性杆菌、葡萄球菌败血症、梅毒、伤寒、病毒(流感病毒、EB 病毒、巨细胞病毒及乙型肝炎病毒等)、肺炎支原体及原虫等均可引起急性肾炎综合征。参考病史、原发感染灶及其各种特点一般均可区别,常不伴低补体血症。

4.系统性疾病或某些遗传性疾病

系统性红斑狼疮、过敏性紫癜、溶血尿毒症综合征、结节性多动脉炎、Goodpasture 综合征、Alport 综合征等。据各病之其他系统的表现和实验室检查特点,可以鉴别。必要时可行肾活检协助鉴别。

5.泌尿系感染

急性肾炎除肉眼血尿或镜下血尿,部分患者可有白细胞和肾小管上皮细胞,易与急性泌尿系感染或肾盂肾炎混淆。但后者可有发热、尿路刺激征、腰痛,尿中以白细胞为主,甚至有白细胞管型,尿细菌培养阳性及经抗生素治疗后有效有助于鉴别。

6.高热所致的尿检异常

在急性感染发热期间,患者可出现蛋白尿、管型尿或镜下血尿,可能与肾血流量增加、肾小球通透性增加及肾小管上皮细胞肿胀变性有关。此种改变极易与不典型或轻型急性肾小球肾炎相混淆。但蛋白尿的出现没有潜伏期的阶段,无水肿及高血压,热退后尿常规迅速恢复正常。

【治疗方法】

本病为自限性疾病,无特异治疗方法,主要是对症治疗和精心护理,同时积极纠正病理生理变化、防治并发症和保护肾功能,帮助患者自然恢复。

1.一般治疗

急性期需卧床休息,直至肉眼血尿消失、水肿消退、血压恢复正常,之后可下床轻微活动,尿常规明显好转、血压正常后可逐步增加活动量(大约 2 周)。患者有水肿和高血压时应限盐限水;出现肾功能异常者应限制蛋白摄入,并以优质蛋白质为主,待尿量增加、肾功能转正常即应恢复正常饮食。

2.药物治疗

(1)感染灶的治疗:在病灶细菌培养阳性时,应积极消除病灶细菌,通常选用对溶血性链球菌敏感的无肾毒性或肾毒性小的抗生素,如青霉素、红霉素、克林霉素或阿奇霉素等。

针对链球菌感染者使用青霉素时,大剂量用于重度感染者,输入的青霉素浓度一般为 1 万～4 万 U/ml,常规治疗 10～14 天,对青霉素过敏者可用林可霉素或红霉素。

(2)利尿消肿:经控制水及盐入量后仍水肿、少尿者可用噻嗪类利尿药如氢氯噻嗪 1～2mg/(kg·d),分 2～3 次口服。无效时需用强力袢利尿药如呋塞米或托拉塞米,口服剂量 2～5mg/(kg·d),注射剂量每次 1～2mg/(kg),1～2 次/天。托拉塞米 10～40mg,每日一次,一日最大剂量为 100mg。

使用利尿药前要注意,若为容量不足(特别是存在低蛋白血症时)所致的少尿,应先扩充血容量后再利尿。静脉注射剂量过大时可有一过性耳聋。袢利尿药常见不良反应可有头痛、眩晕、疲乏、食欲减退、肌肉痉挛、恶心呕吐、高血糖、高尿酸血症、便秘和腹泻,长期大量使用可能发生水和电解质平衡失调。

(3)控制高血压:凡经休息、控制水盐、利尿而血压仍高者均应给予抗高血压药,首选钙通道阻滞剂,能抑制细胞外钙离子内流,松弛血管平滑肌。血管紧张素转换酶抑制剂(ACEI)与血管紧张素竞争转换酶,阻止血管紧张素的形成,对肾小球出球小动脉的扩张大于入球小动脉的扩张,在急性肾炎早期可使肾小球滤过率下降,因此,此药不作为急性肾炎降压首选,禁用于妊娠、双肾动脉狭窄、高钾血症。

(4)治疗急性心力衰竭:主要通过控制液体摄入,同时利尿、降压,减轻心脏前、后负荷。

由于硝普钠在体内的代谢物(氰化物)蓄积会引起中毒,因此,对少尿者如需持续使用,应监测血氰化物的浓度,注意血压变化。硝普钠最大量为 $300\mu g/min$,但在临床抢救严重急性心力衰竭时,往往该药浓度可短暂达到 $400～500\mu g/min$。但心衰纠正后应该及时减量,以防低血压的出现。

(5)治疗高钾血症:主要是防治高钾引起的心肌毒性,增加钾从体内排出,促进钾离子从细胞外向细胞内的跨细胞转移。但临床注意的是,治疗严重高钾血症应分秒必争,首先是静脉推注葡萄糖酸钙拮抗钾对心脏的毒性,利尿药在肾功能异常时往往无效,此时最有效的方法是血液透析。药物治疗可以为血液透析赢得时间。

3.其他治疗

经以上处理未能纠正上述情况的,应行血液透析或腹膜透析治疗。紧急透析的指征:①急性肺水肿或充血性心力衰竭;②药物不能控制的严重高钾血症(血钾浓度≥6.5mmol/L 以上),或心电图已出现明显异位心律伴 QRS 波增宽。一般透析的指征:①少尿或无尿 2 日以上;②出现尿毒症症状如呕吐、神志淡漠、烦躁或嗜睡;③高分解代谢;④严重体液潴留;⑤pH <7.25,$HCO_3^- <15mmol/L$,$CO_2CP<13mmol/L$;⑥BUN$>17.8mmol/L$。

第四节　急进性肾小球肾炎

【概述】

急进性肾小球肾炎(RPGN)是一组临床表现为急性肾炎综合征(血尿、蛋白尿、水肿、高血压),未经治疗者数周或数月内发展至终末期肾衰竭,病理类型为新月体型肾小球肾炎的一组临床综合征,是肾小球肾炎中最严重的类型。

【诊断要点】

(一)临床表现

RPGN 患者可见于任何年龄,有 20~30 岁和 57~70 岁两个发病高峰,男女比例为 2∶1。RPGN 的发生率约占肾穿刺患者的 2%,人群发生率为 7 人/百万人,是肾脏科常见的急危重症之一。该病起病急骤,病情发展迅速,若未及时治疗,90% 以上的患者于 6 个月内死亡或依赖透析生存。

多数病例呈隐袭发病,一部分患者可有呼吸道前驱感染症状,或有吸烟、吸毒、接触某些碳氢化合物或服用某些药物(丙硫氧嘧啶、肼屈嗪)等诱发因素。RPGN 无特异性体征,常可见到贫血、水肿等,发病时主要表现为急性肾炎综合征(起病急、血尿、蛋白尿、尿少、水肿、高血压),但早期即可出现少尿或无尿,肾功能呈进行性下降,可在数周至数月发展为尿毒症(而急性肾小管坏死常为数小时至数日)。临床最重要的特征为进行性少尿及血尿。患者全身非特异性症状较重,如疲乏、无力、精神萎靡、体重下降等,同时可伴发热、腹痛,患者常有中度贫血(这一症状有别于其他原因所致的急性肾衰竭)。

(二)诊断标准

1.诊断标准

(1)急进性肾衰竭综合征:起病急,病情重,进展迅速,少尿或无尿,迅速进展的贫血,多在发病数周至数月内出现较为严重的肾功能损害。

(2)急性肾炎综合征表现:急性起病,血尿、蛋白尿、水肿、高血压。

(3)肾功能损害进行性加重,如果病情未能得到及时、有效的控制,需要肾脏替代治疗以延长存活。

(4)肾活检病理类型为新月体性肾小球肾炎。

2.肾脏病理诊断

肾小囊壁层上皮增生,单核细胞、巨噬细胞浸润形成大新月体(占肾小球囊腔 50% 以上)或环状体为 RPGN 的特征性病理改变。受累肾小球达 50% 以上,甚至可达 100%。发病初期在新月体细胞间仅有少许纤维素、红细胞及白细胞渗出者称为细胞性新月体。当纤维组织逐渐增多则构成细胞纤维性新月体,后期纤维组织持续增多,于数日至数周形成纤维性新月体。三种新月体可在同一肾标本中出现。新月体一方面和肾小球囊腔粘连,造成囊腔闭塞,另一方面压迫毛细血管丛,同时内皮、系膜及基质轻度增生,造成毛细血管袢萎缩、坏死、出血,结构严重破坏,继而整个肾小球纤维化、玻璃样变,导致功能丧失。肾小管及肾间质病变常与肾小球病变的严重程度相关。肾小管上皮细胞早期表现为变性、间质水肿、炎性细胞浸润,后期肾小管萎缩、间质纤维化。

若病理证实为新月体性肾小球肾炎,根据临床和实验室检查能除外系统性疾病,诊断可成立。

(三)疾病分类

1.Couser 分类法(根据免疫病理分类)

(1)Ⅰ型:又称为抗肾小球基底膜型肾小球肾炎,好发于青年、中年,血清抗肾小球基底膜(GBM)抗体常呈阳性。根据免疫荧光线条状沉积伴循环抗 GBM 抗体(抗肾小球基底膜抗体)的形成分为两类:①伴肺部损害的肺出血-肾炎综合征;②不伴肺部损害的抗 GBM 抗体型肾小球肾炎(无肺出血)。

病理特点:光学显微镜检查主要见 GBM 断裂、突出,毛细血管内增生不明显。荧光显微镜检查可见肾小球毛细血管基底膜 IgG、C_3,极少数为 IgA 连续线条状沉积。在肾小球严重受损时往往难以辨认,IgG 和 C_3 以线条样不规则或颗粒状沉积,少数情况下沿肾小球基底膜亦可见 IgG 间或有 C_3 线条状沉积。但 IgG 线条状沉积可逐步发展为颗粒型,有时易与其他 RPGN 相混淆。电子显微镜检查因抗体直接与基底膜结合,故可发现基底膜密度不均,而未发现沉积物。毛细血管的塌陷、基底膜处裂缝或局灶断裂,以致单核细胞、间质纤维细胞由这些裂隙移行入肾小球囊壁,但很少有电子致密物的沉积。

(2)Ⅱ型:又称为免疫复合物型,此型在我国最常见,常见于中老年患者,男性居多。

病理特点:光学显微镜检查多表现为毛细血管内增生性病变,毛细血管袢细胞及系膜细胞增生明显。荧光显微镜检查可见系膜和毛细血管壁散在 IgG 和(或)IgM,常伴 C_3 沉积。电子显微镜检查的主要特征为系膜区有散在的内皮下有不规则的电子致密物沉积。沉积物的位置、范围和程度,有助于不同类型 RPGN 的鉴别。一般来说,原发性疾病中沉积物相对较少。若沉积物主要位于上皮下,并呈驼峰样外形,应寻找感染原因。内皮下大量沉积物的存在(指纹样改变)多提示原发性混合性 IgG 或 IgA 型冷球蛋白血症或 SLE。肾小球基底膜电子致密物样改变提示系膜毛细血管肾小球肾炎,而上皮下电子致密物沉积少并不能完全排除抗 GBM 抗体介导型疾病。

(3)Ⅲ型:又称为少免疫复合物型,常见于中老年患者,男性居多,抗中性粒细胞胞浆抗体(ANCA)常呈阳性,常有系统性血管炎的临床表现。

病理特点:光学显微镜检查可见毛细血管袢节段性纤维素样缺血、坏死甚至节段性硬化,系膜细胞增生不明显,多表现为毛细血管外增生性病变。10%～20% Ⅲ型 RPGN 在肾间质可见肾小球外的血管炎,如微小动脉、小动脉甚至弓状动脉分支均可受累。少数Ⅲ型 RPGN 还可见肉芽肿形成。荧光显微镜检查,从理论上而言本型并无免疫球蛋白沉积,但由于肾活组织检查(肾活检)为病变动态过程的一个阶段,故不能排除本型患者在疾病早期可能有免疫球蛋白的沉积,而后被浸润的巨噬细胞和中性粒细胞所吞噬和消化,转变为阴性或微量。电子显微镜检查系膜及毛细血管壁均未见电子致密物沉积,但肾小球基底膜破坏明显。

2.新 5 型分类法

(1)Ⅰ型:为 IgG、C_3 呈线条状沉积于肾小球毛细血管壁,抗 GBM 抗体阳性,ANCA 阴性。

(2)Ⅱ型:为 IgG、C_3 呈颗粒状沉积于系膜及毛细血管壁,抗 GBM 抗体阴性,ANCA 阳性。

(3)Ⅲ型:为肾小球内基本无免疫沉积物,抗 GBM 抗体阴性,ANCA 阳性。

(4)Ⅳ型:为 IgG、C_3 呈线条状沉积于肾小球毛细血管壁,抗 GBM 抗体阳性,ANCA 阳性。

(5)Ⅴ型:为肾小球内基本无免疫沉积物,抗 GBM 抗体阴性,ANCA 阴性。

上述分类法都是以肾脏病理为基础对 RPGN 进行分类,其中 Couser 分类综合了病因和病理表现,无论其为原发或继发,病理上都表现为此三种形式,而新 5 型分类不强调病因,仅根据肾脏免疫病理学的结果,再结合免疫学实验指标,将 Couser 分类中的Ⅰ型进而分成Ⅰ型 ANCA 阴性和Ⅳ型 ANCA 阳性;原Ⅲ型患者中,ANCA 阳性者为Ⅲ型,ANCA 阴性者为Ⅴ型。这样更有利于治疗方案的确定及随访,故在临床上的应用也日益广泛。

(四)辅助检查和实验室检查

1.尿液检查

常见血尿、异形红细胞尿和红细胞管型,常伴蛋白尿;尿蛋白量不等,可出现肾病综合征范围的大量蛋白尿,但明显的肾病综合征表现不多见。尿蛋白常呈非选择性,尿中可发现纤维蛋白降解产物(FDP)。

2.血液检查

血清肌酐、尿素氮快速进行性升高,而肾小球滤过率快速进行性下降。常伴代谢性酸中毒,水、电解质平衡紊乱。大多数患者(78%~100%)出现贫血。上述异常说明患者肾脏损害严重。

Ⅰ型 RPGN 特异性表现是循环中存在抗肾小球基底膜抗体。目前国际通用的检测方法是应用可溶性人肾小球基底膜抗原的酶联免疫吸附法,敏感度和特异度均较高(90%以上)。抗肾小球基底膜抗体最常见的类型是 IgG 型,其中以 IgG_1 亚型最常见,少部分可以是 IgG_4 亚型(女性相对多见),极少数是 IgA 型。肺出血-肾炎综合征抗原隐藏在Ⅳ型胶原 α 链的 NC1 部位的 25000~27000 碱基对中,抗肾小球基底膜抗体主要与此发生作用,少数直接作用于Ⅳ型胶原的其他部位或作用于细胞外基质抗原,包括间质的Ⅲ型胶原。这种抗原决定簇主要分布于肾小球基膜中,但也分布在肾小管基底膜、肺泡毛细血管基底膜和其他组织基底膜中。此外,Ⅰ型 RPGN 患者的血清 C_3、CH_{50} 和 C1q 水平通常正常,但随着肾衰竭和透析治疗的开始,C_3 可以中度下降,CH_{50} 和 C1q 偶可升高。

Ⅱ型 RPGN 的特点是肾内免疫复合物的形成,病情活动期循环中常可测得抗核抗体阳性、循环免疫复合物、血清冷球蛋白阳性和血清补体水平下降。并可有抗 DNA 抗体、IgA 纤维连接蛋白,抗链球菌溶血素 O 升高等。随着治疗(如应用免疫抑制剂、血浆置换、透析等)后病情的改善,上述指标可逐渐恢复正常。一般情况下,免疫指标与病情的活动性有一定的相关性,但并不一定与病情的严重性相关。

Ⅲ型 RPGN 中 80%～90% 患者循环 ANCA 阳性,用间接免疫荧光法检查,可把 ANCA 分为核周型和胞质型,其特异性抗原分别对应为髓过氧化物酶(MPO)和蛋白酶 3(PR3)。在罕见情况下,抗髓过氧化物酶-抗中性粒细胞胞浆抗体可表现为胞质型抗中性粒细胞胞浆抗体,而抗蛋白酶 3-抗中性粒细胞胞浆抗体表现为核周型抗中性粒细胞胞浆抗体。大约 2/3 无系统性血管炎的Ⅲ型 RPGN 患者存在抗髓过氧化物酶-抗中性粒细胞胞浆抗体或核周型抗中性粒细胞胞浆抗体,约 30% 存在蛋白酶 3-抗中性粒细胞胞浆抗体或胞质型抗中性粒细胞胞浆抗体。ANCA 的滴度还与病情活动相关,经积极治疗病情可改善,ANCA 滴度可以下降甚至转阴;若 ANCA 滴度下降后又升高,说明病情复发。另外,约 1/3 的抗 GBM 抗体型 RPGN 和 1/4 的特发性免疫复合物型 CGN 患者 ANCA 阳性,因此,ANCA 对Ⅲ型 RPGN 并不完全特异。Ⅲ型 RPGN 患者的尿液改变包括血尿、异形红细胞尿或红细胞管型、蛋白尿等。文献报道尿蛋白的范围从 1g/24h 到高达 16g/24h。通常在诊断时血清肌酐已升高或进行性升高,急性期 ESR 和 C 反应蛋白常升高,类风湿因子阳性,白细胞、血小板可升高,但补体水平一般正常。

3.超声检查

双肾增大或正常,随着病程进展双肾弥漫性病变,甚至缩小。

4.肾穿刺活检

临床上怀疑 RPGN,均应尽早行肾活检以明确诊断。值得注意的是,检测血清中抗 GBM 抗体和 ANCA 往往可以在肾活检之前明确诊断,从而及时给予积极治疗,对改善患者预后有重要意义。鉴别诊断

(1)急性肾小管坏死常有明确的肾缺血(如休克、脱水)或中毒因素(如肾毒性药物、鱼胆中毒等)或肾小管堵塞(如血管内溶血、挤压伤、异型输血等)诱因,病变主要在肾小管,故临床上以肾小管损害为主(尿钠增多、低比重尿及低渗透压尿),尿中有特征性的大量肾小管上皮细胞,尿有形成分少,一般无急性肾炎综合征表现。

(2)急性过敏性间质性肾炎可以急性肾衰竭综合征起病,常有明确的用药史及部分患者有药物过敏反应(低热、皮疹等),血及尿中嗜酸粒细胞增高。必要时依靠肾活检确诊。

(3)梗阻性肾病:患者常突发或急骤出现无尿,可有肾绞痛或明显腰痛史,但无急性肾炎综合征表现,B超、膀胱镜检查或逆行尿路造影可证实存在尿路梗阻。常见肾盂或双侧输尿管结石,或一侧无功能肾伴另一侧结石梗阻,膀胱或前列腺肿瘤压迫或血块梗阻等。

(4)双侧肾皮质坏死:高龄孕妇的妊娠后期,尤其合并胎盘早期剥离者,或各种严重感染及脱水之后亦有发生。本病由于反射性小动脉(尤其肾皮质外层 2/3 小动脉)收缩所致,病史及肾活检有助鉴别。

上述四种疾病尿中均无变形红细胞,无肾性蛋白尿,血中无抗 GBM 抗体,ANCA 阴性。

(5)继发性急进性肾炎:肺出血-肾炎综合征、系统性红斑狼疮、过敏性紫癜肾炎均可引起新月体性肾小球肾炎,依据系统受累的临床表现和实验室特异检查,一般不难鉴别。

(6)原发性肾小球疾病:有的病理改变并无新月体形成,但病变较重和(或)持续,临床上可呈现急进性肾炎综合征,如重度毛细血管内增生性肾小球肾炎或重度系膜毛细血管性肾小球肾炎等,临床上鉴别常较为困难,常需要肾活检协助诊断。

【治疗方法】

RPGN 是一组病理发展快、预后差的疾病,近年来该病治疗上进展较大,疗效明显提高。治疗包括针对炎症性肾损伤和针对肾小球疾病引起的病理生理改变两方面,关键取决于本病的早期诊断,根据肾脏病理早期明确诊断,并针对不同的病因采取及时正确的治疗措施,及时使用肾上腺糖皮质激素冲击治疗,联合使用免疫抑制剂和血浆置换等,可以显著改善患者的预后。

1.基础治疗

应用各种强化治疗时,一般都要同时服用常规剂量的激素及细胞毒药物作为基础治疗,抑制免疫及炎症反应。特别是应用上述 1~3 项强化治疗大量清除血中致病抗体后,若不用此基础治疗,抗体将会迅速"反跳",影响疗效。

(1)肾上腺糖皮质激素:常用泼尼松或甲泼尼龙口服,用药应遵循如下原则:起始量要足[1mg/(kg·d)],不过最大剂量常不超过 60mg/d;减药、撤药要慢(足量服用 8~12 周后开始减药,每 2~3 周减去原用量的 10%);维持用药要久(以 10mg/d 做维持量,服半年至 1 年或更久)。

(2)细胞毒药物:常用环磷酰胺,每日口服 100mg 或隔日静脉注射 200mg,累积量达 6~8g 时停药。而后可以用硫唑嘌呤 100mg/d 继续治疗 6~12 个月以巩固疗效。当然必须注意出血性膀胱炎、骨髓抑制及肝脏损伤等不良反应。

(3)其他免疫抑制剂:近年来霉酚酸酯(MMF)抑制免疫疗效肯定,而不良反应较细胞毒药物轻,已被广泛应用于肾病治疗,包括Ⅱ型及Ⅲ型 RPGN。起始剂量 1~2g/d(常为 1.5g/d),以后每半年减 0.5g/d,最后以 0.5g/d 剂量维持半年至 1 年。

2.强化疗法

RPGN 患者病情危重时必须采用强化治疗,包括如下措施。

(1)单重血浆置换治疗该疗法是用血浆置换机器、膜血浆滤器或离心式血浆细胞分离器分离患者的血浆和血细胞,弃去患者的血浆,然后用正常人的血浆或血浆成分(如白蛋白)和患者血细胞重新输入患者体内,对其进行血浆置换,每日或隔日置换 1 次,每次置换 2~4L,直至血清抗体(如抗 GBM 抗体、ANCA)或免疫复合物转阴、病情好转,一般需要置换 6~10 次。该疗法需要配合肾上腺糖皮质激素[口服泼尼松片 1mg/(kg·d),2~3 个月后逐渐减量]及细胞毒药物[环磷酰胺 2~3mg/(kg·d) 口服或环磷酰胺 200mg 隔日静脉注射或环磷酰胺 1000mg,每月 1 次,静脉冲击治疗,累积量一般不超过 8g],以防止机体大量丢失免疫球蛋白后,有害抗体大量合成而造成"反跳"。此法清除致病抗体及循环免疫复合物的疗效肯定,已被临床广泛应用。临床上适用于各型急进性肾炎,但主要适用于Ⅰ型,对于肺出血-肾炎综合征及原发性小血管炎所致急进性肾炎(Ⅲ型)伴有威胁生命的肺出血作用较为肯定、迅速,应首选。

(2)双重血浆置换治疗:在强化血浆置换基础上发展起来的治疗方法。即从第1个膜血浆滤器分离出的患者血浆不弃去,让其再通过第2个膜血浆滤器,此滤器膜孔小,能阻挡球蛋白等中、大分子蛋白通过,最后将滤过的不含上述成分的血浆输回自体。这既能清除血中致病抗体及免疫复合物,又避免了输入他人大量血浆的弊端,节省开支。每日或隔日置换1次,每次需血浆置换500~700ml,置换量约4200ml,直至血清抗体(如抗GBM抗体、ANCA)或免疫复合物转阴、病情好转,一般需要置换6~10次。同样需要配合肾上腺糖皮质激素及细胞毒药物。不过临床应用双重滤过血浆置换治疗RPGN的报道不多,疗效是否与强化血浆置换相同,尚有待验证。

(3)免疫吸附治疗该法为不弃去用膜血浆滤器分离出的患者血浆,而让血浆通过免疫色谱吸附柱(如能特异吸附抗GBM抗体的吸附柱,或能广泛吸附IgG及免疫复合物的蛋白A吸附柱)清除其中的致病成分,再自体回输。此法清除致病抗体和(或)循环免疫复合物的疗效肯定,但是价格较昂贵。

(4)甲泼尼龙冲击伴环磷酰胺治疗:亦为强化治疗之一。将甲泼尼龙0.5~1.0g溶于5%葡萄糖注射液中静脉滴注,每日或隔日1次,3次为1个疗程,据病情需要应用1~3个疗程(两疗程间需间隔3~7日)。大剂量甲泼尼龙具有强大的免疫抑制、抗炎症及抗纤维化作用,从而发挥治疗效应。甲泼尼龙冲击治疗也需要辅以肾上腺糖皮质激素及细胞毒药物口服,方法同前。近来,也有使用环磷酰胺冲击治疗(0.8~1.0g溶于0.9%氯化钠注射液静脉滴注,每月1次),替代环磷酰胺常规口服,可减少环磷酰胺的毒副作用。此疗法主要适用于Ⅱ型及Ⅲ型,Ⅰ型疗效差。有严重感染、消化性溃疡伴出血时禁用。

(5)大剂量静脉人免疫球蛋白冲击:当RPGN患者合并感染等因素不能进行上述各种强化治疗时,则可应用此治疗。具体方案是:人免疫球蛋白0.4g/(kg·d)静脉滴注,3~5天为1个疗程,必要时可重复应用数个疗程。

3.肾脏替代治疗

如果患者肾功能急剧恶化达到透析指征(少尿2天以上或明显的尿毒症症状、心包炎、尿毒症性脑病、高钾血症、严重代谢性酸中毒、容量负荷过重对利尿药治疗无效者)时,应尽早进行透析治疗(包括血液透析或腹膜透析),以维持生命、赢得治疗时间。早期进行透析的优点有:①对容量负荷过重者可清除体内过多水分;②清除尿毒症毒素;③纠正高钾血症和代谢性酸中毒以稳定机体的内环境;④有助于液体、热量、蛋白质及其他营养物质的摄入;⑤有利于肾损伤细胞的修复和再生。可选择间歇性血液透析(IHD)、连续性肾脏替代治疗(CRRT)、腹膜透析(PD)等。当然,腹膜透析相对血液透析而言,其效率较差。如果治疗过晚,疾病已进入不可逆性终末期肾衰竭,则应予患者长期维持透析治疗或肾移植。肾移植应在病情静止半年至1年、血中致病抗体(抗GBM抗体、ANCA等)阴转后才进行,以免术后移植肾再发RPGN。

4.其他治疗

对水钠潴留、高血压及感染等需要积极采取相应的治疗措施。

(1)利尿消肿:①噻嗪类利尿药:主要作用于髓袢升支厚壁段(皮质部)及远曲小管前段,通过抑制钠和氯的重吸收、增加钾的排泄而达到利尿效果。当血肌酐超过 $200\mu mol/L$ 时,本类药物无效,需要使用袢利尿药。

长期服用应防止低钾血症、低钠血症。

②袢利尿药:主要作用机制是抑制髓袢升支对氯和钠的重吸收,如呋塞米(速尿)、布美他尼(丁脲胺)和托拉塞米为最强有力的利尿药。在渗透性利尿药物应用后随即给药效果更好。

应用袢利尿药时需谨防低钠血症及低钾低氯性碱中毒发生。

(2)控制血压:多选用钙通道阻滞剂。

第五节　慢性肾小球肾炎

慢性肾小球肾炎(简称慢性肾炎)是一组以血尿、蛋白尿、高血压和水肿为临床表现的肾小球疾病。临床特点为病程长,起病前多有一个漫长的无症状尿异常期,然后缓慢持续进行性发展,可有不同程度的肾功能减退,最终至慢性肾衰竭。

一、病因和发病机制

绝大多数慢性肾炎患者的病因尚不清楚,由多种病因、不同病理类型的原发性肾小球疾病发展而来,仅有少数由急性链球菌感染后肾小球肾炎发展而来。发病机制主要与原发病的免疫炎症损伤有关。此外,慢性化进程还与高血压、大量蛋白尿、高血脂等非免疫因素有关。

二、病理

慢性肾炎的病理类型多样,常见的有系膜增生性肾小球肾炎(包括 IgA 肾病和非 IgA 系膜增生性肾小球肾炎)、局灶性节段性肾小球硬化、膜性肾病和系膜毛细血管性肾炎等。随着病情的进展,所有各种病理类型均可转化为肾小球硬化、肾小管萎缩和间质纤维化,最终肾体积缩小,发展为硬化性肾小球肾炎。

三、临床表现

该病的临床表现差异较大,症状轻重不一,可有一个相当长的无症状尿异常期。临床表现以血尿、蛋白尿、高血压和水肿为基本症状。早期可有体倦乏力、腰膝酸痛、纳差等,水肿时有时无,病情时轻时重,随着病情的发展可渐有夜尿增多,肾功能有不同程度的减退,最后发展至终末期肾衰竭——尿毒症。

多数患者有轻重不等的高血压,部分患者以高血压为突出表现,甚至出现高血压脑病和高血压心脏病。这时患者多有眼底出血、渗出,甚至有视盘水肿。

慢性肾炎患者有急性发作倾向,在各种复杂因素的作用下,如感染、过度疲劳等,可出现明显的高血压、水肿和肾功能急剧恶化。晚期则主要表现为终末期肾衰竭——尿毒症的症状。

四、实验室检查

尿液检查早期可表现为程度不等的蛋白尿和(或)血尿,可有红细胞管型,部分患者出现大量蛋白尿(尿蛋白定量＞3.5g/24h)。多数患者早期血常规检查正常或有轻度贫血。白细胞和血小板计数多正常。

多数患者可有较长时间的肾功能稳定期,随着病情的进展,晚期可出现尿浓缩功能减退,血肌酐升高和内生肌酐清除率下降。

B型超声波检查早期肾大小正常,晚期可出现双侧对称性缩小,皮质变薄。肾活体组织检查可表现为原发病的各种病理类型,对于指导治疗和估计预后具有重要价值。

五、诊断和鉴别诊断

(一)诊断

凡有慢性肾炎的临床表现如血尿、蛋白尿、水肿和高血压均应注意该病的可能。要确立该病的诊断,首先必须排除继发性肾小球疾病如系统性红斑狼疮、糖尿病肾病和高血压肾损害等。

(二)鉴别诊断

1.慢性肾盂肾炎

多有反复发作的尿路感染病史,尿细菌学检查常阳性,B型超声波检查或静脉肾盂造影示双侧肾不对称缩小则更有诊断价值。

2.狼疮性肾炎

好发于女性,有多系统和器官损害的表现,肾活检可见免疫复合物广泛沉积于肾小球的各部位,免疫病理检查呈"满堂亮"表现。

3.糖尿病肾病

较长时间的糖尿病史伴有肾损害的表现有助于诊断。

4.高血压肾损害

多有较长时间的高血压病史,然后才出现肾损害的表现,肾小管功能损害(如尿浓缩功能减退、比重降低和夜尿增多)早于肾小球功能损害,尿液改变较轻(蛋白尿常＜2.0g/24h,以中、小分子蛋白为主)。同时,多伴有高血压其他靶器官的损害(如心脏和眼底改变)。

5.Alport综合征

多于青少年起病,其主要特征是肾损害、耳部疾病及眼疾患同时存在。阳性家族史可资鉴别。

6.隐匿性肾小球肾炎

临床上主要表现为无症状血尿或(和)蛋白尿,一般无水肿、高血压和肾功能损害。

六、治疗

应根据肾活检病理类型进行针对性治疗,同时加强综合防治措施以防止和延缓慢性肾衰竭进展,减少各种并发症的发生。

(一)低蛋白饮食和必需氨基酸治疗

根据肾功能的状况给予优质低蛋白饮食[0.6～1.0g/(kg·d)],同时控制饮食中磷的摄入。在进食低蛋白饮食时,应适当增加碳水化合物的摄入以满足机体生理代谢所需要的热量,防止负氮平衡。在低蛋白饮食2周后可使用必需氨基酸或α-酮酸[0.1～0.2g/(kg·d)]。极低蛋白饮食者(0.3g/kg),应适当增加必需氨基酸或 α-酮酸的摄入(8~12g/d)。

(二)控制高血压

高血压尤其是肾内毛细血管高压是加速肾疾病进展的重要危险因素,控制高血压尤其是肾内毛细血管高血压是延缓慢性肾衰竭进展的重要措施。一般多选用血管紧张素转换酶抑制剂(如卡托普利每次12.5~50mg,每 8 小时 1 次)、血管紧张素受体拮抗剂(如氯沙坦 50~100mg,每日 1 次)或钙通道阻滞剂(如硝苯地平每次 5~15mg,每日 3 次)。临床与实验研究结果均证实,血管紧张素转换酶抑制剂具有降低肾内毛细血管压、减少蛋白尿及保护肾功能的作用。肾功能不全的患者使用时注意高钾血症的防治。其他降压药如 β 受体阻滞剂、α 受体阻滞剂、血管扩张药及利尿剂等亦可应用。肾功能较差时,噻嗪类利尿剂无效或较差,应改用祥利尿剂。

血压控制欠佳时,可联合使用多种抗高血压药物将血压控制到靶目标值;并应尽量选用具有肾保护作用的降压药如 ACEI 和 ARB。

(三)对症处理

预防感染、防止水电解质和酸碱平衡紊乱、避免使用有肾毒性的药物包括中药(如含马兜铃酸的中药关木通、广防己等)和西药(如氨基糖苷类抗生素等),对于保护肾功能、防止慢性肾疾病进行性发展和肾功能急剧恶化具有重要意义。

七、预后

慢性肾炎是一持续进行性发展肾疾病,最终发展至终末期肾衰竭即尿毒症。其发展的速度主要取决于肾疾病的病理类型、延缓肾疾病进展的措施以及防止各种危险因素。

第六节　IgA 肾病

IgA 肾病又称为 Berger 病,是我国肾小球源性血尿最常见的病因,以反复发作肉眼血尿或镜下血尿,系膜 IgA 沉积或以 IgA 沉积为主要特征。IgA 肾病的发病有明显的地域差别,是亚太地区(中国、日本、新加坡和澳大利亚)最常见的原发性肾小球肾炎,占肾活检的 30%~40%,欧洲占 20%,北美洲占 10%。IgA 肾病可发生于任何年龄,但以 20~40 岁最多见。

一、病因和发病机制

IgA 肾病的发病机制目前尚不完全清楚。由于 IgA 肾病免疫荧光检查以 IgA 和 C_3 在系膜区的沉积为主,提示该病可能是由于循环中的免疫复合物在肾内沉积,激活了补体系统导致肾损害。由于沉积在肾的 IgA 为多聚体 IgA_1,而多聚体 IgA_1 主要来自黏膜免疫系统,临床上 IgA 肾病同呼吸系统和消化系统疾病的发作密切相关,提示 IgA 肾病与黏膜免疫系统疾病有关。在患者的外周血及骨髓中发现分泌 IgA 的 B 细胞增多,进一步支持上述的推测。但是,IgA 肾病患者血清中多聚体 IgA_1 仅有轻度增高,而 IgA 型的骨髓瘤和艾滋病(AIDS)等患者,循环中有很高水平的 IgA,并不发生 IgA 肾病。上述结果提示还不能肯定 IgA 肾病就是一个免疫复合物疾病,也并不完全依赖于循环中 IgA 的增高。

近年来的研究发现,IgA 肾病的病因不仅是 IgA 数量的异常,而且可能还与其分子结构本身的异常有关。人类血清 IgA_1 分子重链的铰链区域中含有 5 个丝氨酸残基结构,但 IgA 肾病患者与 IgA_1 分子结合的位点少于正常人,提示在 IgA 肾病患者存在 IgA_1 分子清除减少,也是导致 IgA_1 在肾异常沉积的重要原因。

二、病理

IgA 肾病的主要病理特点是肾小球系膜细胞增生和系膜外基质增多;其特征性病变是肾小球系膜区有单纯 IgA 或以 IgA 沉积为主的免疫球蛋白沉积。

三、临床表现

IgA 肾病好发于儿童和青少年,男性多见。多数患者起病前有上呼吸道或消化道感染等前驱症状,主要表现为发作性肉眼血尿或镜下血尿,可持续数小时或数日,肉眼血尿常为无症状性,可伴有少量蛋白尿。部分患者起病隐匿,表现为无症状性血尿和(或)蛋白尿,往往体检时才发现。

部分患者表现为肾病综合征(尿蛋白>3.5g/24h)、严重高血压及肾功能损害。以肾病综合征为表现的患者,可能伴有广泛的增生性病变。重症 IgA 肾病可导致肾功能损害或肾衰竭。有些患者在首次就诊时,就已进入终末期肾衰竭阶段。全身症状轻重不一,可表现为全身不适,乏力和肌肉疼痛等。IgA 肾病早期高血压并不常见,随着病情进展而增多,少数患者可发生恶性高血压。女性 IgA 肾病患者通常可以耐受妊娠,但是如果合并持续的重度高血压、肾小球滤过率<70ml/min 或病理结果显示合并严重的肾血管或间质病变,则不宜妊娠。

四、实验室检查

尿液检查可表现为镜下血尿或肉眼血尿,尿红细胞位相检查多为畸形红细胞;约 60% 的患者伴有少量蛋白尿(尿蛋白常<1.0g/24h),部分患者可表现为肾病综合征。

30%～50% 患者伴有血 IgA 增高,以多聚体 IgA 为主,但这种现象并不仅出现在 IgA 肾病。有学者提出可检查血中 IgA-纤维连接素和多聚 IgA,但其临床意义还有待于进一步确定。约 50% 的患者皮肤活检毛细血管内有 IgA、C_3、裂解素和纤维蛋白原沉积。

五、诊断和鉴别诊断

(一)诊断

年轻患者出现镜下血尿和(或)蛋白尿,尤其是与上呼吸道感染有关的血尿,临床上应考虑 IgA 肾病的可能;该病的确诊有赖于肾活检的免疫病理检查。

(二)鉴别诊断

1.急性链球菌感染后肾炎

此病潜伏期较长(7～14 天),有自愈倾向;IgA 肾病潜伏期短,反复发作,结合实验室检查尤其是肾活检可资鉴别。

2.非 IgA 系膜增生性肾炎

与 IgA 肾病极为相似,确诊有赖于肾活检。

3.泌尿系感染

伴有发热、腰痛和尿中红、白细胞增多的 IgA 肾病患者,易误诊为尿路感染,但反复中段尿细菌培养阴性,抗生素治疗无效。

4.其他继发性系膜 IgA 沉积

如紫癜性肾炎、慢性肝病等,相应的病史及实验室检查可资鉴别。

5.薄基底膜肾病

临床表现为持续性镜下血尿,多有阳性家族史,肾活检免疫荧光检查 IgA 阴性,电镜可见肾小球基膜弥漫变薄。

六、治疗

该病的预后差异较大,治疗需根据具体病理改变和临床表现决定。对于以血尿为主要表现的 IgA 肾病患者,目前尚无有效的治疗方法。

(一)急性期的治疗

1.上呼吸道感染

有上呼吸道感染的患者,应选用无肾毒性的抗生素控制上呼吸道感染,如青霉素 80 万 U,肌内注射,每日 2 次;或口服红霉素、头孢霉素等治疗。

2.新月体肾炎

如果肾活检提示为细胞性新月体肾炎,应及时给予大剂量激素和细胞毒药物强化治疗。

(二)慢性期的治疗

1.感染的预防及治疗

对于反复上呼吸道感染后发作性肉眼血尿或镜下血尿的患者,控制急性感染后,可考虑摘除扁桃体,手术前后 2 周需使用抗生素。

2.单纯性血尿

预后较好,无须特殊治疗,但需定期密切观察。注意避免过度劳累和感染,同时,避免使用有肾毒性的药物。

3.肾病综合征型

病理改变较轻,可选用激素和细胞毒药物,常可获得较好疗效;如果病理改变较重,疗效常较差,尤其是大量蛋白尿难于控制的患者,肾疾病呈持续进行性发展,预后差。

4.高血压

同其他的慢性肾小球肾炎一样,降压治疗可以防治肾的继发损害。已有临床研究表明,相对于其他的降压药物,ACEI 可以减少 IgA 肾病患者的蛋白尿,并延缓肾衰竭的进展。

5.慢性肾功能不全

按慢性肾衰竭处理。

6.饮食治疗

如果 IgA 肾病患者的病因同某些食品引起的黏膜免疫反应有关,那么在饮食中避免这些食物是会有益的。有学者认为富含 ω-3 多聚不饱和脂肪酸的鱼油对于 IgA 肾病有益,尤其是尿蛋白量较大的患者。但是,深海鱼油的确切作用还有待进一步的大规模多中心临床研究证实。

七、预后

既往 IgA 肾病被认为是预后良好的肾疾病,但是随后的研究发现,IgA 肾病确诊后每年有 1%～2% 的患者进入终末期肾衰竭。最新的研究提示血管紧张素转换酶(ACE)的基因多态性可能与疾病的预后有关,具有 DD 相同等位基因的患者,预后不佳。

提示疾病预后不良的指标有:持续高血压、持续蛋白尿(特别是蛋白尿＞1g/24h)、肾功能损害和肾病综合征。此外,持续性镜下血尿也是预后不佳的指标。如果病理表现为肾小球硬化、间质纤维化和肾小管萎缩,或伴有大量新月体形成时,提示预后欠佳。

第七节　隐匿性肾炎

隐匿性肾炎又称无症状性蛋白尿和(或)血尿。是指轻至中度蛋白尿和(或)血尿,不伴有水肿、高血压和肾功能损害。可见于多种原发性肾小球疾病,如肾小球轻微病变、轻度系膜增生性肾炎、局灶增生性肾炎和 IgA 肾病等。

一、临床表现

临床多无症状,多因肉眼血尿发作或体检有镜下血尿而发现;无水肿、高血压和肾功能损害;部分患者可于高热或剧烈运动后出现一过性血尿,短时间内消失;反复发作的单纯性血尿,尤其是和上呼吸道感染密切相关者应注意 IgA 肾病的可能。

二、实验室检查

尿液分析可有镜下血尿和(或)蛋白尿(尿蛋白＞0.5g/24h,但常＜2.0g/24h,以白蛋白为主);免疫学检查抗核抗体、抗双链 DNA 抗体、免疫球蛋白、补体等均正常。部分 IgA 肾病患者可有血 IgA 的升高;肾功能检查血肌酐、尿素氮等检查正常;影像学检查如 B 型超声、静脉肾盂造影、CT 或 MRI 等检查常无异常发现。

肾活检对于无症状性血尿和(或)蛋白尿的诊断非常重要。但即使做肾活检仍有 5%～15% 的患者不能做出诊断。因此,对于这一类的患者,不必一定要做肾活检。如果追踪过程中发现有血尿加重和(或)肾功能恶化,应尽快做肾活检明确诊断。

三、诊断和鉴别诊断

(一)诊断

由于无症状血尿和(或)蛋白尿临床上无特殊症状,容易被忽略。因此,加强临床观察和紧密追踪非常重要。同时,注意排除生理性蛋白尿和继发于全身性疾病的可能,如狼疮性肾炎、紫癜性肾炎等。

(二)鉴别诊断

1.大量血尿造成的假性蛋白尿

如结石、肿瘤等。常可根据病史及影像学检查鉴别。

2.排除假性血尿

如月经血、尿道周围的炎症、食物或药物的影响等;同时注意排除血红蛋白尿、肌红蛋白尿等。

3.其他继发性肾疾病

如狼疮性肾炎、紫癜性肾炎等;可根据临床表现及特殊的实验室检查进行鉴别。

4.生理性蛋白尿

多有明确的诱因如剧烈运动、寒冷、发热等,且为一过性蛋白尿,蛋白尿较轻,诱因去除后蛋白尿消失。体位性蛋白尿多见于青少年,直立时出现,卧床后消失。

四、治疗

无症状性蛋白尿和(或)血尿的患者主要应进行定期的临床观察和追踪。在未明确病因之前无特殊的治疗方法。日常生活中注意避免感染和过重体力劳动,以免加重病情。同时,应避免使用肾毒性药物。由于患者蛋白尿较轻,不必使用激素和细胞毒药物,也不必使用过多的中草药,以免某些成分导致肾功能损害。

该病可长期迁延或间歇性发作,少数患者可自愈。大多数患者肾功能长期稳定,少数患者可有蛋白尿加重,出现肾功能损害,转变成慢性肾小球肾炎。

第四章　肾脏疾病

第一节　肾盂肾炎

肾盂肾炎是指肾盂的炎症,大都由细菌感染引起,一般伴下泌尿道炎症,临床上不易严格区分。根据临床病程及疾病,肾盂肾炎可分为急性及慢性两期,慢性肾盂肾炎是导致慢性肾功能不全的重要原因。

一、急性肾盂肾炎

肾盂肾炎是由各种病原微生物感染直接引起肾小管、肾间质和肾实质的炎症。主要为非特殊性细菌,其中以大肠埃希菌为最多(占 60%～80%),其次为变形杆菌、葡萄球菌、粪链球菌、少数为铜绿假单胞菌,偶为真菌、原虫、衣原体或病毒感染。

【临床表现】

1.尿路刺激症状

肾盂肾炎多由上行感染所致,故多伴有膀胱炎,患者出现尿频、尿急、尿痛等尿路刺激症状。尿液浑浊,偶有血尿。

2.全身症状

包括寒战、发热,体温可达 38℃以上,疲乏无力、食欲缺乏,可有恶心、呕吐,或有腹痛。

3.局部体征

一侧或两侧肾区疼痛,脊肋区有叩击痛及压痛。

原有糖尿病、镇痛药肾病或尿路梗阻者并发急性肾盂肾炎,可发生急性肾乳头坏死,患者除有败血症样全身严重症状及血尿、脓尿之外,有时由于坏死乳头脱落引起输尿管绞痛,部分患者还出现少尿或尿闭及急性肾衰竭。

【诊断方法】

1.病史询问

(1)尿路感染相关症状的特点、持续时间及其伴随症状。

(2)既往史,药物史及相关病史等(如是否留置导尿管或近期有无尿道腔内操作史、有无糖尿病或免疫抑制疾病、有无尿道功能或解剖结构异常等),以排除复杂性尿路感染。

(3)患者的一般情况,如睡眠、饮食等。

2.体格检查

急性肾盂肾炎患者可有腰部胀痛,肋脊角明显压痛或叩击痛,特异性较高。

3.实验室检查

尿常规、血常规、尿涂片镜检细菌、肾功能检查、尿细菌培养。

4.影像学检查

当治疗效果不理想时,可考虑行静脉尿路造影、B超或CT等,以发现可能存在的尿路解剖结构或功能异常。

【治疗措施】

急性肾盂肾炎常累及肾间质,有发生菌血症的危险性,应选用在尿液及血液中均有较高浓度的抗菌药物。对于轻、中度患者可通过口服给药。对发热超过38.5℃、肋脊角压痛、血白细胞升高等或出现严重的全身中毒症状、疑有菌血症者,首先应予以胃肠外给药(静脉滴注或肌内注射),在退热72h后,再改用口服抗菌药物(喹诺酮类、第二代或第三代头孢菌素类等)完成2周疗程。其治疗原则是:①控制或预防全身脓毒症的发生;②消灭侵入的致病菌;③预防再发。

二、慢性肾盂肾炎

慢性肾盂肾炎是由于急性期间治疗不当,或者不彻底而转入慢性阶段,是细菌感染肾引起的慢性炎症,病变主要侵犯肾间质和肾盂、肾盏组织。由于炎症的持续进行或反复发生导致肾间质、肾盂、肾盏的损害,形成瘢痕,以至肾发生萎缩和出现功能障碍。近年研究显示,慢性肾盂肾炎的患者几乎都存在泌尿系统解剖的异常:如梗阻、泌尿系结石、肾发育异常、膀胱输尿管反流等复杂因素,后者在儿童中更为常见。

【临床表现】

间歇性出现尿急、尿频、尿痛或无症状性菌尿;伴乏力、腰胁酸痛、低热、恶心、厌食等。慢性肾小管间质浓缩稀释功能受损表现:多尿、夜尿增多、低渗和低比重尿、肾小管性酸中毒、高血压等。

【诊断方法】

慢性肾盂肾炎的诊断并不能简单地依赖发病时间的长短,而必须具备肾盂肾盏瘢痕形成的证据。证据包括:静脉肾盂造影显示肾盂肾盏变形、扩张,双肾外形不光滑,大小不等;病史或实验室检查证实有尿路感染。

1.实验室检查

尿液检测可发现白细胞尿,清洁中段尿细菌培养可有真性细菌尿。但是一次尿检阴性和细菌培养阴性不能排除慢性肾盂肾炎的可能。部分患者可以有少量蛋白尿。肾小管功能损害显示为低渗尿、低比重尿、尿 β_2 微球蛋白增高及肾小管性酸中毒等。肾小球功能损害可有血肌酐和尿素氮不同程度的升高。

2.影像学检查

静脉肾盂造影(IVP)发现肾体积变小,形态不规则,肾盂肾盏扩张、变钝,肾乳头收缩。皮质的瘢痕常位于肾的上、下极。排尿性膀胱尿路造影可见有些患者存在不同程度的膀胱输尿管反流。膀胱镜可观察输尿管开口位置和形态改变,有助于膀胱输尿管反流的诊断。B超可以显示双肾大小不等,有瘢痕形成,并可发现结石等。

【治疗措施】

慢性肾盂肾炎的临床过程反复、迁延,并为进展性。延误诊断及处理不恰当会导致最终进入终末期肾衰竭。故一旦诊断明确,应积极控制感染,并尽可能纠正和去除患者存在的泌尿系统解剖异常、反流、结石和梗阻等情况。

1.一般治疗

增强体质,提高机体的防御能力。鼓励多饮水、勤排尿,以降低髓质渗透压,提高机体吞噬细菌的能力,并冲走膀胱的细菌,减轻排尿的不适症状。膀胱刺激症状明显时可给予碳酸氢钠1g,每日 3 次,碱化尿液,缓解症状。

2.控制和去除复杂因素

积极去除结石、梗阻、畸形等病因,对于膀胱输尿管反流的患者给予手术治疗从而制止尿液反流,定期排空膀胱,“二次排尿”,必要时可给予长程低剂量抑菌治疗。

3.抗感染治疗

急性发作时按照急性肾盂肾炎的处理原则治疗,强调治疗前应行尿细菌培养以确定病原菌。针对细菌产生耐药性、病变部位形成瘢痕明显、局部血供差、病灶内抗菌药物浓度不足的情况,使用较大剂量菌类敏感抗生素,如加有酶抑制剂的半合成青霉素类制剂,疗程 4～6 周。对梗阻等解剖因素难以去除、又反复发生感染的患者,可以给予长程低剂量抑菌治疗。

4.保护肾功能

对于已经出现慢性肾功能不全的患者,应给予低蛋白饮食、降压、纠酸、排毒等护肾措施;禁用有肾毒性的药物,以保护残余肾功能。

三、肾周围炎及肾周围脓肿

肾周围炎是指肾周围脂肪、结缔组织之间发生的感染性炎症。如为化脓性感染形成脓肿,则称为肾周围脓肿。以右侧为多见。

【临床表现】

急性起病,畏寒,持续性高热,腰痛。有时在患侧腰部可触及痛性肿块,由于炎症侵及膈下或腰大肌,可出现膈肌向上膨隆和患侧胸腔肺底胸膜渗出,以及腰大肌紧张,患侧肢体不能伸展。

【诊断方法】

1.影像学检查

(1)X 线胸片:可以发现胸腔积液、脓胸等病变。

(2)腹部平片:脊柱可侧弯向患侧。肾轮廓不清,腰大肌阴影消失,患侧膈肌可抬高。

(3)IVU:患侧肾功能可有轻微受损而显影不佳。

(4)B 超:患侧肾影不清,如探得液性暗区,可能为脓肿。

(5)CT:目前认为 CT 是诊断本病的最佳方式,可以显示脓肿及其范围与邻近组织的解剖关系。在脓肿中可见气体或气液平面。CT 值为 0～20Hu。

2.实验室检查

由于病变在肾周围,故尿中仅有少量白细胞;由肾内病变引起者,尿中可有多量脓细胞及致病菌。

血常规检查白细胞计数明显增高,血培养出细菌则为败血症。

【治疗措施】

卧床休息,解热镇痛,补充体液及应用有效抗生素。

B超探及有液性暗区时,应立即进行经皮引流。如为多房性肾周脓肿,有时需在经皮引流后再行手术引流。如患侧肾的功能已丧失伴有肾多处脓肿时,应考虑行患肾切除,彻底清创及术后引流。

第二节　肾结核

肾结核在泌尿生殖系结核中占重要地位,泌尿生殖系统中其他器官的结核大都继发于肾结核,因此,既要把泌尿生殖系结核作为全身结核病的一部分,也要把泌尿生殖系某一器官的结核作为整个系统结核病的一部分。近年来在泌尿外科住院患者中结核病又有升高趋势。

【临床表现】

肾结核多在成年人发生,我国综合统计 75％的病例发生在 20～40 岁,但幼年和老年亦可发生。男性的发病数略高于女性。肾结核的临床表现与病变侵犯的部位及组织损害的程度有所不同。病变初期局限于肾的某一部分则临床症状甚少,仅在检验尿液时有异常发现。尿中可找到结核杆菌。当结核自肾影响膀胱造成膀胱结核时,则有一系列的症状出现,病变主要在肾而临床表现主要在膀胱,其主要表现如下。

1.膀胱刺激征

膀胱刺激症状是肾结核的最重要、最主要也是最早出现的症状。

2.血尿

血尿是肾结核的第二个重要症状,发生率为 70％～80％。一般与尿频、尿急、尿痛等症状同时出现。

血尿的出现多数为终末血尿,乃是膀胱的结核性炎症和溃疡在排尿时膀胱收缩引起出血。若血尿来自肾,则可为全程血尿。

3.脓尿

由于肾和膀胱的结核性炎症,造成组织破坏,尿液中可出现大量脓细胞,同时在尿液内亦可混有干酪样物质,使尿液浑浊不清,严重者呈米汤样脓尿。脓尿的发生率为 20％左右。

4.腰痛

肾结核病变严重者可引起结核性脓肾,肾体积增大,在腰部存在肿块,出现腰痛。

5.全身症状

由于肾结核是全身结核病中一个组成部分,因此可以出现一般结核病变的各种症状。如食欲缺乏、消瘦、乏力、盗汗、低热等,可在肾结核较严重时出现,或因其他器官结核而引起。

6.其他症状

由于肾结核继发于其他器官的结核或者并发其他器官结核,因此可以出现一些其他器官结核的症状,如骨结核的冷脓肿,淋巴结核的窦道,肠结核的腹泻、腹痛,尤其是伴发男性生殖道结核时附睾有结节存在。

【诊断方法】

1.实验室检查

(1)尿液常规检查:尿液经常呈酸性反应,含少量蛋白,在大多数患者显微镜下可见到有少量或中等量的红细胞和白细胞。但是在发生混合性尿路感染时则尿液可呈碱性反应,镜下可见大量的白细胞或脓球。

(2)尿普通细菌培养:肾结核是泌尿系的特异性感染。尿普通细菌培养应为阴性。但有相当部分的肾结核患者存在泌尿系的混合性感染,尿液普通细菌培养可阳性,据报告肾结核伴有混合性尿路感染者可达 1/3～1/2。

(3)尿液结核杆菌检查

①24h 尿液抗酸杆菌检查:24h 尿液浓缩行直接涂片抗酸染色后做抗酸杆菌检查,方法简单,结果迅速,阳性率可达 50％～70％,但包皮垢杆菌、草分枝杆菌也是经常在尿液中存在的抗酸杆菌,因此尿液中的抗酸杆菌并不等于结核杆菌。但是反复多次的这种检查,均能找到同样的抗酸杆菌,并且结合临床的病史与特征,对肾结核的诊断还是有一定的参考意义。

②尿结核菌培养:尿结核菌培养对肾结核的诊断有决定作用。尿液培养结核菌阳性,即可肯定为肾结核的诊断。但培养时间较长,需 1～2 个月才能得到结果,其阳性率可高达 90％。

③尿结核菌动物接种:尿结核菌动物接种的结果诊断肾结核的价值极高,可作为肾结核诊断的依据,其阳性率高达 90％以上。但费时较长,需 2 个月才能得结果。

(4)尿液结核 IgG 抗体测定:Nassau 等发现活动性结核患者体内出现一定量特异性抗体。Grauge 等证明特异性抗体为 IgG 一类。湖北医学院第一附属医院报道以聚合 OT 为抗原,采用酶联免疫吸附试验测定尿液中结核 IgG 抗体,肾结核患者尿液中具有结核 IgG 抗体,阳性率可达 89.1％。证明此项检查具有一定的特异性和敏感性,对肾结核的诊断有相当的临床意义。但对晚期肾结核而肾功能严重损害不能分泌尿液,或肾结核并发输尿管梗阻,病侧尿液不能排出,所检尿液来自健侧肾时,可出现假阴性。

(5)结核菌素试验:结核菌素试验是检查人体有无受到结核杆菌感染的一种检查方法,最常应用于肺结核病,但对全身其他器官的结核病变亦同样有参考价值。

(6)红细胞沉降率检查:肾结核是慢性长期的病变,是一种消耗性疾病,因此红细胞沉降率可以增快。李哲报道 300 例肾结核中 255 例有红细胞沉降率增快现象。但红细胞沉降率检查对肾结核疾病并无特异性,然而对膀胱炎患者伴红细胞沉降率增快常能提示有肾结核之可能,故可作为参考检查。

(7)肾功能检查

①尿素氮、肌酐、尿酸测定:一侧肾结核肾功能检查并无影响,若一侧严重肾结核,并累及对侧肾或引起肾积水而造成功能影响者则上述肾功能检查可显示增高。肾功能检查虽然不是对肾结核的直接诊断指标,但对肾结核患者如何处理有非常重要的参考价值,故必须常规进行。

②放射性核素肾图检查:肾病灶局限而不妨碍全肾的分泌功能,则肾图显示正常。如肾实质有相当范围的破坏,则肾图显示血供不足或分泌排泄时间延长。患肾破坏严重时,呈无功能水平线肾图。肾结核导致对侧肾积水时,则肾图可显示积水、梗阻曲线。此项检查虽无特异性诊断价值,但方法简单,对患者并无痛苦,故在临床亦列为常规检查方法。

2.膀胱镜检查

膀胱镜检查是肾结核的重要诊断手段。早期膀胱结核可见膀胱黏膜有充血水肿及结核结节,病变范围多围绕在肾病变的同侧输尿管口周围,以后向膀胱三角区和其他部位蔓延。较严重的膀胱结核可见黏膜广泛充血水肿,有结核结节和溃疡,输尿管口向上回缩呈洞穴样变化。通过静脉注射靛胭脂观察两侧输尿管口的排出蓝色尿时间,分别了解两侧肾功能情况。在膀胱镜检查的同时还可做两侧逆行插管,分别将输尿管导管插入双侧肾盂,收集两侧肾盂尿液进行镜检和结核菌培养及结核菌动物接种。由于这些是分肾检查数据,故其诊断价值更高。在逆行插管后还可在双侧输尿管导管内注入造影剂(12.5%碘化钠或泛影葡胺)进行逆行肾盂造影,了解双肾情况。大多患者可以明确病变的性质,发生的部位和严重程度。若膀胱结核严重,膀胱挛缩,容量<100ml时难以看清膀胱内情况,不宜进行此项检查。

3.X线检查

X线检查是肾结核的主要诊断方法,X线表现出典型的结核图像即可确立肾结核的诊断。常规进行的X线检查有以下几种。

(1)尿路平片:平片可见肾外形增大或呈分叶状。4.5%～31%可显示肾结核的片状、云絮状或斑块状钙化灶。其分布不规则、不定型,常限于一侧肾。若钙化遍及结核肾的全部,甚至输尿管时,即形成所谓的"自截肾"。

(2)静脉肾盂造影:静脉肾盂造影又称排泄性或下行性尿路造影。由于造影剂是从肾分泌后显示尿路系统,因此这种造影方法除可以明确肾病变外,还可以了解肾功能。典型的结核表现可见肾实质破坏。局限在肾乳头和肾小盏的病变为边缘毛糙,不整齐,如虫蚀样变,或其漏斗部由于炎症病变或瘢痕收缩,使小盏变形、缩小或消失。如病变广泛,可见肾盏完全破坏,干酪坏死,呈现边缘不齐的"棉桃样"结核性空洞。若全肾破坏,形成脓肾,肾功能丧失,则静脉肾盂造影检查时患肾不显影。输尿管结核在X线造影可显示管壁不规则,管腔粗细不匀,失去正常的柔软弯曲度,呈现僵直索状管道。

(3)大剂量静脉肾盂造影:如患者的总肾功能较差,一般的静脉肾盂造影不能很好显示肾情况,则可加大造影剂的用量进行大剂量静脉肾盂造影。可能使原来显示不清的病变部位显影清晰。通常应用的方法为每千克体重用 50% 的泛影葡胺造影剂 2ml,加入等同量的 5% 葡萄糖水或生理盐水,在 5～8min 内快速静脉滴注。造影前不必禁水,造影时不必加压输尿管。但造影剂总量不能超过 140ml。

(4)逆行肾盂造影:通过膀胱镜检查插入输尿管导管到肾盂后,从导管内逆行注入造影剂至肾盂中摄取 X 线片。一般用 12.5% 碘造影剂;若对碘有过敏时,则可用 12.5%～25% 的溴化钠。由于注入的造影剂可根据需要调整造影剂注入的浓度和数量,使肾内病灶显示更为清楚,故可提高诊断率,对静脉肾盂造影不能进行或显影不满意时适宜进行,但不能像静脉肾盂造影那样可了解肾功能的变化。

(5)肾盂穿刺顺行造影:对静脉或逆行肾盂造影不能进行,难以明确的病变,又不能肯定病变性质,则可进行直接肾盂穿刺后注入造影剂,同样可显示肾结核或其他病变的典型 X 线表现,起到明确诊断的作用。

【治疗措施】

肾结核继发于全身性结核病,因此在治疗上必须重视全身治疗并结合局部病变情况全面考虑,才能收到比较满意的效果。

1.全身治疗

全身治疗包括适当的休息和医疗体育活动,以及充分的营养和必要的药物治疗(包括肾结核以外的全身其他结核病灶的治疗措施)。

2.药物治疗

对于确诊为肾结核的患者,无论其病变程度如何,无论是否需行外科手术,抗结核药必须按一定方案进行服用。

(1)应用抗结核药的适应证:

①临床前期肾结核。

②局限在一组大肾盏以内的单侧或双侧肾结核。

③孤立肾肾结核。

④伴有身体其他部位的活动性结核暂时不宜肾结核手术者。

⑤双侧重度肾结核而不宜手术者。

⑥肾结核兼有其他部位的严重疾病暂时不宜手术者。

⑦配合手术治疗,作为手术前用药。

⑧肾结核手术后的常规用药。

(2)抗结核药的使用方法在临床应用抗结核药的早期,一般都采用单药治疗,现在则主张两种或两种以上抗结核药联合应用。单药治疗的最大缺点是容易产生耐药,也容易出现毒性反应。若联合应用两种药物,耐药的出现时间可延长 1 倍,并用 3 种药物可延长 3～4 倍。

抗结核药的停药标准在抗结核药治疗过程中,必须密切注意病情的变化,定期进行各种有关检查,达到病变已经痊愈,则可考虑停止用药。目前认为可以停药的标准如下:

①全身情况明显改善,红细胞沉降率正常,体温正常。

②排尿症状完全消失。

③反复多次尿液常规检查正常。

④24h尿浓缩查抗酸杆菌,长期多次检查皆阴性。

⑤尿结核菌培养、尿动物接种查找结核杆菌皆为阴性。

⑥X线泌尿系造影检查病灶稳定或已愈合。

⑦全身检查无其他结核病灶。

在停止用药后,病员仍需强调继续长期随访观察,定期做尿液检查及泌尿系造影检查至少3～5年。

3.手术治疗

虽然目前抗结核药治疗可以使大部分肾结核患者得以控制治愈,但是仍有一部分患者使用药物治疗不能奏效,而仍需进行手术治疗。手术包括全肾切除、部分肾切除、肾病灶清除等几种方式,需视病变的范围、破坏程度和药物治疗的效应而选定。

(1)全肾切除术

①全肾切除术适应证:单侧肾结核病灶破坏范围较大在50%以上;全肾结核性破坏肾功能已丧失;结核性脓肾;双侧肾结核,一侧破坏严重,而另一侧为极轻度结核,需将严重侧切除,轻度病变侧采用药物治疗;自截钙化灰泥肾。

②肾切除术前、后的抗结核药应用:由于肾结核是全身结核病的一部分,是继发性的结核,更是泌尿系结核中的一部分,当肾切除术期间,可因手术的损伤使机体的抵抗力降低,致使肾结核以外的结核病灶造成活动或播散,因此在肾切除术前、后必须应用抗结核药予以控制。

肾切除术前抗结核药的术前准备:抗结核药在手术前准备所选用的品种和药用剂量,同一般抗结核治疗相同。但在使用方法和使用时间上有所不同。如异烟肼100mg每天3次口服,链霉素0.5g,每天2次肌内注射,利福平300mg每天2次口服,应用方法为每天应用,持续2周,然后再手术。如果患者全身情况较差,或有其他器官结核,应酌情延长术前抗结核药的准备,有时术前用药可延长至3～4个月之久。术后仍需如此应用,直至术后体力恢复,约2周以后转入常规的抗结核治疗。

肾切除术后抗结核药的应用:就泌尿系结核而言,肾结核是其原发病灶,当病肾切除后,仅为将泌尿系的原发病灶切除,术后仍有残留的结核病变存在,这些残留的输尿管结核和膀胱结核或全身其他器官结核仍需要参照抗结核药的选择和长程或短程治疗方案按期应用,直至泌尿系结核彻底控制而停药。

(2)部分肾切除术

①部分肾切除术适应证:为局限在肾一极的1～2个小肾盏的破坏性病变,经长期的抗结核药物治疗而未能奏效;1～2个小肾盏结核漏斗部有狭窄引流不畅者;双侧肾结核破坏均轻而长期药物治疗无效。如果唯一的有功能肾需行部分肾切除手术时,则至少应保留2/3的肾组织,以免术后引起肾功能不全。

②部分肾切除术前、后的抗结核药应用:由于抗结核药治疗往往收到良好效果,因此部分

肾切除术较少进行,对于适合此项手术的患者应在较长时间的抗结核药准备后才能施行。一般术前准备用药需 3~6 个月。术前尚需再次造影检查,核实病变情况后再决定手术。

手术后因余留有部分肾和泌尿系器官的结核,故仍需继续使用抗结核药至少 1 年,以巩固疗效。

(3)肾病灶清除术

①肾病灶清除术的适应证:为肾的实质中存在密闭的肾盏所形成的结核性空洞,常充满干酪样物质。抗结核药不能进入空洞,而空洞中仍有活动结核杆菌存在。因此需切开空洞,清除干酪样结核组织,腔内再用抗结核药。

②手术前后亦需较长时期的抗结核药应用,以防结核播散和术后巩固治疗。

4.膀胱挛缩的处理

膀胱挛缩是结核性膀胱炎的严重后果,往往是在严重的膀胱结核愈合过程中逐步形成。治疗的方法有以下几种。

(1)经肾切除或抗结核药治疗,结核病变控制后,设法扩大膀胱。在极个别挛缩较轻的病例,训练患者逐渐延长排尿相隔时间,使膀胱容量逐渐增大。能使用此方法的病例较少,挛缩严重者不能采用,膀胱的顺应性低,易造成上尿路损害。

(2)药物治疗:由于严重膀胱结核的炎症与愈合过程交替进行,因此在泌尿系原发病灶处理后,应着手进行治疗。有学者介绍了愈创莫、吡嗪酰胺(ZA)、氧氯苯磺酸等治疗膀胱结核,扩大了膀胱容量,阻止挛缩的发生。氧氯苯磺酸是一种有效的杀菌剂,为冲洗膀胱利用其在水中能释放出次氯酸达到杀菌目的,清除膀胱病灶内坏死组织,起扩创作用,对正常黏膜无任何损害,因此可使病灶痊愈,膀胱容量增加。但若膀胱已成瘢痕收缩,虽经冲洗亦无法增大容量。Lattimer 着重指出在局部冲洗时,尚需同时应用全身抗结核药治疗。

(3)手术治疗:诊断明确的膀胱挛缩,容量在 50ml 以下,而不能应用非手术治疗使膀胱容量扩大,则应考虑扩大膀胱的手术治疗。扩大膀胱的办法是采用游离的肠曲与膀胱吻合,以往是应用游离的回肠段,虽然游离回肠段的活动度较大,易于与挛缩膀胱进行吻合,但由于回肠扩大膀胱后不少患者会出现回肠段的扩张,失去张力,使尿液潴留在扩大的膀胱内,不能排空,因此现在基本已不采用。目前一般均应用游离结肠段扩大膀胱。结肠的优点为收缩力较强。结肠应用的长度在 12cm 以内,与膀胱吻合的方法均采用猫尾式的吻合。若是患者在膀胱挛缩的同时有结核性输尿管口狭窄或输尿管下段结核狭窄,则应在扩大膀胱时将狭窄以上的输尿管切断,上端输尿管重新与游离结肠进行吻合。若膀胱挛缩的同时有结核性尿道狭窄存在,除非其狭窄能用尿道扩张等办法得以解决,否则挛缩膀胱不宜进行扩大手术,只能放弃应用膀胱而施行尿流改道为宜。

5.对侧肾盂积水的处理

对侧肾盂积水需要处理时,必须对泌尿系统有一全面的了解,如肾盂积水的程度,输尿管扩张的状态,输尿管下端、输尿管口有无狭窄,膀胱有无挛缩,以及挛缩的程度等。最后选择正确的处理方案。一般的处理方案有下列几种。

（1）对侧肾输尿管轻、中度扩张积水而合并膀胱挛缩：在处理上按照膀胱挛缩的手术治疗，应用乙状结肠段扩大膀胱并将输尿管与结肠进行吻合。

（2）对侧肾输尿管轻、中度扩张积水而无膀胱挛缩（积水是由输尿管口或输尿管下段狭窄所致）：在治疗上争取进行输尿管口扩张或切开术或输尿管下端狭窄部扩张。若扩张不能取得成功，则可考虑进行输尿管切断后与膀胱重新吻合术。

（3）对侧肾输尿管重度扩张积水而致肾功能减退者：应行积水肾的引流手术。手术的方式有以下两种。

①暂时性肾造口手术：肾输尿管重度积水时可做肾造口手术。在造口引流尿液相当一段时间后，若扩张缩小，积水改变或消失，肾功能恢复正常，只可再做膀胱扩大手术输尿管移植于扩大膀胱的肠壁中。以后再拔除肾造口导管。

②永久性引流：若肾造口后积水并无改变，肾盂输尿管扩张亦不缩小，则可将肾造口的导管永久保留在肾盂内，长时期引流。若肾盂输尿管扩张积水严重而根本没有机会修复原来泌尿系的通道，则可直接进行永久性肾造口术，或者施行扩张输尿管的皮肤移植术或回肠膀胱术（Bricker 手术）。考虑永久性引流而难以恢复正常的尿路排尿有以下几种病情：并发严重尿道结核，估计难以修复使尿流通畅者；膀胱挛缩极度严重，估计难以进行膀胱扩大者；合并肠道结核、腹膜结核或其他肠道疾病者；积水肾功能严重障碍，估计手术后难以恢复到能胜任轻微的电解质紊乱者；患者一般情况很差而不可能再施行成形手术者。

6.结核性膀胱自发破裂的处理

结核性膀胱自发破裂是肾结核晚期的严重并发症。往往在膀胱破裂以前患者有泌尿系结核的症状，而破裂后常为急腹症情况。如诊断不能明确则应及早剖腹探查以免贻误抢救时机。对于结核性膀胱自发破裂应尽早施行手术，修补膀胱的穿孔处，并做膀胱造口术。手术前后应常规服用抗结核药物，以后再根据肾结核的病变做进一步处理。

第三节　肾下垂

肾下垂是指肾脏随呼吸运动或体位改变所移动的位置超出正常范围，并由此可引起泌尿系统及其他方面的症状。正常肾脏在深吸气与呼气、站立位与平卧位时相差可达 2～5cm，但如果降至第 3 腰椎以下即可诊断肾下垂。下垂的肾脏可沿其纵轴及横轴旋转，若肾脏移动越过中线者，则称为游走肾。

【病因】

肾下垂的发生与下列因素有关：①体内结缔组织松弛：肾囊与腹膜间结缔组织松弛、肾上腺与肾上腺间韧带松弛。②衬托肾窝力量减弱：如腹壁肌肉松弛致使腹压下降，如孕妇分娩后易诱发肾下垂；消瘦者肾周脂肪减少致撑托肾脏能力降低。③肾窝浅：女性肾窝浅而宽，易发生肾下垂；右侧肾窝较左侧浅，且在呼吸运动时右肾受肝脏冲击，故右肾下垂多见。④惯性伤：

由高处跌下或躯体受到剧烈的震荡,有时可使固定肾脏的结缔组织撕裂而发生肾下垂。⑤慢性便秘、咳嗽。⑥腰椎过多(6 个以上腰椎)。⑦肾蒂长,全内脏下垂等。

【病理】

肾下垂的病理表现为肾脏的下移可牵拉肾血管或使其扭曲,从而影响肾脏血液循环,使肾脏充血、肿胀,以致发生绞痛、血尿、蛋白尿甚至无尿等;下移的肾脏也可使输尿管或肾盂输尿管交界处梗阻,而导致感染、肾积水、结石等。少数患者由于移位肾脏牵拉十二指肠和结肠曲,或肾脏突然下移,激惹肾及腹膜后自主神经系统,出现消化道梗阻症状。肾下垂常伴有其他内脏器官下垂。

【诊断】

(一)临床表现

1.肾下垂多见于消瘦女性,好发于 20～40 岁,约 70％肾下垂见于右侧,20％为双侧,仅 10％为左肾下垂。

2.80％以上的肾下垂患者无症状,常在腹部检查或被患者自己无意发现。常见的症状包括:①泌尿系症状:腰区坠胀、牵拉感或隐痛,多于站立过久或走动后发生,平卧可缓解。有时主要表现为反复发作血尿或肾盂肾炎。典型的 Dietl 危象较少见,系由肾蒂被牵拉或输尿管急性梗阻引起,表现为急性肾绞痛伴恶心、呕吐、虚脱及血尿等,平卧即缓解并出现多尿;②胃肠症状:消化不良,上腹饱满,恶心、呕吐、便秘、腹泻等;③神经精神症状、乏力、失眠、眩晕、心悸及神经过敏等。

3.体检时可扪及下垂的肾脏,且位置随体位而改变。

(二)实验室检查

尿常规正常或有血尿、蛋白尿、脓尿等。

(三)影像学检查

1.X 线检查

立位泌尿系平片上可见肾影有不同程度的下移。排泄性和逆行尿路造影可进一步了解肾脏的位置和功能,以及有无旋转、肾积水、输尿管扭曲、肾盂内造影剂排空延迟等。

2.B 超检查

卧位和立位肾脏位置相差 3cm 以上。

【鉴别诊断】

需与肾下极囊肿、肿瘤及盆腔异位肾相鉴别。

【诊断标准】

站立位肾脏下移一个锥体即可诊断为肾下垂。根据立位泌尿系平片上肾影与脊柱锥体位置对比的关系,将肾下垂分为四度。

Ⅰ度:肾脏自正常位置下降 1 个锥体以上(第 3 腰椎,以下类推)。

Ⅱ度:肾脏自正常位置下降 2 个锥体以上。

Ⅲ度:肾脏自正常位置下降 3 个锥体以上。

Ⅳ度:肾脏下降到第 5 腰椎水平以下。

【治疗】

1.无症状者不需要治疗。

2.保守治疗

(1)注意休息,适当增加营养及脂肪饮食,消瘦者可用苯丙酸诺龙 25～50mg,每周 1～2 次肌内注射。

(2)加强体育锻炼,如仰卧起坐、游泳、气功等锻炼腹部肌肉。

(3)使用宽腰带和肾托可使肾固定于原位。

(4)中医中药:可用补中益气丸和金匮肾气丸。

(5)肾周围注射硬化剂:适用于症状较重、伴有并发症或不愿手术,而无上尿路梗阻、结石者。于肋脊角处用腰穿针刺入肾周脂肪囊,注射温热明胶奎宁溶液(每 100ml 含奎宁 2.5g、乌拉坦 2.5g 和明胶 20g)70～100ml,注射后取头低脚高卧位 7 日,可使肾脏粘连固定,也可采用醋酸酚、自体血液等。术后可能出现腰痛、发热及腹胀等反应。

3.手术治疗

症状较重,上述治疗无效者,可考虑手术固定。

【预后】

预后良好。

第四节　肾囊肿性疾病

肾囊肿性疾病是由多种原因引起的一大组肾内不同部位出现单个或多个囊肿的疾病。可分为七大类:①肾皮质囊肿,即单纯性肾囊肿;②多囊肾,包括常染色体显性遗传性多囊肾和常染色体隐性遗传性多囊肾;③肾髓质囊性病变,包括海绵肾和髓质囊性复合性病变;④肾发育异常,包括多房性肾囊性变和肾囊性发育异常伴下尿路梗阻;⑤遗传综合征中的肾囊肿,包括 Meckel 综合征、Zellweger 脑肝肾综合征和 Lindau 病;⑥肾实质外肾囊肿;⑦其他肾实质囊肿,如获得性肾囊肿。其中以单纯性肾囊肿和多囊肾最为常见。

一、单纯性肾囊肿

【病因】

单纯性肾囊肿病因尚未完全阐明,可能与先天性发育异常及老年退行性改变有直接关系。囊肿起源于肾小管,病变起始为肾小管上皮细胞增殖而形成的肾小管壁囊状扩大或微小突出,其内积聚肾小球滤过液或上皮分泌液,与肾小管相通。最终囊壁内及其邻近的细胞外基质重组,形成有液体积聚的独立囊,不再与肾小管相通。

【病理】

囊肿多发生于肾实质的近表面处,但也可位于皮质深层或髓质,除少数破裂外,并不与肾盏、肾盂相交通。一般为单侧和单发,多位于肾下极,但也有多发或位于肾中上部者,双侧发生很少见。囊肿大小不一,囊壁厚 1～2mm,衬以单层扁平上皮。其含液量由数毫升至数千毫升不等。囊液为透明浆液,约 5% 为血性液体,由囊内出血或恶变所致。

【诊断】

1.临床表现

任何年龄均可发生,多见于老年患者。小囊肿多无症状,一般直径达 10cm 时可出现患侧腰部胀满感,并有轻度恶心及呕吐等消化道症状。囊内出血时可发生腰部剧痛,合并感染可伴体温增高。有时腹部可触及包块。一般不引起血尿,偶尔囊肿压迫邻近肾实质可产生镜下血尿。有时会引起高血压。囊肿破裂可表现为急腹症,极少数可有肉眼血尿。囊肿压迫输尿管时可引起梗阻、积液和感染。

2.影像学检查

(1)B超检查:典型的 B 超表现为病变区无回声,囊壁光滑,边界清楚,该处回声增强;当囊壁显示为不规则回声或有局限性回声增强时,应警惕恶变可能;继发感染时囊壁增厚,病变区内有细回声;伴血性液体时,回声增强。

(2)CT 检查:对 B 超不能确定者有价值。囊肿伴有出血或感染时,呈现不均质性,CT 值增加;对于位置深在的囊肿,增强 CT 扫描有助于鉴别肾盏憩室、肾盏积水及肾癌液化。

(3)磁共振成像(MRI)检查:能帮助确定囊肿性质。

(4)静脉尿路造影:能显示囊肿压迫肾实质或输尿管程度,并有助于鉴别肾囊性占位是否与集尿系统相通。

对仍不能确诊者,特别是疑有恶变或与囊性肾肿瘤鉴别困难时,可行肾动脉造影检查和在 B 超或 CT 引导下行穿刺细胞学检查。

【鉴别诊断】

应与囊性肾肿瘤、肾盏憩室、肾积水等相鉴别。

【治疗】

(1)对于小于 3～4cm 的无症状单纯性肾囊肿,无肾盂、肾盏明显受压者无须处理,可采用 B 超定期检查随访,镜下血尿者只需对症处理。

(2)对于体积较大、症状明显、经检查证实囊肿与肾盏、肾盂不相通者,可采用腹腔镜或开放手术囊肿去顶。对于囊肿恶变或囊肿很大、肾实质被压迫萎缩严重致肾功能丧失,而对侧肾正常者,可行肾切除术。

【预后】

本病为良性疾病,预后多良好。少数肾囊肿有恶变的可能。

二、多囊肾

【病因】

多囊肾为遗传性疾病。根据遗传学特点,分为常染色体显性遗传多囊肾(ADPKD)和常染色体隐性遗传多囊肾(ARPKD)两类。ADPKD 又称成人型多囊肾,是常见的多囊肾病。

致病基因有 ADPKD1 基因(位于 16 号染色体短臂 1 区 3 带 3 亚带)和非 ADPKD1 基因(4 号染色体长臂 1 区 3 带 23 亚带)。属常染色体显性遗传,外显率几乎 100%。具有家族聚集性,男女均可发病,两性机会均等,连续几代均可出现患者。每个子代均有 50% 的机会由遗传得到病理基因。但约 40% ADPKD 患者无明显家族史,可能与基因突变、环境等因素有关;ARPKD 又称婴儿型多囊肾,系常染色体隐性遗传,较少见。

【病理】

多囊肾几乎都是双侧发病,大多数患者的病变在胎儿期已经存在,随时间逐渐长大,但进展可不对称。全肾布满大小不等、层次不同的囊肿,多数囊肿之间仍可辨认较正常的肾实质存在,囊内有尿性液体,出血或感染时呈不同外观。肾盂肾盏明显变形。光镜下发现囊肿间有肉眼不能见到的正常形态组织。常可见到继发性肾小球硬化、肾小管萎缩或间质纤维增殖。囊壁为低立方上皮细胞。电镜下囊壁为单纯简单上皮,细胞缺乏微绒毛,含有少量线粒体和其他细胞器。

本病约 30% 伴肝囊肿,10% 伴胰腺囊肿,5% 伴脾囊肿,10% 伴脑基底动脉瘤。在青年期,肾脏大小及肾功能可正常,但囊肿逐渐增多、增大,肾功能逐渐减退直至衰竭。

【诊断】

1.临床表现

(1)疼痛是最常见的早期症状,典型 ADPKD 病例常在 40～50 岁开始有腹痛、腰部压迫感,呈间歇性或持续性,卧床后减轻,少数偶可发生绞痛。血尿很常见,持续存在镜下血尿,可周期性发生肉眼血尿,血块通过输尿管可引起绞痛。50 岁以上患者出现血尿时,应注意同时发生恶性肿瘤的可能。约 1/4～1/2 患者合并尿路感染,约 1/5 合并肾结石。当肾功能减退,出现血肌酐增高时,多数伴有高血压、贫血、左心室肥大。晚期出现尿毒症。有家族史。合并肾外囊肿的患者可有相应肾外表现。

(2)体检时可触及一侧或双侧肾脏呈结节状。合并感染时有压痛。

2.实验室检查

(1)尿常规:早期可无异常。中晚期时有镜下血尿,部分患者可出现蛋白尿、脓尿。

(2)尿渗透压测定:病程早期即可出现肾浓缩功能下降。

(3)血肌酐:随肾功能的丧失而升高。

(4)基因连锁分析和其他基因鉴别技术的应用:有可能在发病前或产前做出诊断。

3.影像学检查

(1)KUB 平片:肾影增大,外形不规则。若囊肿感染或有肾周围炎,肾影及腰大肌影不清楚。

(2)排泄性尿路造影:肾盂、肾盏受压变形,呈蜘蛛状。肾盏呈弯曲状。

(3)B 超:是多囊肾的首选诊断方法,主要超声表现为肾体积明显增大、肾内多个大小不等的囊肿与肾实质回声增强。

(4)CT 及 MRI:精确度高,可检出 0.3～0.5cm 囊肿。表现为双肾增大,呈分叶状,有多个液性囊肿。还可发现肝、脾及胰腺囊肿。

【鉴别诊断】

本病需与双肾积水、双肾肿瘤、遗传性斑痣性错构瘤等相鉴别。

【治疗】

ADPKD 无症状者无须治疗,应防止腹部损伤,以免囊肿破裂,并严格控制并发症如疼痛、出血、尿路感染和高血压。囊肿减压术应慎重,特别是晚期病例囊肿减压治疗无意义,手术可能加重病情。当出现血尿时,除尽快明确原因进行相应治疗外,应减少活动或卧床休息,同时进行对症处理。并发结石时,应根据结石部位及大小,按尿路结石处理原则进行治疗。晚期出现肾功能衰竭,可行透析或肾移植治疗。

ARPKD 无特殊治疗。

【预后】

ADPKD 晚期病例多出现肾功能衰竭,需行透析或肾移植治疗。ARPKD 常于出生后不久死亡,只有极少数较轻病例可存活至儿童时代甚至成人。

【随诊】

需定期复查 B 超及肾功能等。

第五节　肾血管性高血压

肾血管性高血压系指肾动脉病变使肾血管流量减少导致肾缺血所引起的高血压,最常见的原因是肾动脉狭窄。占全部高血压患者的 5%～10%,占恶性高血压的 20%。及时解除肾动脉病变,高血压可以逆转。

【病因】

能引起肾动脉狭窄或栓塞的各种疾病均可引起肾血管性高血压。常见病因包括:

1.肾动脉先天性异常

如多分支发育不良、主干闭锁及蔓状血管瘤等。

2.多发性大动脉炎

多发于青壮年,易累及肾动脉,使其狭窄。

3.动脉粥样硬化

肾动脉内膜形成粥样斑块,致使管腔狭窄。

4.肾动脉肌纤维增生

肾动脉管壁中层纤维增生,导致管腔狭窄。

5.肾动脉栓塞

常继发于心血管病或其手术后。

6.肾动脉瘤

外伤或病理因素所致。

7.肾动静脉瘘

多为肾外伤后所致。

8.肾动脉周围压迫性狭窄

如肿瘤、腹膜后纤维化等。

【诊断】

(一)临床表现

(1)高血压:表现为年轻人高血压、老年人突发高血压,以及原来稳定的高血压突然恶化。血压持续升高,以舒张压升高明显,一般降压药物治疗无效,只对转化酶抑制剂和血管紧张素拮抗剂有效。并可伴有头痛、视物模糊、呕吐等。

(2)腰痛:部分患者可有间歇性腰痛、跛行、臀部放射痛等下肢供血不足现象。

(3)部分患者腹部脐上方或肋脊角可听到血管收缩期杂音或伴有轻度震颤。

(4)肾动脉栓塞时可有腹痛、发热、周围血象白细胞增高等。

(5)部分患者可出现血尿、蛋白尿。

(6)继发醛固酮增多症。

(二)实验室检查

1.分肾功能测定

患侧肾功能较健侧为差。

2.肾素活性测定

外周血肾素值高于正常。分侧肾静脉肾素活性测定时,患侧与健侧肾素活性比值≥1.5。

3.醛固酮值测定

血、尿醛固酮均增高,但低于原发性醛固酮增多症水平,一般无明显水、钠潴留。

4.药物试验

(1)血管紧张素阻滞剂试验:醋酸肌维生素 C,5~10μg/(kg·min)静脉注射,2 分钟后血压降至正常者为阳性。

(2)转化酶抑制剂降压试验:静脉滴注 SQ20881 1mg/kg 后 1~2 小时血压显著下降者为阳性。

(三)影像学检查

1.腹部平片及静脉肾盂造影

可发现两肾大小、肾盂显影时间、显影剂浓度有差异。

2.腹主-肾动脉造影

多采用经皮穿刺股动脉插管造影,可清楚显示肾动脉病变的性质、范围以及狭窄程度等;数字减影血管造影术可使病变显示更为清晰。在诊断上具有决定性意义,能为手术治疗提供依据。

3.彩色多普勒检查

可以了解肾动脉的血流情况。早期患者肾上腺无明显改变,如不控制可出现肾上腺微腺瘤。

4.核素肾图检查

可行^{131}I肾图、^{99m}Tc DTPA 做示踪剂的计算机断层摄影及卡托普利肾图检查,间接了解肾动脉狭窄情况。

【治疗】

1.药物治疗

主要应用血管紧张素转化酶抑制剂、钙拮抗剂、α 和 β 受体阻滞剂等药物,应根据病因的病理生理基础选用合理药物治疗方案。

2.经皮腔内血管成形术(PTA)

近期疗效可达 90% 以上,远期复发率较高,但可反复多次进行,病人痛苦较小。

3.外科手术治疗

(1)肾血管重建术:根据不同情况,可选择下列不同的手术方法治疗。

1)动脉血栓内膜剥脱术:适用于肾动脉开口或其近端 1/3 的动脉粥样硬化斑块或内膜增生病变。

2)肾动脉狭窄段切除,肾动脉端端吻合术:适用于肾动脉局限性纤维肌肉增生,狭窄的长度在 1~2cm 以内。

3)脾肾动脉吻合术:适用于左肾动脉狭窄性纤维肌肉增生病变者。

4)肝肾动脉吻合术:右肾动脉狭窄,主干的远段正常者。

5)病变部分动脉切除后利用移植物置换术:适用于肾动脉狭窄长度超过 2cm 的患者。

6)肾动脉再植术、自体肾移植术等。

(2)肾血管旁路手术:可采用大隐静脉、髂内动脉、脾动脉、人造血管等移植物搭桥旁路手术。

(3)肾切除术和部分肾切除术。

第六节　肾盂肿瘤

肾盂肿瘤多数为移行上皮细胞乳头状瘤,亦有鳞状上皮细胞癌和腺癌。泌尿系统的肾盂、输尿管、膀胱、尿道均覆有移行上皮,其肿瘤的病因、病理等相似,且可同时或先后在不同部位出现肿瘤。平均发病年龄 55 岁,大多数在 40~70 岁。男:女约 2:1。

【临床表现】

特征性表现为间歇性无痛性全程肉眼血尿,常无肿块或疼痛,偶因血块堵塞输尿管出现肾绞痛。体征不明显。

【诊断方法】

1.影像学检查

(1)尿路造影:诊断主要依据肾盂肾盏内不规则充盈缺损;除非合并肾盂积水,肾增大多不明显,肾外形无局部突出。部分病例表现为无功能肾,需逆行肾盂造影才能明确诊断。但逆行造影有时只能显示肿瘤下界,呈杯状充盈缺损。有时,肿瘤完全闭塞某一肾盏,易误诊为肾癌。注意肾盏基部"杯状残缺"现象,有助于鉴别。肾癌造成肾盏闭塞,多呈"削尖状",邻近肾盏有受压移位改变。

诊断最困难的是非乳头状癌,其肾盂壁浸润所造成的充盈缺损较平浅,不易辨认。特别是并发于肾盂巨大鹿角形结石的肾盂癌,因结石的占位及肾盂积水,尿路造影常不显影,术后才发现合并肾盂癌。根据临床经验,对于以血尿就诊且 X 线检查有巨大肾盂结石的老年患者,应警惕合并肾盂癌的可能。

(2)B超表现:诊断肾盂癌主要根据肾窦中央回声分裂或有肾盂积水,肾盂内出现实性不规则回声。肿瘤回声较结石低且无曳后声影。

(3)CT 表现:可分为如下几型。①盂内型:平扫可见软组织肿块(CT 值 20~45Hu)充填肾盂肾门区,肾窦脂肪影变窄或消失,常伴有肾盂积水表现;增强扫描肿块 CT 值较平扫时有所增加,但由于肾盂肾盏显影常延迟,肾盂内充盈缺损表现需在增强后延迟扫描上才能显示。②盂壁浸润型:CT 除肾盂巨大结石和重度肾盂积水的表现外,仔细观察可见盂壁或伴有输尿管壁的不规则增厚或扁平肿块;增强后扫描盂壁及肿块可有强化。若邻近肾实质内出现边界模糊的低密度区,表示累及肾实质。

2.尿脱落细胞学检查

(1)病理学检查:30%~40%可发现癌细胞,阳性率随肿瘤分级的增高而增加。

(2)荧光原位杂交技术(FISH):通过检测尿脱落细胞染色体异常发现癌细胞,敏感性85%~100%。

3.膀胱镜检查

膀胱镜检查可见患侧输尿管口喷出血性尿液。

【鉴别诊断】

盂内型肾盂癌主要应与盂内血块鉴别:后者轮廓较模糊,形状不固定,增强扫描后无强化。癌侵入肾实质病例,有时可误为肾实质癌,注意肿块以肾盂肾门为中心和肾外形多无局限性凸隆可予以鉴别。

【治疗措施】

手术切除肾及全长输尿管,包括输尿管开口部位的膀胱壁。经活检分化良好的无浸润肿瘤亦可局部切除,小的肾盂肿瘤也可通过内镜手术切除或凝固。肾盂肿瘤手术 5 年生存率30%~60%,由于病理差异极大,预后也很悬殊。随诊中应注意其余尿路上皮器官发生肿瘤的可能。

第七节　肾损伤

肾损伤发病率每年在 5/100000。72％见于 16～44 岁的男性青壮年,男女比例约 3∶1,在泌尿系统损伤中仅次于尿道损伤,居第二位,占所有外伤的 1％～5％,腹部损伤的 10％。以闭合性损伤多见,1/3 常合并有其他脏器损伤。当肾存在积水、结石、囊肿、肿瘤等病理改变时,损伤可能性更大。

【病因与病理】

1.损伤原因

(1)闭合性损伤:90％是因为车祸、摔落、对抗性运动、暴力攻击引起。肾是腰腹部闭合性损伤中第二位容易受伤的器官,大部分损伤程度较轻,Ⅲ级或Ⅲ级以上的损伤占 4％,其中肾裂伤、肾血管损伤占 10％～15％,单纯的肾血管损伤小于 0.1％。快速减速性损伤可能引起肾动脉闭塞。

(2)开放性损伤:主要是由锐器损伤、枪弹伤等引起。有 94.6％的穿通伤合并邻近器官的损伤,且 67％为Ⅲ级或Ⅲ级以上的损伤。高速穿通伤(速度＞350m/s)引起的组织损伤程度较低速穿通伤更为严重。

2.分类

(1)病理分类

①肾挫伤:仅局限于部分肾实质,形成肾瘀斑和(或)包膜下血肿,肾包膜及肾盂黏膜完整。

②肾部分裂伤:部分实质裂伤伴有包膜破裂,致肾周血肿。

③肾全层裂伤:实质深度裂伤,外及包膜,内达肾盂肾盏黏膜,常引起广泛的肾周血肿、血尿和尿外渗。

④肾蒂损伤:肾蒂血管或肾段血管的部分和全部撕裂;也可能因为肾动脉突然被牵拉,致内膜断裂,形成血栓。

(2)临床分类:国内一般将肾挫伤及肾部分裂伤归为轻度肾损伤,其他为重度肾损伤。

【诊断方法】

1.病史

病史是诊断的重要依据,但对病情严重者,应首先按急救 ABCDEF 原则进行处理。病史包括:受伤史、救治史和(或)既往病史等。

2.血尿

血尿是绝大多数肾损伤的重要标志,多为肉眼血尿,少数为镜下血尿。但血尿的严重程度不一定与肾损伤的程度一致,有时肾损伤可无血尿(如肾蒂血管损伤、输尿管完全离断、休克等)。

3.体格检查

应进行全面的体格检查,包括循环、呼吸、神经、消化等系统,以确定有无合并伤。在此基础上,如果发现腰部伤口或瘀斑,应怀疑肾损伤;伤侧肾区疼痛或压痛;腰部出现不规则增大的肿块;肋骨骨折;腹肌及腰肌强直。

4.实验室检查

(1)血液检查:血红蛋白、血细胞比容、血细胞比积测定。持续的血细胞比容降低提示大量失血。

(2)尿液及沉渣检查:受伤后不能自行排尿者应进行导尿检查。严重休克无尿者,往往要在抗休克、血压恢复正常后方能见到血尿。

(3)血清肌酐测定:伤后 1h 内的测定结果主要反映受伤前的肾功能情况。

5.影像检查

(1)腹部平片:轻度肾损伤可无重要发现,重度肾损伤可见肾影模糊不清,腰大肌影不清楚,脊柱凹向伤侧,有时可见合并肋骨或腰椎骨折。

(2)B 超:对观察肾损伤程度,血、尿外渗范围及病情进展情况有帮助,但在肾损伤临床分类评估中的作用尚有争议。适合:①对伤情做初步评估;②连续监测腹膜后血肿及尿外渗情况。

(3)静脉尿路造影(IVU):可了解肾损伤的程度及对侧肾功能情况,同时还可了解有无肾原发性疾病。但因检查时需压迫腹部,对急诊外伤患者不适宜,故有学者主张行大剂量静脉造影。无 CT 的单位可行此项检查。对血压不稳定需要急诊手术探查的患者可在手术室行术中IVU 检查(单次静脉注射造影剂 2mg/kg)。

(4)CT:增强扫描是肾损伤影像学检查的"金标准"。能迅速准确了解肾实质损伤情况,尿外渗、肾周血肿范围;动脉和静脉相扫描可以显示血管损伤情况;注射造影剂 10～20min 后重复扫描可显示集合系统损伤情况,是肾损伤临床分级的重要依据。同时还可了解对侧肾功能、肝、脾、胰、大血管情况。必要时可重复 CT 检查评估伤情变化。

(5)磁共振(MRI):对造影剂过敏的患者可选择 MRI 检查,1.0T 以上的 MRI 检查可以明确肾碎裂及血肿的情况。一般不作为常规检查。

(6)肾动脉造影:能显示肾血管及分支的损伤情况。因该检查费时且为有创检查,因此,仅在疑有肾动脉分支损伤导致持续或继发出血,并有条件行选择性肾动脉栓塞时进行该项检查。

(7)核素扫描:核素扫描对严重碘过敏患者判断肾血流状况有较多帮助,但一般不需进行该项检查。

【治疗指征】

肾损伤的治疗目的:保存肾功能和降低病死率。

1.肾探查的指征

伤情是决定是否行肾探查术的主要因素。闭合性肾损伤总体手术探查率低于 10%,而且还可能进一步降低。

(1)严重的血流动力学不稳定,危及伤者生命时,为绝对手术探查指征。

(2)因其他原因行剖腹探查时,有下列情况时应行肾探查:①肾周血肿进行性增大或肾周血肿具有波动性时；②术前或术中造影发现肾不显影，或伴有其他异常时；③如果肾显影良好，且损伤分级明确，可暂缓行肾探查术。

（3）Ⅳ、Ⅴ级肾损伤：Ⅴ级肾损伤推荐行肾探查术。极少数报道认为Ⅴ级肾实质伤可以进行非手术治疗。对Ⅳ级损伤是否探查有争议，如血流动力学不稳定则应探查。

（4）开放性肾损伤：多需行肾探查术。Ⅲ级及以上肾刺伤的预后判断较为困难，非手术疗法常伴有较高的并发症发生率。

（5）肾有其他异常、肾显影不良或怀疑有肾肿瘤时，则肾外伤即使较轻也推荐行肾探查术。

2.非手术治疗的指征

非手术治疗为绝大多数肾损伤患者的首选治疗方法。非手术治疗可有效降低肾切除率，且近期和远期并发症并没有明显升高。在血流动力学稳定的前提下，下列情况可行非手术治疗。

（1）Ⅰ级和Ⅱ级肾损伤推荐行非手术治疗。

（2）Ⅲ级肾损伤倾向于非手术治疗。

（3）Ⅳ级和Ⅴ级肾损伤少数可行非手术治疗。此类损伤多伴有合并伤，肾探查和肾切除率均较高。

（4）开放性肾损伤：应进行细致的伤情分级，结合伤道、致伤因素等有选择性进行。Bernath 等指出，当刺入点位于腋后线到腋前线之间时，88％的肾创伤可通过非手术治愈；其他研究也表明，侧腹部伤多为Ⅲ级而腹部伤多为Ⅰ级。

（5）损伤伴尿外渗和（或）肾失活碎片：长期以来对此类损伤是否急诊探查尚有争议。近年来的相关报道认为，此类外伤可行非手术治疗，但并发症发生率和后期手术率都比较高。

3.非手术治疗注意事项

（1）绝对卧床 2 周以上。

（2）补充血容量，维持水、电解质平衡。

（3）密切观察血压、脉搏、呼吸及体温变化。

（4）广谱抗生素预防感染。

（5）必要的止血、镇痛药物。

（6）有肿块者，准确测量并记录大小，以便比较。

4.手术治疗

（1）手术处理要点

①入路：肾探查一般采用经腹入路，这样有利于肾血管的控制和腹腔合并伤的处理。

②控制肾蒂：打开肾包膜前先控制肾血管是肾探查和修复的一种安全有效的方法。在肾周包膜已有破裂的情况下也可先控制肾血管。

③尽可能行肾修补术：国外肾探查时肾切除率总体约为 13％。肾修补术对最大限度保护伤者肾功能有重要意义，但也存在一定的迟发性出血和再次手术的风险。

（2）手术方式

①肾修补术：是最常用的手术方法。存在失活肾组织者，可选择肾部分切除术；集合系统

应严密关闭;如果肾包膜缺损,可用带蒂大网膜瓣包裹肾;术后应常规置肾周引流,以防发生肾盂和输尿管瘘。近年来研究表明,纤维蛋白胶对肾外伤具有良好的止血效果。

②肾切除术:肾实质伤无法修补时可行肾切除术;Ⅴ级肾血管伤中,肾动脉及肾静脉的撕裂、断裂,推荐行快速肾切除术。

③肾血管修补:Ⅴ级肾血管伤中,如仅为肾静脉轻度裂伤,可考虑肾血管修补术。一项多中心研究发现,Ⅴ级肾血管伤行肾血管修补术失败率几乎100%,因而除孤立肾和双侧肾损伤外,肾血管伤推荐行肾切除术。

【并发症及处理】

肾损伤并发症发生率为3%～33%,可分为早期及晚期两种。早期并发症主要有出血、尿外渗、肾周脓肿、尿性囊肿、尿瘘及高血压,多发生在伤后1个月内。晚期并发症包括出血、肾积水、高血压、动静脉瘘、假性动脉瘤等。

1.尿外渗

是肾创伤最常见并发症。IVU和CT可以明确诊断。应早期给予有效抗生素,如果没有输尿管梗阻和感染,大部分尿外渗可以自然治愈。持续性尿外渗可放置输尿管内支架引流或者经皮穿刺尿性囊肿引流。

2.迟发性出血

通常发生在伤后2～3周。可以采用卧床休息等非手术治疗,血管造影可以明确出血部位,选择性血管栓塞术是首选治疗。

3.肾周脓肿

常发生在伤后5～7d内。持续发热伴其他易患因素,如糖尿病、HIV感染、邻近空腔脏器损伤、胰腺损伤等,结合CT扫描,考虑成立诊断。选用有效抗生素控制感染,首选经皮穿刺引流术,以减少肾切除的风险。必要时行脓肿切开引流或者肾切除。

4.尿性囊肿

多数为伤后近期发生,可发生于伤后3周到数年。可疑患者首选CT扫描明确诊断。大部分尿性囊肿可以吸收,无须处理。需要处理的相对指征:巨大的尿性囊肿、持续存在的尿性囊肿、出现发热或者败血症、尿性囊肿伴有肾碎片。处理措施包括行经皮囊肿穿刺引流术和(或)输尿管内支架引流。

5.损伤后高血压

多由于肾实质受压、失活肾组织、肾动脉及其分支损伤和动静脉瘘导致肾缺血、肾素-血管紧张素系统活性增加引起。损伤后肾血管性高血压的诊断依靠选择性血管造影和肾静脉肾素测定。内科非手术治疗无效,可以行血管成形术、肾部分切除术或者患肾切除术。

6.外伤后肾积水

发生率为1%～3%。原因可能为肾周或输尿管周围粘连压迫。梗阻发展速度决定患者可以无症状或者腰部钝痛。根据梗阻程度和对肾功能的影响程度决定处理方案。

7. 动静脉瘘

通常出现在锐性伤后,表现为延迟出现的明显血尿。可疑动静脉瘘患者可行血管造影术明确诊断,同时行选择性血管栓塞术。

8. 假性动脉瘤

是钝性肾损伤罕见并发症,超声和血管造影可以明确诊断。选择性血管栓塞术是首选治疗方法。

第八节　肾　癌

肾脏肿瘤在泌尿、男性生殖系统肿瘤中发病率仅次于膀胱肿瘤。据国内外统计占全身肿瘤的 $0.4\%\sim3\%$。肾脏肿瘤多数为恶性肿瘤,其中以肾细胞癌(RCC)最为常见,约占肾脏肿瘤的 $80\%\sim85\%$。多发生于肾实质,少数发生于肾盂。

一、病因
肾癌的病因至今尚未清楚,可能有很多因素可引起肾癌的发生。

二、病理分型
肾癌又称肾细胞癌,起源于肾小管上皮细胞,可发生于肾实质的任何部位,但以上下极为多见,左右肾发病机会均等,双侧病变同时存在者约 $1\%\sim2\%$。大体解剖见肿瘤外观为不规则圆形或椭圆形肿块,有一层纤维包膜,血供丰富。因肿瘤的血管多少、癌细胞内脂肪含量以及是否有出血坏死而形成肿瘤的颜色不同,透明细胞癌多呈黄色,颗粒细胞癌及未分化细胞癌多呈灰白色。肿瘤可有囊性变、中心坏死、血肿或不规则钙化灶。

1. 透明细胞型

透明细胞体积大,边缘清晰,呈多角形,核小均匀,因胞质中含有大量的糖原及脂质,在切片过程中溶解而使细胞呈透明状。

2. 颗粒细胞型

颗粒细胞生长活跃,故其恶性程度较透明细胞癌为高。

3. 混合细胞型

透明细胞癌和颗粒细胞癌可单独存在,也可同时出现于同一肿瘤内。约 $60\%\sim70\%$ 是由此两种细胞形成的混合型肾癌。

4. 未分化细胞型

其细胞呈梭形,核较大或大小不一,核分裂迅速,生长速度快,呈肉瘤样结构,其恶性程度最高。

三、播散与转移
肾癌的转移差异很大,有的肿瘤很大而无转移,有的肿瘤体积很小,却已有远处转移。其播散转移的方式有三种。

1.直接播散

直接播散可以向外穿过肾脏被膜到肾周围组织或侵入肾静脉沿及下腔静脉。如侵犯肾盂,临床上可发生血尿,同时肾癌还可侵及结肠、胰腺、肾上腺、腹膜、肝脏、脾脏等周围组织。

2.淋巴转移

肾癌约有 15％～30％通过淋巴途径转移。左侧转移到肾蒂、主动脉前和左侧淋巴结,右侧累及肾门附近、下腔静脉前淋巴结、主动脉和下腔动脉间淋巴结,向上可转移到颈部引起颈淋巴结肿大等。

3.血行转移

癌瘤侵犯肾静脉,而导致静脉内形成癌栓,可向远处转移到肺、肝、骨骼等处。同时癌栓可由肾静脉逆行延伸到精索内静脉(蔓状丛),或卵巢及阴道内静脉而引起精索、附睾、子宫阔韧带、阴道、阴唇等处转移。癌细胞转移至肾静脉和下腔静脉的发生率分别为 20％和 10％。

【常规诊断】

(一)临床表现

肾癌的临床表现变化多端,可因发病数、肿瘤来源、病理类型、发生部位、病程长短不同而临床表现不一。在无任何症状的情况下,有时肿瘤已在体内广泛进展。甚至出现肺、骨等处的转移征象。但血尿、腰痛和肿块仍是肾脏恶性肿瘤的三大典型症状,同时还存在不少非泌尿系统的肾外表现。特分述如下:

1.局部肿瘤引起的症状

肾脏肿瘤可出现血尿、腰部疼痛、腰部肿块的典型表现。但此多表示肿瘤已到晚期。临床上三联症出现的机会不多,约占总数的 10％～15％。

(1)血尿:血尿为最常见的症状,约 60％患者出现血尿。可为肉眼血尿和(或)镜下血尿。多数为无痛性血尿,尿内有时还带有血丝。大多数病例血尿是因为肿瘤侵入肾盂、肾盏而引起。肾盂癌患者血尿几乎是唯一的症状。

(2)腰痛:由于肿瘤长大后肾包膜紧张增大,或侵犯周围组织而出现腰痛。表现为持续性钝痛,当肿瘤已侵入神经或腰椎可造成剧烈的持续性疼痛。血尿中的血在输尿管内凝固成条索状血块,随尿排出,可引起肾绞痛。

(3)腰部肿块:有 10％的患者腰部或上腹部可触及肿块。有时可为唯一症状。肿块质硬,表面高低不平或结节状。病人消瘦或肿块位于肾脏下极者查体可扪及肿块。若肿块固定,表示肾周围有浸润,预后不佳。

(4)精索静脉曲张:当左侧肾实质肿瘤压迫左侧精索静脉时,常发生左侧精索静脉曲张,由于静脉内有癌栓或其他阻塞,平卧后曲张静脉不消失。当下腔静脉受侵时,可同时有下肢水肿出现。

2.全身中毒症状

发热、贫血、消瘦、食欲减退为恶性肿瘤的常见表现。由于肾癌的恶性程度较高,就诊时许多患者的全身症状已经明显,甚至已有肺、骨骼的转移等。发热是肾癌最常见的全身表现之一,低热、高热均可出现,持续高热者可过 39～40℃。多数学者认为发热与癌组织致热源有关。肿瘤排除后体温恢复正常。少数病人(2％～3％)发热是肾癌的唯一表现,某些不明原因发热的中老年病人,应警惕肾癌的存在。

肾癌患者尿血可以造成贫血,但多数肾癌患者其失血量并不足以造成贫血。因此,考虑肾癌患者的贫血主要是因为肿瘤生长产生肿瘤毒素及大量肾组织的破坏抑制骨髓造血功能。并有部分患者出现类白血病表现,血中白细胞可高达正常值的数倍至数十倍。肾癌病人亦可出现肝功能异常,肝、脾肿大,而产生腹部胀痛、厌油腻、腹水、食欲不振、乏力等症状。

3.内分泌异常

肾脏在人的内分泌系统中占据非常重要的位置。能分泌多种内分泌素。肾脏也因此而出现多种内分泌素的异常,其中包括促红细胞生成素、肾素、甲状旁腺素、高血糖素等。少数肾癌并发促性腺激素增高。在临床上表现为红细胞增高症、肾性高血压、高钙血症、胃肠道运动及吸收功能异常等。

(二)临床检验与其他检查

1.实验室检查

(1)尿常规检查:间歇性发作的无痛性血尿在肾癌中是最常见的症状,同时也是某些肾癌患者的首发症状。据统计,肾癌患者出现血尿常是癌肿侵入肾盂、肾盏引起,因此,血尿已是晚期症状。

(2)尿液细胞学检查:如能在尿液中检查到肿瘤细胞则可确诊,但其阳性率极低,一般对肾癌诊断意义不大。血沉、血清碱性磷酸酶、肝肾功能检查对肾癌的预后估计有一定意义。

2.超声检查

B型超声显像是近年来诊断肾脏肿瘤的重要方法之一。因肾脏为一较大的实质性脏器,并且与周围组织有明显分界,超声对液体、肾实质、肾周围脂肪有良好的回声反射界面。同时,超声检查方法简便,无创伤性,价格便宜,可在正常的身体健康普查中应用。因此,在肾脏肿瘤的诊断中广泛应用。有时能在患者无任何症状时发现肾癌,做到早期诊断。不同的肿瘤在超声检查时有不同表现,因此,在对肾脏肿瘤的定性中有特殊的价值。囊性和实性肿块的鉴别准确率可达 90%~98%。并能诊断 0.5~1cm 的实性肿块。同时还可探查肿瘤是否有周围侵犯,是否有肝、脾转移及周围淋巴结肿大,对肾癌的分期有一定帮助。

3.X 线检查

X 线检查是诊断肾肿瘤的重要方法。随着设备技术的不断提高,X 线检查的准确性也在明显提高。

(1)尿路平片:可见患侧肾影像不规则增大,腰大肌影模糊,有 10% 的患者可发现肾癌肿块或肿块周围有钙化影。

(2)肾盂造影:静脉肾盂造影及逆行肾盂造影是诊断肾脏肿瘤的最基本方法。肾癌肾盂造影片上常有不同的改变。如肾盂、肾盏的受压、变形、拉长或扭转,是肾盏间的距离增大;有时肾盂、肾盏充盈不全或阙如;当肾盂被肿瘤完全阻塞时,患肾功能丧失,患肾不显影。造影时加拍断层片,可以显示和区分肿瘤的囊、实性等。

(3)腹主动脉肾动脉造影:是肾肿瘤早期诊断及定性诊断的一项重要手段。经过穿刺股动脉插管,可以做腹主动脉选择性肾动脉造影及对合适病例同时行动脉栓塞术。

(4)下腔静脉造影:5%~15% 肾癌肾静脉内有癌栓,造影可以了解下腔静脉、肾静脉内有无癌栓,有无压迫浸润等改变。

4.CT 检查

CT 对肾癌的诊断有重要意义。对囊性实性占位的鉴别诊断准确率达 93%。据统计其在肾癌的诊断准确率:侵犯肾静脉 91%,下腔静脉 92%,肾周围扩散 78%,淋巴结转移 87%,邻近脏器受累 96%。CT 在肿瘤探查时,可有如下表现:①能清晰显示直径 1cm 以上占位性病变。平扫时,根据占位性病变所显示密度同正常肾组织密度的差异,可初步鉴别肿瘤的性质。其中透明细胞癌的密度略低于正常,而颗粒细胞癌的密度略高于正常。②增强扫描后肿瘤密度可有不同程度增强,增加了肿瘤与肾组织的密度差,可以更清楚地显示肿瘤的大小和分界线。③对于肿瘤经常出现的出血、液化、坏死及钙化灶等,CT 可显示出肿瘤内不均性的密度改变。④CT 能精确估计病变的范围大小。还可以了解周围有无浸润、淋巴转移、远处播散等,为肾癌分期治疗提供证据。

5.MRI 检查

MRI 显示肿瘤侵犯范围优于 CT。肾脏 MRI 检查,可清楚显示肾脏的皮质、髓质及其分界,与 CT 相比有如下优点:①一次扫描可获得肾脏的横断面、冠状面和矢状面的图像;②没有 CT 中的伪影,准确性高;③不需注射造影剂。

6.放射性核素检查

放射性核素检查对脏器功能的了解有重要价值,同时也能用显像技术来达到既反映脏器功能,又能显示脏器形态的目的。对一些不能做 X 线检查的病人更为合适。

7.肾脏的肿瘤标志物

肾脏的肿瘤标志物是利用简单的实验室检查查出体内某些化学成分及微粒的含量,来对肾癌进行早期诊断和判断预后。

【常规治疗】

(一)外科治疗

1.根治性肾癌切除术

适用于中早期大部分患者,是最基本的治疗方法,手术范围包括切除病肾、肾周脂肪、肾周围筋膜和同侧肾上腺。5 年和 10 年生存率分别是 52% 和 49%。

2.单纯性肾癌切除术

适用于晚期肾癌的姑息性切除,可以缓解局部症状如疼痛、出血、发热等。以及全身情况差,不能耐受根治手术者。有时亦有较佳效果。5 年和 10 年生存率分别是 33% 和 7.1%。

3.区域性淋巴结清扫术

根治性肾癌切除术的同时,做区域性淋巴结清扫术,有助于正确的临床分期,降低局部肿瘤复发率,提高生存率。根治性肾癌切除术加区域性淋巴结清扫术,术后 5 年生存率 Ⅰ 期为 87.4%、Ⅱ 期为 60.6%、Ⅲ 斯为 41%,而未做淋巴结清扫的 5 年生存率仅为 33%。

4.肾动脉栓塞术

是指通过经皮穿刺选择性肾动脉插管,注入栓塞物质,使动脉闭塞。主要作用:①栓塞后肿瘤发生广泛坏死,肿瘤缩小,为手术创造条件,使术中出血减少,容易分离肿瘤和缩短手术时间;②减少肿瘤细胞播散;③对于难以切除的巨大肿瘤,栓塞后可以增加手术切除的机会;④姑息性栓塞治疗,可控制和缓解患者的症状;⑤激活宿主的免疫机制等。栓塞术还可用于治疗肾癌的大出血。选择性栓塞肾动脉,是一种损伤小的治疗方法。由于栓塞治疗的疗效 80% 是栓塞作用,而肾癌对化疗不敏感,化疗药物的不良反应大,肾癌介入宜慎用化疗药物。

5.特殊病例的手术选择

双侧肾癌(较罕见,约占 1%～2%)及孤立肾肾癌。对一侧较大肿瘤根治性切除,对比较小的一侧行部分肾切除、肿瘤局部切除或剜出术,如果双侧均较小,则可行双侧剜出术。孤立肾肾癌,早期应采取肿瘤剜出术,位于一极者行部分肾切除。对于多发肾癌及肿瘤位于中央者可行综合治疗或根治性切除,血液透析维持 1 年后行肾移植手术。

6.转移性肾癌的手术治疗

对单个转移灶的患者,有条件时应争取将患肾和转移灶同时切除,术后应用放疗、化疗和免疫治疗。孤立性肺转移宜行肺叶切除或楔形切除。5 年生存率为 25%～35%。对于多发性转移肾癌,在条件许可下,也应切除原发病灶后给予综合治疗,可稳定或缓解症状,偶有转移病灶自行消失的报道。因此,对于转移性肾癌亦应该首先考虑手术治疗。

(二)内科治疗

1.激素治疗

男性肾癌的发生率高于女性,男女患者的生存率不同,肾癌细胞上有激素受体,动物实验表明,黄体酮可抑制肿瘤的发生,大剂量黄体酮、切除肾上腺或睾丸可抑制肿瘤的发生,这些现象表明肾癌可能与激素有关。由于缺乏其他有效治疗措施,激素治疗用药方便,毒性低,能增加食欲,改善病人全身情况,故仍常用于肾癌的治疗。常用激素:甲羟孕酮 500mg,口服,每日 2 次;甲地孕酮 160mg,每日 1 次。丙酸睾酮 100mg,肌内注射,每周 2～3 次。

2.化学治疗

肾癌化疗的效果较差,根据文献报道常用的化疗药物有:VLB(长春碱)、MMC(丝裂霉素)、羟基脲(HU)、优福定(UFT)、博来霉素(BLM)、阿霉素(ADM)、5 氟尿嘧啶(5-FU)、环磷酰胺(CTX)和顺铂(DDP)等,化疗的总有效率仅有 6%。FUDR 按照时辰调节 24h 持续静脉输注治疗肾癌,起始剂量为 0.15mg/kg 体重,共用 14 天,有效率为 19.6%,主要不良反应为腹泻、恶心、呕吐等。2004 年 ASCO 报道健择联合希罗达治疗肾癌,健择 $1000mg/m^2$,第 1、8、15 天,希罗达 $830mg/m^2$,第 1～21 天,28 天为 1 周期。总有效率 12%,稳定 59%,中位生存期 13.6 个月,平均疾病进展时间 5.4 个月。体外研究证明拓扑替康可促进肾癌细胞的凋亡,其在体内作用的结果尚有待于进一步研究。另外,卡铂、异环磷酰胺、紫杉醇、去甲长春碱等的 Ⅱ 期临床试验,其疗效均未超过长春碱。

3.免疫治疗和生物治疗

非特异性免疫治疗方面最常用的是卡介苗,它虽无直接抗肿瘤作用,但可通过免疫活性细胞来扩大细胞及抗体免疫反应的效应,以增强宿主抗肿瘤能力。特异性免疫目前用于临床的有:

(1)免疫核糖核酸(IRNA):可使晚期肾癌缩小,有效率为 22%,不良反应少。

(2)干扰素(IFN):通过对肿瘤的细胞毒作用,抑制细胞内蛋白质合成,从而抑制肿瘤细胞的分裂。干扰素可以增强自然杀伤细胞的活性,是目前治疗转移性肾癌最有效的药物。IFN

的最佳方案目前尚无定论。干扰素的用法为自 3×10^6 IU/次开始,每周皮下或肌内注射 3 次,以后逐渐增加到 9×10^6 IU/次,每周 3 次,以 8 周为 1 疗程,有效者可继续应用直到肿瘤进展为止。干扰素加 5-FU,证明有协同作用,大规模的研究结果表明 IFN-α 有效率为 15%,5-FU 低于 10%,而 IFN-α 加 5-FU 有效率为 33.3%。

(3)白介素 2(IL-2):能促进和调节淋巴细胞的免疫功能,提高治疗晚期肾癌的效果。转移性肾癌的全身治疗效果非常有限,在美国 IL-2 是唯一被批准应用于转移性肾癌的药物,常用的方法是高剂量 IL-260~72 万 IU/kg 体重静脉注射,每 8h 一次,连续 5 天,每 2 周重复,总的反应率为 15%~25%,CR 率为 3%~10%,CR 的患者中 80% 能生存 10 年以上,然而由于不良反应较大,并不是所有的转移性肾癌患者都能够耐受。

应用大剂量 IL-2 治疗的病人多数会出现剂量限制性不良反应,主要表现为低血压和血管外漏综合征,也可出现其他严重不良反应。治疗中需密切观察血压的变化。近来随机对比研究大剂量 IL-2 治疗转移性肾癌的各种治疗方法的有效率为 15%~20%,身体健康、心肺功能良好及先行肾切除者的有效率一般较高。大剂量 IL-2 与 1/10 剂量的 IL-2 治疗肾细胞癌具有相同的有效率,获得完全缓解者为 5%,5 年无病生存率为 3%。静脉推注、持续静脉输注和皮下注射三种用药方法总的有效率在 15% 左右,持续静脉输注可发生高比例的低血压,并且对缩血管药治疗无效,皮下注射发生的不良反应程度较其他两种用药方法轻。

(三)放射治疗

肾癌对放疗不甚敏感,因此,长期以来未被用作治疗的主要方法。但这种方法已被广泛地应用于手术前或手术后的辅助治疗,以及对转移性肾癌缓解疼痛等症状的处理。放疗能否提高病员的存活率、降低复发率,目前尚无定论。肾癌的放疗适应证如下:①恶性程度较高或Ⅱ、Ⅲ期肿瘤,可用术后放疗作为辅助治疗;②原发肿瘤巨大和(或)周围浸润固定或肿瘤血供丰富静脉怒张者,术前放疗可使肿瘤缩小,血管萎缩,以增加切除率;③骨骼等转移性肾癌引起疼痛时,放疗可缓解症状;④不能手术的晚期患者,放疗可缓解血尿、疼痛等症状并延长生命。

(四)靶向治疗

分子生物学研究发现,大部分肾透明细胞癌细胞中存在 VHL 基因的缺失或失活,VHL 基因的缺失或失活引起 HIF 基因上调,从而导致 PDGF、VEGF、CaIX 等的过度表达,这些肿瘤发生、发展的生物学机制成为肾透明细胞癌靶向治疗的基础。

SU011248:是一种多靶点的酪氨酸激酶抑制剂,通过抑制 PDGFR、VEGFR、KIT、FLT3 等产生抗肿瘤和抗血管生成作用。

BAY439006:是一种新的信号传导抑制剂,通过抑制 Raf 激酶,从而阻断 Raf/MEK/ERK 信号传导通路,抑制细胞增殖;同时还有抑制 VEGFR2 和 PDGFR-β 的功能,具有抗血管生成作用。

第五章　肾衰竭

第一节　急性肾衰竭

肾排泄功能在数小时至数周内迅速减退,血尿素氮以及血肌酐持续升高,肌酐清除率下降低于正常的一半时,引起水、电解质失调以及氮质血症,称为急性肾功能衰竭(ARF)。尿量突然减少是 ARF 出现的一个信号。成人 24 小时尿总量少于 400ml,称为少尿。成人 24 小时尿总量少于 100ml,称为无尿(尿闭)。在某些病例,24 小时尿总量超过 800ml,而血尿素氮、肌酐呈进行性升高,称为非少尿型 ARF。ARF 的病理改变是肾小管急性坏死。

【病因】

（一）肾前性

常见的病因有大出血、休克、脱水等。

（二）肾后性

常见的病因有双侧输尿管结石、孤独肾输尿管结石、双侧输尿管损伤、晚期盆腔肿瘤压迫双侧输尿管等,解除梗阻后肾功能可恢复。临床上,双侧输尿管结石、双侧输尿管损伤是形成无尿的主要原因。

（三）肾性

1.肾缺血的病症

大出血所致的出血性休克、感染性休克、血清过敏反应等。

2.肾中毒的物质

(1)药品:氨基苷类抗菌药物,庆大霉素、卡那霉素等。此外,X 线造影剂过敏反应、磺胺等。

(2)化学物质:四氯化碳、砷。

(3)某些重金属盐类:铋、汞、铅等。

(4)生物性霉素:蛇毒和蕈素等。

3.肾缺血和肾中毒

广泛烧伤、挤压综合征、感染性休克、误输异型血所致的溶血反应等,既有肾缺血的因素,同时也常常伴有毒性代谢产物损害肾小管的因素。

临床所见,约 60% 的 ARF 患者的发病与创伤和外科手术有关,40% 由内科疾病引起,1% ～2% 发生于产妇。

【发病机制】

（一）少尿或无尿期

1.肾小球滤过率降低

肾缺血后肾小球毛细血管内皮渗透性能力减退,因此,当收缩压下降到 8kPa(60mmHg)

以下,肾小球滤过基本停止,在血压恢复正常后仍然无尿。同时,体液中的代谢介质如儿茶酚胺、5-羟色胺、血管紧张素等,使肾血管反应性收缩,导致入球小动脉痉挛,造成肾小球滤过率降低。

肾缺血或肾中毒导致肾小管损害,管襻和远曲小管因缺氧,对钠的重吸收减少,致密斑附近的远曲小管内钠浓度增高而产生钠潴留,刺激肾小球旁结构释放肾素,血管紧张素浓度增高,通过血管紧张素系统的作用,使入球小动脉痉挛。

2.肾再灌注后氧自由基引起的肾损害

肾缺血再灌注后,可以产生大量超氧阴离子。肾缺血时,催化还原酶Ⅱ与再灌注后的氧反应而产生的超氧阴离子再转化为氧自由基,如过氧化氢(H_2O_2)、氢氧根离子(OH^-),使肾小管上皮细胞内膜发生脂质过氧化,导致细胞功能障碍,甚至细胞死亡。肾再灌注后氧自由基引起的肾损害多见于缺血性以及肾毒性 ARF。

3.肾细胞损伤后代谢障碍性钙内流

肾缺血后细胞缺氧,导致细胞膜的供能障碍,转运功能紊乱,引起细胞内钙离子不断增加,钙离子大量蓄积,其结果导致细胞死亡。

4.肾小管机械性梗阻

误输异型血溶血后产生的血红蛋白,挤压伤后产生的肌红蛋白,形成色素管型,并可引起弥散性血管内凝血(DIC),纤维蛋白溶解,导致肾小管堵塞。

(二)多尿期

如果能渡过少尿或多尿阶段,病因去除后,损害的肾小管上皮细胞可以修复和再生。尿量可以逐渐恢复,24 小时尿总量可超过 1000ml;尿量多者,每 24 小时尿总量可达 3000~4000ml 或更多,说明患者已进入 ARF 的多尿阶段。

在多尿期应注意纠正水、电解质平衡紊乱,否则又会发生水和电解质失调,引起缺水、低钠、低钾、低镁和低钙血症。

【临床表现】

(一)少尿或无尿期

1.水、电解质和酸碱平衡失调

(1)水中毒:少尿或无尿期,如果不严格限制水、钠的摄入,再加上体内本身能量代谢产物产生的内生水,一般每 24 小时为 300ml。在上述情况下,可能超过 450~500ml,致使体内水分大量蓄积,从而导致水中毒,引起脑水肿、肺水肿、心力衰竭,出现与此相关的临床表现。

(2)高钾血症:正常情况下,90%的 K^+ 是经肾脏从尿液中排泄。少尿或无尿后,K^+ 的排泄受阻,血钾可迅速高达危险水平。高钾血症是少尿或无尿期主要的电解质紊乱,是危险性较大的生化改变,可在起病后 1~2 天内出现,是 ARF 少尿期、无尿期早期的主要死亡原因。

高钾血症的临床症状有时不明显,定时测定血钾以及做心电图检查。如果不及时纠正高钾血症,可出现心律失常甚至心搏骤停而突然死亡。因此,必须提高警惕。一般,当血钾升高至 6~6.5mmol/L,即可出现心跳缓慢,如果不做紧急处理,则有心跳骤停的可能。

(3)高镁血症:ARF 时,血钾与血镁呈平行改变。因此,高钾血症必然伴有高镁血症。当血镁升高至 3mmol/L,心电图表现为 QT 间期延长;临床表现为神经症状,如肌张力减弱、昏迷等。

(4)高磷血症、低钙血症:代谢过程中产生的磷,因 ARF 使原来 60%~80% 自尿液排出的磷,在体内蓄积、增高,而使大量磷向肠道排泄。若与钙结合成不溶解的磷酸钙,将影响钙的吸收,从而出现低钙血症。血钙过低可产生低钙性肌抽搐,可加重高血钾对心肌的毒性作用。

(5)低钠血症和低氯血症:低钠血症常常伴有低氯血症。

(6)代谢性酸中毒:临床出现代谢性酸中毒的症状,严重者血压下降、心律失常甚至心搏骤停。

2.代谢产物积聚

蛋白质的代谢产物不能经肾脏排泄,含氮物质积聚在血中,称为氮质血症。在氮质血症发展的同时.血内酚、胍等毒性物质亦增加,形成尿毒症。临床上出现恶心、呕吐、头痛、烦躁、倦怠无力,严重者可出现意识模糊甚至昏迷等尿毒症的症状。

3.出血倾向

常常表现为皮下、口腔黏膜、齿龈以及消化道出血,可同时伴有 DIC 的病理改变。出血的结果,尤其是消化道出血,可使血钾和非蛋白氮进一步升高。

(二)多尿期

每日尿量可超过 1000ml 或每日尿量增加速度为原尿量的 50%~100%,尿量多者,每 24 小时尿总量可达 3000~4000ml 或更多,说明患者已进入 ARF 的多尿期阶段。多尿期历时约数日至 2 周。

一般,多尿期分为两个阶段,早期多尿阶段和后期多尿阶段:①早期多尿阶段在多尿期开始的 1 周内,仍属少尿期的继续,尿毒症的症状并未改善,甚至有进一步恶化的可能,此为早期多尿阶段;②当血尿素氮开始下降时,病情好转,表明进入后期多尿阶段。

需要强调的是,多尿期阶段,由于肾功能未完全恢复,仍有一定的危险性,不能掉以轻心。不能忽视的问题,概括起来有两点:①患者仍然处于氮质血症以及水、电解质紊乱状态;②患者全身虚弱,容易并发感染。

临床所见,大约 25% 的病例死亡于多尿期处理不当。

多尿期后,一般患者需要数月才能够恢复正常。

【诊断】

(一)病史和体格检查

(1)有无各种引起急性肾小管坏死的原因,例如严重烧伤、创伤性休克、感染性休克、误输异型血等。

(2)有无肾前性因素,例如体液或血容量降低、充血性心力衰竭、严重肝病等。

(3)有无肾后性因素,例如盆腔内肿块、盆腔手术史、有无排石史。

(二)尿液检查

(1)尿量:留置导尿管,严格地准确记录 24 小时尿量或每小时尿量,记录 24 小时出入水量。

(2)尿呈酸性,尿比重稳定在 1.010~1.014。

(三)肾功能指标

1.尿液中尿素值下降

常常少于 180mmol/24h。

2.尿钠升高

ARF,尿钠升高,尿钠的含量在 175～350mmol/24h。

3.尿渗透压

ARF,尿渗透压常＜400mmol/L,肾前性 ARF 或肾小球肾炎,常＞500mmol/L。

4.血尿素氮、肌酐升高

(1)血尿素氮每日升高 3.8～9.4mmol/L,表明有进行性 ARF 或高分解现象。

(2)进一步测定血肌酐、尿肌酐比率(Pcr/Ucr),ARF＜20。

(3)肾衰指数(RFI):ARF 时,RFI＞1;肾前性因素＜1。

(四)电解质检测

测定血清钾,钠、氯、钙等电解质的水平,分析电解质失调的情况,并测定二氧化碳结合力或 pH。

(五)其他检查

(1)鉴别肾后性肾功能衰竭的存在,可用 B 超探测有无肾积水;KUB、逆行性尿路造影,可了解肾影是否增大,有无钙化影、结石阴影以及有无梗阻性病变。

(2)必要时做肾穿刺活组织检查,有利于了解肾脏病变的性质和严重程度,并可与其他病理变化引起的 ARF 进行鉴别。

(3)补液试验:有助于对 ARF 少尿期与血容量不足引起的少尿进行鉴别,有心、肺功能不全者不宜进行补液试验。应用 5% 葡萄糖盐水 250～500ml,根据患者的全身情况,于 30～60 分钟内静脉滴入,然后观察患者的尿量以及实验室各项检查。

【预防】

(一)预防肾缺血

(1)任何严重创伤、休克、输血反应、大出血的患者都应警惕 ARF 的发生。

(2)有肾缺血因素,例如缺水、低血压、创伤的患者,有少尿的表现时,不应限制补液。可先做补液试验,在有条件的医院.必要时测定中心静脉压以估计血容量,作为制定输液量和速度的依据。

因此,对有肾前性因素,有少尿表现时,应及时纠正血容量的不足,防止肾脏由功能性损害转变为器质性损害。例如,输血防止出血性休克,补液纠正严重脱水,有效的抗生素控制感染等。一定要根据不同的因素所致的不同病理生理变化,采取不同的措施,这是预防 ARF 的首要任务。

(二)创伤或大手术前充分纠正水、电解质失调

术前扩充血容量,一般于术前 2～3 天每日补充氯化钠 10g,尤其是嗜铬细胞瘤术前准备。术中及时补充失血。术后出现少尿的患者,静脉应用呋塞米(速尿)20～80mg,以保护肾功能。

(三)误输异型血后的措施

(1)纠正低血压。

(2)保持肾小管通畅,静脉应用 20% 甘露醇 100ml。

(3)碱化尿液,防止血红蛋白在肾小管内形成管型,静脉应用 5% 碳酸氢钠。

(四)休克所致的 ARF

(1)不宜应用收缩肾血管的升压药,如去甲肾上腺素等。

(2)应使用扩张血管的升压药,如多巴胺。

(3)出现弥散性血管内凝血,应及时应用肝素治疗。

【治疗】

(一)少尿、无尿期的治疗

1.控制入水量

(1)严格记录 24 小时出入水量。

(2)每日测定血电解质。

(3)计算补液量,原则是"量出为入,宁少勿多"。补液过多,可引起肺水肿、脑水肿。当日的补液量按照出入平衡的原则计算:每日补液=显性失水+非显性失水-内生水。

2.营养

低蛋白、高热量、高维生素饮食或液体补充,每日热量至少 1200~1500kcal。

3.应用蛋白合成激素

目的在于减少蛋白分解,应用苯丙酸诺龙或丙酸睾酮 25mg,每日肌内注射。

4.抗感染

ARF 患者除了原有的感染灶外,有可能并发肺部感染以及尿路感染。ARF 时,抗生素的半衰期延长数倍至 10 多倍,容易对肾脏产生毒性反应。因此,应合理使用抗生素,选择高效或对肾脏损害较小的抗生素,如青霉素、氨苄西林、头孢呋辛等,其用量为常用量的 1/2~1/3,避免应用含钾制剂。

5.电解质失调的处理

(1)高钾血症:①体表有创面者,应彻底清创,减少创面坏死组织和感染所造成的高血钾;②禁止摄入含钾食物,禁用含钾类药物,不输库血;③对高钾血症患者,应密切观察血钾上升的情况。如果血钾超过5.5mmol/L,应迅速纠正。

处理高钾血症的措施包括:①给予 5%碳酸氢钠 100~200ml/次,纠正酸中毒,静脉注射或静脉滴注,用阳离子钠拮抗阳离子钾;②应用葡萄糖和胰岛素,使 K^+ 进入细胞内而降低血钾;20%葡萄糖 200ml+胰岛素(3~5g∶1U),缓慢静脉滴注;③应用葡萄糖酸钙;20%葡萄糖 40ml+10%葡萄糖酸钙 20ml,缓慢静脉注射;④血液透析可快速降低血钾,是最有效的措施。

(2)低钠血症:给予 5%碳酸氢钠。

(3)代谢性酸中毒:二氧化碳结合力降至 30%容积时,按公式计算静脉给予 5%碳酸氢钠。

(4)低钙血症:20%葡萄糖 40ml+10%葡萄糖酸钙 20ml,缓慢静脉注射,每日 2~3 次。

(二)多尿期的治疗

(1)纠正水、电解质紊乱:补液量相当于每天排出量的 1/3~1/2 为宜,切勿补液过多,以免影响积存体内的水分回收。补充电解质按照每天的电解质测定结果来确定补给量。一般每天补给氯化钠 5~10g,氯化钾 3~6g。

(2)控制感染。

(3)增进营养。

(4)预防并发症,例如防治肺部感染、尿路感染和消化道出血等。

(5)必要时继续做血液透析。

第二节 慢性肾衰竭

一、慢性肾衰竭的病因

慢性肾衰竭是多种肾病晚期的最终结局,原南京军区南京总医院解放军肾脏病研究所1984～1993年的资料分析显示,在我国原发性肾小球肾炎仍是导致终末期肾病的第一位原因,占48.1%,在原发性肾小球肾炎中,以 IgA 肾病最为常见,占 38.2%。不同国家、地区和种族导致终末期肾病的基础疾病不尽相同。在西方发达国家,糖尿病肾病已成为导致终末期肾病的第一位原因。目前,在我国肾小球肾炎是导致终末期肾病的第一位原因,但糖尿病等代谢疾病导致的终末期肾病,有逐年增加的趋势。

引起 CRF 的常见病因

1.原发性肾病

(1)原发性肾小球肾病:其中主要为肾小球肾炎,也可见肾病综合征、隐匿性肾小球肾炎、IgA 肾病等。

(2)慢性肾小管-间质性肾炎:如镇痛药所致慢性间质性肾炎、慢性肾盂肾炎中以反流性肾病或梗阻性肾病更易导致慢性肾功能损害。

(3)先天性肾病:如遗传性肾炎、多囊肾等。

2.继发性肾病

(1)代谢性疾病:其中以糖尿病肾病为常见,在西方国家血液透析患者中,糖尿病肾病已升至第一位,其次为尿酸性肾病等。

(2)高血压病:良性小动脉硬化症导致慢性肾衰竭为常见原因。

(3)继发于系统性疾病所致肾损害:以系统性红斑狼疮、狼疮性肾炎、结节性多动脉炎、干燥综合征等为常见。

(4)血液病引起的肾损害:如溶血性尿毒症综合征、多发性骨髓瘤等。

(5)肝病引起的肾损害:如乙肝相关性肾炎、肝硬化引起的肾损害等。

二、慢性肾衰竭的发病机制

深入认识肾功能不全进展机制,延缓或阻断肾功能不全进展,是肾病学界迫切需要解决的问题与难点。当功能性肾单位数量减少后,残存的肾单位形态和功能上会出现代偿性变化,以维持肾功能在正常范围。如持续代偿、代偿过度,则残存肾单位可进一步毁损,肾功能逐步减退。一旦 GFR 降至正常的 25% 左右,即使解除原发疾病的始动因素,也不可避免地发生终末期肾衰竭。终末期肾病病理改变特征为肾小球硬化与肾间质纤维化。生理情况下,肾小球与肾功能存在精确的"管-球反馈",维持正常的肾功能与内环境的稳定。病理情况下,两者也相互影响,互为因果。以肾小球病变为主者,在硬化的肾小球周围往往存在肾小管萎缩与间质纤维化;以肾小管病变为主者,在肾小管萎缩与间质纤维化病变的区域中往往也存在硬化的肾小球。介导肾小球硬化与肾小管间质纤维化的机制有所差异,但互相重叠,无法截然分开。

(一)肾组织形态学改变及其发生机制

随着疾病进展,肾功能减退,绝大多数患者双肾的体积缩小。肾体积缩小与 CFR 下降呈正相关,这是判断患者是否患慢性肾衰竭的重要参数,也是区别于急性肾衰竭的重要标志。但少数情况下,即使到达终末期肾病,患者的肾体积并不缩小,甚至增大,如常染色体显性遗传性多囊肾病、糖尿病肾病、肾脏淀粉样变性等。

1.肾小球硬化

慢性肾衰竭进展常伴随进行性肾小球硬化,自 20 世纪 70 年代以来,大量研究表明,肾小球硬化分为不同的阶段。起始为肾小球内皮细胞损伤与炎症,继而肾小球系膜细胞增生和(或)活化,最后出现肾小球硬化与纤维化。起始肾小球硬化可能源于肾小球内皮细胞的免疫性或非免疫性(血流动力学与代谢性)损伤。如全身血压升高,可直接传递给自身调节能力受损的残余肾小球,使肾小球毛细血管内压升高,引发肾小球毛细血管内皮细胞损伤。内皮细胞受损后,丧失抗凝、抗感染、抗增殖特性,并获得促凝、致炎和促有丝分裂能力。内皮细胞受损后,释放抗凝物质、抗感染因子和表达细胞黏附分子。进而趋化血小板与炎性细胞(如中性粒细胞和单核细胞),单核细胞通过细胞与细胞间的直接相互作用或释放有丝分裂原与系膜细胞起反应。刺激系膜细胞增生,合成细胞外基质。此外,肾小球内皮细胞与系膜细胞凋亡失控,也参与肾小球硬化。

正常情况下肾小球系膜细胞具有收缩、吞噬与代谢功能,参与维持肾小球基底膜的完整性。肾小球系膜细胞病变时,大分子物质(包括脂质)在肾小球系膜区与内皮下积聚,可以导致肾小球透明变性、肾小球毛细血管腔狭窄,直至闭塞和肾小球硬化。在血小板衍生生长因子(PDGF)和碱性成纤维细胞生长因子(bFGF)作用下,肾小球系膜细胞增生和产生致纤维化因子介导肾小球硬化。肾小球足细胞也参与肾小球硬化。肾小球足细胞缺乏再生能力,受损后从肾小球基底膜脱落,裸露的肾小球基底膜吸引包曼囊壁层上皮细胞,并与之反应,形成粘连。此外,肾小球基底膜裸露,促进蛋白尿的形成、增加炎性、有丝分裂性和致纤维性介质滞留。介导肾小管萎缩与间质纤维化,促进肾小球周围成纤维细胞浸润。

2.肾小管间质纤维化

间质病变程度与肾功能之间的关系,比肾小球硬化更加密切,肾小管间质纤维化涉及炎症、成纤维细胞增生、大量细胞外基质成分积聚,最终导致肾间质纤维化。小管上皮细胞并非是被动的受害者,在肾间质纤维化发生发展过程中起重要作用。在各种致病因素的作用下,受损的肾小管上皮细胞可以作为抗原递呈细胞、表达黏附分子、释放炎性介质、化学趋化因子、细胞因子和生长因子,最终使细胞外基质合成增加。受损的肾小球固有细胞,可释放大量的激素,如血管紧张素Ⅱ、生长因子和细胞因子刺激与活化肾小管上皮细胞,促进肾小管上皮细胞释放化学趋化物质(如补体成分、骨桥蛋白和 MCP-1 等),趋化炎性细胞。炎性细胞释放一系列生长因子,并与肾间质成纤维细胞作用,活化成纤维细胞。活化的成纤维细胞合成细胞外基质成分——胶原Ⅰ和胶原Ⅲ,肾间质细胞外基质成分积聚。基质金属蛋白酶组织抑制剂活化和纤溶酶原激活物抑制剂活化,进一步促进细胞基质成分的合成与降解失衡,有利于细胞外基质积聚,出现不可逆性肾间质纤维化。

3.血管硬化

与慢性肾衰竭进展相平行,但血管改变与全身高血压并不呈正相关。慢性肾衰竭早期并没有严重的高血压,但存在肾小动脉透明变性。入球小动脉透明变性在糖尿病肾病肾小球硬化发展中起重要作用,球后小动脉改变进一步加重了肾间质缺血与纤维化,肾小管周毛细血管病变、数量减少与功能障碍,可进一步加重肾间质缺血和纤维化。

(二)肾功能不全进展机制假说

1.肾实质减少与健存肾单位血流动力学的改变

1986 年,Brenner 等人提出慢性肾衰竭逐步发展的"二高学说",认为在病变早期残存肾小球就出现血流动力学改变,其特点为肾小球毛细血管内压力增大(高压力)、血流量增加(高灌注)和单个 GFR 增高(高滤过)可介导肾小球毛细血管一系列损害,导致肾小球硬化,并逐步进展,GFR 不断下降,最终进入终末期肾病。产生机制主要是残余肾单位的入球小动脉比出球小动脉扩张更加显著所致。在 Wista 大鼠部分肾切除和链脲佐菌素诱导的糖尿病肾病模型中,应用微穿刺技术证实,残存肾小球入球小动脉扩张,肾血流盘增加以及肾小球毛细血管内静水压升高,GFR 升高。通常残存肾单位 GFR 和肾血流量的代偿性增加与功能性肾单位数量减少程度成正比。后续的一系列动物实验发现,在肾小球高滤过与肾小球毛细血管高压力的动物模型中,肾素-血管紧张素系统抑制药对肾均有保护作用。由于缺乏可靠的非创伤性检测手段,在人体无法确定肾健存肾单位的数量,但组织病理学检查证实,在 IgA 肾病或局灶节段性肾小球硬化患者,在萎缩与硬化的肾小球与肾小管周围仍有健康的、肥大的肾小球。一系列大宗临床研究均证实,血管紧张素转化酶抑制药和(或)血管紧张素 II 受体拮抗药,可延缓慢性肾衰竭,而且这一作用是独立于降压之外。因此,有理由相信在人类肾病患者,也同样存在肾单位血流动力学障碍。

2.脂质代谢紊乱

由于脂蛋白降解低下,高脂血症在慢性肾衰竭极为常见。高脂血症主要通过下列途径介导肾损害:①脂质在肾组织内沉积,肾小球足细胞与系膜细胞表面有低密度脂蛋白受体、载脂蛋白受体,可以捕捉脂蛋白。肾小球毛细血管内皮损伤,也可介导脂质在肾组织内沉积。肾小球系膜细胞摄取脂质后,可以通过释放活性氧而产生多种细胞因子,如血小板源性生长因子、成纤维细胞生长因子、血小板活化因子等,释放各种蛋白酶,促进内皮细胞促凝活性及肾小球内纤维素沉积、缩血管物质产生增加、舒血管物质产生减少等。②高脂血症介导肾小球内单核-巨噬细胞浸润。③高脂血症介导肾小球血流动力学紊乱。继发于慢性肾衰竭及肾病综合征患者的高脂血症,可加剧肾本身病变的进展。临床系列研究证实,通过饮食控制与使用他汀类药物、中药大黄等纠正脂质代谢紊乱,不仅可以延缓肾功能不全进展,而且还可以降低心脑血管并发症的发生。

3.矫枉失衡

慢性肾衰竭时,体内某些毒素的积聚,并非全部源于肾清除减少,而是机体为了纠正代谢失调,其结果又导致新的不平衡。如此往复循环,成为慢性肾衰竭进展的重要原因。当 GFR 降至 30ml/(min·1.73m^2)时,肾排泄磷减少,磷在体内积聚,引起高磷血症。后者通过降低肾 1α-羟化酶的活性,降低 1,25(OH)$_2$D$_3$ 水平,诱发低钙血症。机体为了纠正钙、磷代谢紊乱,甲状旁腺增生肥大,甲状旁腺激素分泌增加,导致继发性甲状旁腺功能亢进。继发性甲状旁腺功能亢进反过来又可加重高磷血症、低钙血症和$1,25(OH)_2D_3$缺乏,形成恶性循环。进而累及骨髓、心脑血管和造血系统。

4.巨噬细胞浸润

单核-巨噬细胞浸润是肾小管间质病变的重要病理特征。业已证实,巨噬细胞与肾固有细胞、细胞外基质相互作用,导致组织损伤,促使肾间质纤维化。巨噬细胞可以通过产生活性氧、一氧化氮和细胞因子,直接损伤肾固有细胞。此外。可以通过表达基质金属蛋白酶和血管活性肽,促进细胞外基质成分聚集和抑制血管生成。巨噬细胞可以通过 TGF-β 与肾小管上皮细胞相互作用,诱导肾小管上皮细胞转分化。

5.肾小管上皮细胞转分化

慢性肾病后期,病理改变特征是肾组织纤维化,以肾固有细胞进行性减少和细胞外基质沉积为特点,进而肾功能进行性减退。肾间质损伤程度是肾功能不全进展的主要决定因素,肌成纤维细胞表达 α 平滑肌肌动蛋白,是产生细胞外基质的主要细胞之一。研究发现,在肾纤维化过程中,14%～15%的肾间质成纤维细胞来源于骨髓,36%来源于局部 TEMT,其余来源于成纤维细胞增殖,表明肾纤维化与局部 TEMT 密切相关。单侧输尿管梗阻大鼠模型研究显示,多西环素(商品名强力霉素)可以调节 Smad7 基因,特异性阻止 TGF-β 信号传导,具有抗肾纤维化作用。肝细胞生长因子能阻止 TGF-β 诱导肾小管上皮-肌成纤维细胞转化(TEMT),为强抗纤维化细胞因子。肝细胞生长因子治疗单侧输尿管梗阻大鼠模型,可明显减轻肾间质纤维化。

6.肾小管高代谢

肾单位毁损后,残存肾小管处于高代谢状态,近曲小管细胞增生、肥大,对钠离子重吸收增加,肾皮质氧耗量明显增加。体外应用离体肾灌注技术,体内应用磁共振技术,均证实残存肾组织氧耗量可增加 3 倍之多。1988 年,Shrier 等提出,残存肾小管对钠离子重吸收增加以及 Na^+-H^+ 交换增加,不仅能激活蛋白激酶 C,细胞内 pH 升高,还促使 Na^+-K^+-ATP 酶产生及利用增加,活性氧过量产生,脂质过氧化,由此造成组织损伤。活性氧可经激活核因子,合成与释放一系列致炎因子、细胞因子和化学趋化因子。在糖尿病大鼠与自发性高血压大鼠模型中,已证实氧化应激介质与一氧化氮合成酶表达上调。动物实验显示,抗氧化剂如维生素 E 等,可以减轻肾瘢痕形成、减少蛋白尿。

7.蛋白尿

是多种肾病的临床表现。长期持续的蛋白尿与慢性肾衰竭进展密切相关。动物实验与临床研究均表明,蛋白尿的量与性质是判断肾病进展和预后的重要指标。蛋白尿尤其是大量蛋白尿,可以通过介导肾小管上皮细胞释放蛋白水解酶,引起免疫反应、造成肾单位梗阻、促进氮质代谢产物产生以及对肾小管上皮细胞的直接毒性等多种机制,导致慢性肾间质纤维化,肾小管萎缩和疾病逐步进展。蛋白尿的产生激活了肾内补体级联反应,并通过形成补体膜攻击复合物和包括 C_{3a} 在内的活性产物,与特异性受体相互作用,从而导致肾损伤。

8.肾间质缺血与肾小管周毛细血管丧失

肾间质浸润的巨噬细胞可以通过自分泌和产生抗血管生成因子、致纤维化因子和直接的细胞毒性,介导肾小管周毛细血管减少,直至其耗竭。肾缺血与缺氧可以刺激肾小管细胞与肾成纤维细胞产生细胞外基质、抑制胶原降解,从而促进肾间质纤维化。血管内皮生长因子可以恢复微循环、预防肾小管周毛细血管丧失、减少肾间质纤维化,以改善肾功能。

三、慢性肾衰竭的临床表现

慢性肾衰竭对机体各系统均可产生影响,临床表现多种多样,与导致慢性肾衰竭的基础疾病种类和肾功能不全程度相关。慢性肾衰竭对机体的最主要的危害有两方面:一是大多数患者不可避免地进入终末期肾病,必须依赖肾替代治疗以延长生命;二是心脑血管并发症发生率和病死率明显增加。肾有强大的代偿功能,GFR 在 50ml/(min·1.73m²)以上时,血清肌酐可以正常,患者可以没有任何症状;当 GFR 进一步下降,降至 50ml/(min·1.73m²)以下时,在一般情况下,患者可能仅有乏力、夜尿增多等表现,易被患者忽视;当 GFR 降至 25ml/(min·1.73m²)以下时,患者可以有明显的贫血、恶心、呕吐、食欲减退等消化道症状;当 GFR 降至 10ml/(min·1.73m²)以下时,患者才表现出典型的尿毒症症状。肾小球疾病多表现出明显的高血压、蛋白尿、血尿、少尿等。肾小管间质疾病患者更多表现为严重贫血、代谢性酸中毒、夜尿增多,高血压相对少见。糖尿病肾病患者在晚期肾功能不全时,可以有大量蛋白尿,GFR 下降速率比较快,心脑血管并发症发生率高,可以出现Ⅱ型肾小管性酸中毒和高钾血症,尤其是在联合使用血管紧张素转化酶抑制药和血管紧张素Ⅱ受体拮抗药时,高钾血症发生率更高,B超示双肾体积并不缩小,但应引起重视。

(一)轻度肾功能损害

GFR 在 30ml/(min·1.73m²)时,大多数患者往往无主观症状或仅有夜尿增多、乏力和腰酸等,辅助检查可能发现合并存在继发性甲状旁腺功能亢进症。肾小球疾病导致的慢性肾衰竭患者,临床可以有血尿与蛋白尿,高血压比较常见。肾小管间质疾病导致的慢性肾衰竭患者,更多表现为贫血、代谢性酸中毒和夜尿增多,而高血压发生率低,除非合并泌尿道梗阻和(或)反流。

(二)中、重度肾功能损害

随着慢性肾衰竭的进展,体内多种毒素的积聚及水、电解质和酸碱平衡紊乱,患者可以出现各种临床表现,几乎可以累及全身各脏器和系统。

1.消化系统

消化道症状是慢性肾衰竭最早和最常见的症状。早期多表现为食欲缺乏、厌食,继之出现恶心、呕吐、腹泻等。重者可以导致水、电解质和酸碱平衡紊乱。患者易患消化道溃疡,上消化道出血在终末期肾病患者中也十分常见。

2.心血管系统

心血管疾病(CVD)是影响慢性肾病患者预后的主要因素,慢性肾衰竭患者的 CVD 发生率明显增加,透析患者 CVD 的发生率较同龄一般人群高 5~8 倍。慢性肾衰竭患者并发 CVD 的病死率高。慢性肾衰竭除了传统的导致心血管并发症的因素(如贫血、高血压、糖代谢异常、脂质代谢紊乱)外,还有一些慢性肾衰竭本身的因素,如尿毒症毒素潴留、高半胱氨酸血症、微炎症状态、钙磷代谢紊乱、水负荷过度、动静脉内瘘导致的动静脉分流等,而且传统导致心血管并发症的因素在慢性肾衰竭患者更加突出。慢性肾衰竭心血管疾病主要表现有以下几点。

①动脉粥样硬化:出现早,进展速率快。②心肌病:是尿毒症毒素所致的特异性心肌功能障碍,病理特征为心肌纤维化。最突出的表现为左心室肥厚与左心室舒张功能下降。与尿毒症毒素潴留、局部肾素血管紧张素系统活化、钙磷代谢紊乱、肉碱缺乏等有关。③心包炎:分为尿毒症性心包炎和透析相关性心包炎,前者与尿毒症毒素潴留、内环境紊乱等有关,充分透析后可以缓解;后者与透析不充分、中分子毒素潴留、继发性甲状旁腺功能亢进等有关。但也要注意结核在尿毒症患者中发病率增高,也可引起结核性心包炎。④心功能不全:若源于容量负荷过大,一般在超滤脱水后缓解。若为器质性心功能不全,治疗比较困难。

3.血液系统

多种原因可以介导慢性肾衰竭患者的贫血,其特征是因 EPO 绝对或相对缺乏所致的正细胞正色素性贫血。贫血可能是许多尿毒症患者就诊时的症状。其严重程度与肾功能受损程度一致,但并不完全平行。糖尿病患者和慢性间质性肾炎患者贫血较成年人显性遗传性多囊肾病患者出现早。慢性肾衰竭患者常伴有出血倾向,一般表现为皮肤、黏膜出血,如皮下瘀斑、鼻出血和牙龈出血,也可以表现为隐性胃肠道血液丢失,还可表现为手术切口渗血、长时间鼻出血和月经量增多。部分源于血小板功能异常所致。

4.肾性骨病

在肾替代治疗之前很长的一段时间,就已出现了肾性骨病。目前,公认预防继发性甲状旁腺功能亢进症,需要早期给予维生素 D 类似物(钙三醇、α_1-羟化维生素 D_3)和限制磷的摄入。早期肾性骨病患者无症状,尤其是轻度慢性肾衰竭,患者没有任何症状,但此时可以存在钙磷代谢紊乱,应予以纠正。维持性血液透析患者骨活检标本的骨形态学计量分析和骨铝含量的分析显示,所有患者均存在不同程度肾性骨病的组织学改变,以高转化型骨病为主,占49.0%,骨软化、骨再生不良和混合尿毒症性骨病的发生率,分别为 8.2%、30.6%、12.2%。骨铝总阳性率为 63.3%,其中低转化型骨病(包括骨软化与骨再生不良)铝阳性率为 84.2%。进一步分析显示,高转化型骨病与透析时间长、维生素 D_3 不足等因素有关。低转化型骨病可能与维生素 D_3 使用不当、糖尿病等因素有关,而骨铝沉积与服用铝制剂等因素有关。

5.酸碱平衡失调

慢性肾衰竭代谢性酸中毒主要源于氢离子排泄减少,肾小管间质疾病患者则源于碳酸氢根丢失过多。临床症状轻微,很少被临床关注。患者常主诉稍微活动后气促,常被错误地归因于贫血或肺水肿。代谢性酸中毒可以加重高钾血症,抑制蛋白合成代谢,加速钙从骨中丢失,进一步促进慢性肾衰竭进展等一系列后果。

6.营养不良

慢性肾衰竭患者营养不良十分常见,成为透析患者病死率增高的风险。营养不良源于食欲减退、酸中毒和胰岛素抵抗,在肾病综合征基础上出现肾功能不全,会进一步加重营养不良。提示营养不良的有:①体重与肌肉体积下降(可能会因为水肿而被忽视);②人血白蛋白、转铁蛋白和胆固醇下降;③血清肌酐也会下降,可能会被误认为肾功能改善。

7.水、电解质平衡紊乱

在 GPR 显著降低[<10ml/(min·1.73m²)]前,其他状况良好的慢性肾衰竭患者,可以通过增加部分钠与水的滤过,一般仍能维持钠与水的平衡;当 CFR 很低时,肾小管应答也会做出

相应改变。所以慢性肾衰竭早期患者的改变,为肾不能根据钠与水摄入的变化做出相应的代偿性改变。此时应限制钠摄入,钠的摄入量约为 60mmol/d,同时也应避免使用含钾的氯化钠替代品。慢性肾衰竭患者肾浓缩稀释功能异常,当 GFR 降至<10ml/(min·1.73m^2)时,如不适当地限制水分,可以导致容量负荷过度,出现充血性心力衰竭。而另一方面,当患者表现为多尿,又不适当地限制水分或并发明显的胃肠道症状时,又容易导致脱水,从而加重肾负担。高钾血症一般仅于 GFR<14ml/(min·1.73m^2)时,患者可以通过限制饮食中钾摄入(60mmol/d),以避免出现高钾血症。与急性肾衰竭不同,慢性肾衰竭患者可以耐受的血钾为7.5mmol/L,此时一般不伴发心电图及心律的改变。为安全起见,当血钾持续>6.5mmol/L时应开始透析治疗。

8.皮肤改变

慢性肾衰竭患者的皮肤病变比较常见,是影响患者生活质量的原因之一。①色素:弥漫性皮肤棕色色素沉着比较常见,但并不是长期肾功能不全患者的普遍改变。②指甲:典型的指甲近端部分呈白色,远端部分呈淡棕色,所谓半半指甲,其发病机制尚不明确。③干燥:皮肤干燥最常见,可以表现为抓痕、干皮病、苔藓,其发病机制尚未完全阐明。④皮肤瘙痒:常为慢性肾衰竭晚期表现,透析患者尤为常见。受热或受压可加重,手臂与背部为重灾区,皮肤破裂后可形成溃疡,有时存在角化性丘疹与结节性痒疹。随着提倡早期肾替代治疗和对钙磷代谢紊乱与继发性甲状旁腺功能亢进症的充分认识,这一情况已有明显改善。发病机制尚不明确,可能与组胺释放有关。高钙磷蓄积(>6.25mmol/L)也是原因之一。⑤大疱性丘疹:慢性肾衰竭患者疱疹性皮肤病变并不常见。⑥假性症:出现于皮肤暴露部位,尤其是在夏天,通常是源于尿卟啉滞留,后者使皮肤对光敏感。

9.神经系统表现

①中枢神经系统最常见的临床表现为认知功能障碍和肌阵挛,起初表现为下肢不宁综合征。病情进展时,表现为白天不可控制时间增加,也可骤变为尿毒症扑翼样震颤。最典型与最严重的症状是昏迷与癫痫,比较罕见。主要见于被忽视的终末期肾衰竭患者。脑脊液检查正常,CT 也往往正常,磁共振可以显示脑白质弥漫性病变。尿毒症导致的中枢神经系统病变,首先须与麻醉药蓄积反应相鉴别。后者常源于代谢活性产物的滞留,可以加重或出现类似尿毒症代谢性脑病。其次要与真性痴呆相鉴别,后者常继发于多发性脑梗死,并发 Alzheimer 病和透析患者的铝蓄积,即使充分清除体内代谢产物后也不能逆转。②周围神经系统:终末期肾病患者比较常见的是多发性、非对称性、混合性感觉神经末梢和运动神经病变,主要见于透析患者。以感觉神经末梢病变为主,尤其是感觉迟钝伴针刺或烧灼感。运动神经症状包括足下垂。90%的尿毒症患者存在神经传导异常,但有临床症状与劳动能力丧失者少见。③自主神经病变:尿毒症患者自主神经病变多变,具有临床意义的是在血液透析中,心血管反应迟缓,可诱发低血压,尤其是在液体清除时,男性患者常表现为性功能障碍。

10.内分泌异常

尿毒症最常见的内分泌异常,为维生素 D-甲状旁腺素轴和 EPO 产生异常。在慢性肾衰竭患者,低钙可以促进甲状旁腺肥大和 PTH 分泌,此为继发性甲状旁腺功能亢进。尿毒症患者对细胞外钙的敏感性下降。促红素(EPO)产生减少,主要源于肾毁损。广泛内分泌异常包括激素产生、控制与蛋白结合、分解代谢和靶器官效应。激素水平升高,可能源于降解减少(胰岛素)、分泌增多(对代谢改变的应答如甲状旁腺激素)、肾外产生(雌激素、睾酮)。

11.免疫功能低下

尿毒症患者正常的生理防御机制发生改变——血管通路、中心静脉留置导管和腹膜透析。尿毒症本身也是一种慢性免疫抑制因子,细胞免疫与体液免疫均存在缺陷,表现在以下几个方面:①针对抗原 T 细胞应答存在缺陷,部分源于单核细胞呈递抗原缺陷;②中性粒细胞活化缺陷;③尽管免疫球蛋白水平正常,但抗体免疫应答缺陷,表现为抗体峰值水平下降,抗体滴度下降速率加快;④T 细胞依赖的免疫应答缺陷尤为明显,包括乙型肝炎病毒、肺炎球菌、嗜血杆菌。上述免疫缺陷并不能被血液透析所纠正。

12.恶性疾病

慢性肾衰竭免疫功能受损,也是其恶性疾病发生率高的原因之一。肾移植患者同样存在这个问题,也可出现肾获得性囊性疾病恶化。终末期肾病透析患者多种肿瘤发生率增加,包括肝癌、肾癌、甲状腺癌、骨髓瘤。

13.心理改变

慢性肾衰竭患者常会出现一系列心理问题,包括焦虑、抑郁,应引起临床足够重视。

四、慢性肾衰竭的诊断及鉴别诊断

(一)慢性肾衰竭的诊断

1.慢性肾衰竭的诊断及分期

慢性肾衰竭是肾进行性损伤的结果,可由各种原发的和继发的因素引起,所以病情进展快慢差异较大;又因肾具有较大的代偿能力,因此早期患者肾小球滤过功能及肾小管浓缩功能稍有降低,水、电解质略有变化;虽然血尿素氮轻度升高,但体内尚处于平衡状态,临床常无明显症状而给诊断造成困难。所以,详细询问病史、症状、认真进行体格检查和必要的实验室检查非常重要。

(1)病史:慢性肾衰竭患者可能长期没有症状,只是由于偶然发现蛋白尿、高血压或贫血而就诊。患者也可能有多尿、夜尿多等慢性肾衰竭的早期症状,但因症状较轻而未引起重视。有以上症状的患者,一定要了解其有无水肿及长期蛋白尿病史。如有反复低热、腰痛,但慢性肾盂肾炎也可无明显症状而直接进入肾衰竭期。家族史是对一些肾病的诊断(如梗阻性肾病、多囊肾、遗传性肾炎、糖尿病肾病等)可提供重要线索。药物史也很重要,特别是间质性肾炎患者,常有滥用解热镇痛药或有肾毒性的抗生素。

(2)症状:早期常有食欲缺乏、恶心、呕吐、头痛、乏力和夜尿多,逐渐出现少尿、水肿或高血压。多数患者口中有异味、口腔黏膜溃疡、鼻出血或消化道出血等,可有注意力不易集中、反应迟钝、肢体麻木、嗜睡或躁动不安等神经精神症状,严重者大小便失禁甚至昏迷;有胸闷、气短、心前区不适者,提示并发尿毒症性心肌病;咳嗽、咳痰或咯血、夜间不能平卧者,提示并发肺水肿或尿毒症性肺炎;少数患者胸闷、持续性心前区疼痛或伴有不同程度的发热,可能为心包积液;如皮肤瘙痒、骨痛或肌肉抽搐,甚至行走不便,提示并发继发性甲状旁腺功能亢进症或肾性骨病;患者易罹患各种感染,如呼吸道感染、泌尿道感染或皮肤感染等。

(3)体格检查:体格检查对诊断慢性肾病也很重要,如腹部检查可触及多囊肾、肾肿块、肾积水。一些先天性肾疾病可伴有其他系统的病变特征,如遗传性肾炎患者多伴耳聋。此外,体格检查还可推断慢性肾衰竭的程度和有无并发症的存在。

(4)实验室及辅助检查:测定患者的内生肌酐清除率,是目前诊断和判断疾病进展程度常用的指标;测定血 β_2-MG 能较早反映肾小球滤过功能状况;测定尿浓缩稀释能力、尿渗透压、自由水清除率等是反映肾小管功能的常用检测方法,尤其是原发于肾髓质的病变者,行上述测定方法常较早发现异常。除以上肾功能检测方法外,行双侧肾的影像检查也很有必要,可用于了解肾的大小、结构、形态、功能及占位性病变,首选检查方法为 B 超,还有腹部 X 线平片、CT等。慢性肾衰竭是一种全身系统损害性疾病,应进行全面检查,了解其受损程度。常见的检查有以下 6 种。①尿常规。尿比重下降或固定,尿蛋白阳性,有不同程度的血尿和管型。②血常规:血红蛋白和红细胞计数减少,血细胞比容和网织红细胞计数减少,部分患者血三系细胞减少。③肝功能及乙肝两对半检查。④血清免疫学检查,包括血清 IgA、IgM、IgG、补体 C_3、补体 C_4、T 淋巴细胞亚群、B 淋巴细胞群 CD4/CD8 比值等。⑤影像学检查。B 超示双肾体积缩小,肾皮质回声增强;核素肾动态显像示肾小球滤过率下降及肾排泄功能障碍;核素骨扫描示肾性骨营养不良征;胸部 X 线可见肺瘀血或肺水肿、心胸比例增大或心包积液、胸腔积液等。⑥肾活检可能有助于早期慢性肾功能不全原发病的诊断。

慢性肾衰竭确诊后,需对疾病的严重程度进行分期,经典的诊断分期可分为 4 期。①肾功能不全代偿期(第 1 期):内生肌酐清除率为 50~80ml/min,血肌酐 133~177μmol/L。临床上无症状。②肾功能不全失代偿期(第 2 期):内生肌酐清除率为 50~22ml/min,血肌酐 186~442μmol/L。可有多尿、夜尿,并有轻度贫血,但无明显临床症状。③肾衰竭期(第 3 期):内生肌酐清除率为 20~10ml/min,血肌酐 451~707μmol/L。贫血明显,常有夜尿、水电解质紊乱、轻或中度代谢性酸中毒、水钠潴留、低钙高磷,一般无高钾。可有胃肠道、心血管和中枢神经系统症状。④尿毒症期(第 4 期):内生肌酐清除率为 <10ml/min,血肌酐 >707μmol/L。出现重的各系统症状,尤其以胃肠道、心血管和神经系统症状明显,水、电解质严重失衡,有明显的代谢性酸中毒。

2.慢性肾衰竭的病因诊断

慢性肾衰竭的诊断一旦确诊,应尽量寻找病因,以便制订正确的治疗方案。

慢性肾衰竭可有各种原发的和继发的肾病引起。原发肾病以慢性肾小球肾炎为首位,慢性肾盂肾炎次之。老年人则以继发性肾病的高血压、肾动脉硬化为主,其次为梗阻性肾病。近年来糖尿病肾病的发生率有上升趋势。

慢性肾衰竭患者的临床表现虽然相似,但明确基本病因,对判断预后,确定治疗方案等仍有重要意义。如梗阻性肾病患者,肾衰竭常缓慢进展,解除梗阻后肾功能可有所恢复,预后较好。但梗阻性肾病患者,尤其是不完全梗阻性肾病患者,可无症状,故易延误诊断,行腹部 X 线平片、静脉肾盂造影、放射性核素肾图、B 超等检查均可及时准确地明确诊断。此外,还应重视继发性肾病的诊断,如痛风肾病、糖尿病肾病、多发性骨髓瘤肾病及肾淀粉样变等,根据患者临床表现和实验室检查结果不难做出病因诊断。

3.肾病变活动性判断

肾原发病变的活动是肾功能恶化的重要原因,有些肾病变虽然已发展到肾衰竭,但原发病变仍在活动，如狼疮肾病、肾结核等，因此针对病因进行治疗，终止病变活动，可延缓深的发展。

判断肾病变是否活动，除观察患者临床表现之外，比较准确的方法应是进行肾穿刺和行组织病理活检，如患者肾无明显缩小和无肾穿刺禁忌证等，应争取采用这两种方法，可为病变活动的诊断和治疗提供有力的证据。

4.肾衰竭的诱发因素

慢性肾衰竭恶化，大多有诱发因素，应尽量寻找，及时纠正，可改善肾功能，防止肾衰竭的进展。常见的诱发因素有以下几种。①血容量不足：包括绝对血容量不足和有效血容量不足，可由过分钠水限制伴强效利尿药治疗、消化道丢失（如恶心、呕吐、腹泻等）引起，尿电解质分析有助于诊断。②肾毒性药物的使用：最常见为氨基糖苷类抗生素、X线造影剂和前列腺素合成抑制药，特别在血容量不足的情况下更易发生。③梗阻：包括肾内梗阻和肾外梗阻。前者主要有尿酸结晶和大量本-周蛋白沉积阻塞肾小管。另外，近年来严重肾病综合征导致肾小管-间质水肿压迫肾小管特别引起重视，是肾病综合征合并 ARF 重要的原因之一。肾外梗阻主要有尿路结石、前列腺肥大或增生，糖尿病患者常可因肾乳头坏死而引起尿路梗阻。④感染：CRF 常易伴发感染，包括全身感染和尿路感染，后者常为医源性，感染往往会加重机体额外负荷，促进肾功能恶化。⑤严重高血压：包括原发性和继发性高血压，可引起肾小动脉尤其是入球小动脉痉挛，造成肾血流量下降，高血压还可引起心力衰竭，进一步引起肾血流量下降，此外长期高血压的肾血管处于适应性状态。血压下降过快，亦会引起肾功能恶化。⑥水、电解质、酸碱平衡失调：失水或水过多、高钠血症或低钠血症、高钾或低钾均可促进肾功能进一步恶化，特别是酸中毒，即使处于代偿期亦会加速肾功能进展。⑦过度蛋白饮食和大量蛋白尿，已列为肾病进展的因素之一。⑧充血性心力衰竭或心脏压塞可引起肾有效循环血容量不足和肾瘀血。⑨严重的甲状旁腺功能亢进症：特别在高磷饮食时更易发生，它不仅能引起全身广泛的软组织钙化，亦是促进肾病进展的重要因素。⑩高分解代谢状态：如手术、消化道出血、大剂量激素冲击治疗、发热等。

（二）慢性肾衰竭的鉴别诊断

慢性肾衰竭患者的临床表现较多，常误诊为消化疾病、血液疾病、心血管疾病等，应认真地将慢性肾衰竭与多系统疾病进行鉴别，以进一步明确诊断。

1.急性肾衰竭（ARF）

各种原因如肾缺血或急性药物中毒史，导致双肾排泄功能在短期内突然急剧进行性下降，少尿或无尿，GFR 下降至正常值的 50% 以下，Scr 上升超过 50%，水钠潴留致全身水肿，血压升高，肺、脑水肿，心力衰竭，电解质紊乱，血钾＞6.5mmol/L。代谢性酸中毒如恶心、呕吐、疲乏、嗜睡、呼吸深大、昏迷。B超示双肾体积增大。肾缩小提示为慢性肾衰竭，必要时行指甲、头发肌酐检查，了解 3 个月前的肌酐。实在困难时可在充分准备后行皮肾穿刺活检以明确诊断。

2.消化系统疾病

慢性肾衰竭患者最早出现的症状经常是在消化系统。通常表现为食欲缺乏、恶心、呕吐等。患者口中有异味，可有消化道出血。做胃镜、消化道造影可见胃黏膜糜烂、萎缩、小溃疡等改变，是尿毒症毒素刺激所致，易被误诊为慢性胃炎、消化性溃疡等消化系统疾病。但慢性肾衰竭患者的内生肌酐清除率下降,血肌酐升高,而慢性胃炎、消化道溃疡的内生肌酐清除率及血肌酐均正常。

3.心血管系统疾病

大部分慢性肾衰竭患者有不同程度的高血压,多因水钠潴留引起,也有血浆肾素增高所致。高血压、高血脂及尿毒症毒素等的综合作用,患者可有尿毒症性心肌病,可以出现心力衰竭和心律失常。原发性高血压与肾性高血压,仅从血压升高难以区别,但从病史及肾功能检查、家族史可以提供诊断区别。尿毒症性心肌病与原发性心肌病的区别在于前者有内生肌酐清除率下降、血肌酐升高、双肾超声示缩小、贫血等慢性肾衰竭的表现以区别。

4.血液系统疾病

慢性肾衰竭患者血液系统有多种异常。有程度不等的贫血,多为正常细胞正常色素性贫血,区别于小细胞性缺铁性贫血及大细胞性巨幼红细胞性贫血。引起贫血的主要原因是受损害的肾产生、分泌 EPO 减少所致。尿毒症患者血浆中存在的红细胞生长抑制因子、红细胞寿命缩短、失血、营养不良等诸多因素也是造成其贫血的原因,骨髓象未见明显异常。血白细胞和血小板的数目变化不大,但其功能受损,所以患者易发生感染并有出血倾向(与凝血机制异常亦有关系)。慢性肾衰竭患者有内生肌酐清除率下降、双肾超声示双肾缩小等表现。

5.神经肌肉系统

慢性肾衰竭患者早期多有乏力、失眠、记忆力减退、注意力不集中等精神症状。随着病情进展患者表现出尿毒症性脑病,查头颅 CT 未见异常。根据病史,血肌酐测定可鉴别于脑出血、脑萎缩等疾病。

6.骨骼系统

慢性肾衰竭患者可有骨酸痛,甚至发生自发性骨折,表现为纤维性骨炎、肾性骨软化症、骨质疏松症、最终肾性骨硬化,此种骨病与缺乏活性维生素 D_3、继发性甲状旁腺功能亢进、营养不良、铝中毒等因素有关,早期靠骨活检明确诊断。根据病史,实验室检查及骨活检可鉴别于其他骨代谢疾病。

对于慢性肾衰竭,要及早诊断、及早治疗,延缓肾功能进展。

五、慢性肾衰竭的治疗

慢性肾衰竭是各种肾病进行性发展的最终结果。慢性肾衰竭是严重危害人类健康和生命的常见病。流行病学资料表明,近年来全球范围的慢性肾病以及由此导致慢性肾衰竭的发病率与患病率均明显升高,已经成为不可忽视的医疗问题和社会问题,世界各国均面临着严峻的防治形势。

慢性肾衰竭的治疗包括保守治疗和替代治疗。保守治疗是早期诊断和治疗肾病,延缓肾衰竭的进展、改善尿毒症症状、减少慢性肾衰竭并发症,进行肾替代治疗前的充分准备等。需要注意的是,保守疗法既应是综合性,又要强调个体化。根据不同的病因、病变特点、临床表现特征以及患者的生活习惯区别。替代治疗主要有血液透析、腹膜透析和肾移植。当肾衰竭时,代谢废物和水分潴留导致一系列症状和体征。危及患者的生命,肾衰竭达到一定程度时,需要进行肾替代治疗(RRT)。

(一)慢性肾衰竭的保守治疗

1.生活方式的改变

有明确的流行病学证据表明,吸烟可以促进多种慢性肾病的进展,因此慢性肾病患者应该戒烟。肥胖者应该减轻体重,可以有效减少尿蛋白。

2.饮食治疗

是慢性肾衰竭患者保守治疗中最重要的措施之一,主要指限制饮食中蛋白质和磷的摄入。研究表明,应用低蛋白、低磷饮食,单用或加用必需氨基酸或α-酮酸,可能具有减轻肾小球高滤过和肾小管高代谢的作用。

根据饮食中蛋白质的限制程度分为低蛋白饮食[0.6g/(kg·d)]和极低蛋白饮食[0.3g/(kg·d)]。20世纪70年代以前的研究发现,应用低蛋白饮食[0.5g/(kg·d)]可使慢性肾衰竭部分临床症状得到缓解,血尿素氮水平下降,因为大多数尿毒症毒素来自蛋白质代谢,故限制饮食中蛋白质可以减少尿毒症毒性代谢产物的积聚。同时,低蛋白饮食也限制了磷酸盐、硫酸盐、钠和钾的摄取。因此可以改善慢性肾衰竭的其他并发症,如代谢性酸中毒、肾性骨病及高血压等,并推迟了透析时间。多数临床研究结果支持饮食治疗可以有效地延缓慢性肾衰竭的进展。其中,对中、晚期慢性肾衰竭(GFR为13～24ml/min)患者更为有效。

长期应用低蛋白饮食后,易引起或加重患者营养不良。因此,在低蛋白、低磷饮食的基础上,合并使用必需氨基酸、α-酮酸[0.1～0.2g/(kg·d)]治疗,使营养疗法的效果显著提高。α-酮酸疗法的主要机制包括:①与氨基生成必需氨基酸,有助于尿素的再利用;②含有钙盐,对纠正钙、磷代谢紊乱,减轻继发性甲状旁腺功能亢进症也有一定疗效。临床试验也表明,其可延缓慢性肾衰竭的进展。

需要注意的是:①进行饮食疗法,首先应该保证足够的热量[125～146kJ/(kg·d)],以减少蛋白分解。②蛋白摄入量应合理,糖尿病肾病患者糖类和热量摄入同时受到限制,为了使患者能长期耐受和坚持饮食治疗,因此蛋白质摄入量可适度放宽。③低蛋白饮食中应保证高生物效价蛋白质≥0.35g/(kg·d)。要注意植物蛋白(包括大豆蛋白)的合理摄入,尤其是糖尿病肾病患者。④磷摄入量应<600mg/d,对严重高磷血症患者,还应同时予以磷结合剂。⑤饮食治疗对不同病因、不同阶段的慢性肾衰竭患者的疗效可能有所差别。通过检测24h尿液中尿素的排出量可以反映饮食中蛋白质的摄入情况。氮平衡情况下,尿中尿素氮0.8g/d,反映每天蛋白质摄入为50g。在调整饮食期间应该每2～3个月检测1次,平稳后每4～6个月检测1次。

近十几年来,左旋肉碱对慢性肾衰竭的治疗作用也已引起重视,其改善骨骼肌、心肌代谢及纠正贫血的作用已经明确。多不饱和脂肪酸、某些微量元素在提高慢性肾衰竭患者生活质量、改善预后中的作用,亦受到关注。

3.降压治疗

高血压在慢性肾衰竭患者中十分常见。高血压是导致肾小球硬化和残余肾单位丧失的主要原因之一。高血压不仅可加快肾功能损害的进展,而且损害心、脑和周围血管等靶器官。因此,进行及时、合理的降压治疗,不仅可以减少蛋白尿,延缓慢性肾衰竭的发展,更主要的是积极主动地保护心、脑等靶器官,从总体上改善患者的预后。

MDRD试验结果显示,当蛋白尿>1g/24h时,血压控制在125/75mmHg(平均动脉压维持在≤92mmHg)的患者,其肾功能不全进展速率比血压控制在140/90mmHg(平均动脉压≤107mmHg)者减缓1/3。因此,建议对伴有蛋白尿的慢性肾病患者,理想的血压应≤125/75mmHg,若无蛋白尿,则血压应控制在≤130/80mmHg。

降压治疗首先应控制细胞外液量和限制饮食中的钠盐(氯化钠为5~7g/d)。高盐饮食可以明显抵消降压导致尿蛋白减少的效应。高盐饮食还可以激活组织中的肾素-血管紧张素系统(RAS),诱发肾与心肌的纤维化。临床上可以通过测量24h尿钠评估盐的摄入,因为饮食中氯化钠几乎全部从尿中排出。

各种降压药物,如袢利尿药、β受体阻滞药、ACEI、钙通道阻滞药、血管扩张药、肾上腺素能受体结合剂(ARB)等均可应用。各种降压药物在降低系统性高血压后均有一定的减少尿蛋白、保护肾功能的作用。但具体到各类药物则观点尚未统一,特别是对钙通道阻滞药的评价仍有争议。在慢性肾衰竭患者高血压的治疗中,多采用联合药物治疗,其中以RAS阻滞药(ACEI和ARB)的应用最为广泛。

ACEI不仅降低血压,且在延缓肾病进展中具有的独特作用。除降压外,ACEI和ARB可通过扩张出球小动脉、降低肾小球内高滤过而减少蛋白尿,也有抗氧化、减少肾小球基底膜损害等作用,无论患者有无高血压、蛋白尿水平如何均应推荐使用。近年研究表明,ARB与ACEI的肾保护效应类似,故不能耐受ACEI不良反应(咳嗽、过敏)的患者可推荐应用ARB。ACEI与ARB联合应用具有更好的减少尿蛋白与延缓肾衰竭进展的效果。但应注意,因各种原因导致肾缺血,如过度利尿、腹泻呕吐、有效血容量不足、严重左心衰竭、应用非类固醇类消炎药(NSAIDs)、双侧肾动脉狭窄等患者在应用RAS阻滞药时,由于可使GFR明显降低而出现急性肾功能恶化。对于Scr为>274μmol/L(3.0mg/dl)的中、晚期慢性肾衰竭患者,应用ACEI或者ARB应十分小心,需要密切检测患者是否出现咳嗽、高钾血症以及有无明显的Scr升高等。同时需要限制饮食中钾的摄入,并适当应用利尿药。ACEI导致的GFR下降通常发生在最初的几天,因此在开始治疗3~5d,应重复检测血钾、Scr。如果高钾血症难以控制或者Scr升高超过基线的30%,应该停用ACEI。

4.纠正贫血

贫血是慢性肾衰竭患者的常见表现,对非透析慢性肾衰竭患者的严重贫血应予重视。动物实验和临床研究均证明,应用重组人促红细胞生成素(rhEPO)纠正贫血,可延缓肾功能不全的进展。贫血与慢性肾衰竭的心血管并发症(如左心室肥厚)密切相关。有报道血红蛋白每降低10g/L(1g/dl),左心室肥厚的发生率增加49%;而每提高10g/L(1g/dl),左心室肥厚的风险性可降低6%,因此应用rhEPO治疗后,不仅减轻患者的贫血症状,而且使心、肺、脑的功能明显改善,提高患者的生存率。rhEPO通常采用皮下注射,在应用rHuEPO时,应同时静脉补充铁剂和服用叶酸。慢性肾衰竭非透析患者的血红蛋白和血细胞比容的目标值尚未确定。血红蛋白过>135g/L(13.5g/dl)可能导致心血管疾病的病死率增加,目前建议将血红蛋白的目标值控制在110~120g/L(11~12g/dl)为宜。

5.防治肾性骨病

肾性骨病是由于钙磷代谢紊乱、活性维生素D_3缺乏、PTH代谢异常以及铝中毒等多因素有关,是慢性肾衰竭患者的常见并发症,主要有纤维囊性骨炎(由继发甲状旁腺功能亢进症引起)、骨软化、骨再生不良、骨质疏松等。根据骨转化状况的不同，组织学上将肾性骨病分为高转化、低转化和混合性 3 型。不同类型的肾性骨病其发病机制和治疗方法均不同，但临床表现却无特异性，且早期可以无临床表现。

肾性骨病治疗前应评估这些患者的血全段 PTH、钙、磷，纠正钙、磷代谢紊乱，根据血全段 FTH 水平应用活性维生素 D_3，并需要根据不同类型的骨病进行治疗。

当前肾性骨病治疗存在的问题需要重视，主要包括：①由于骨活检没有普遍开展，因此不能进行病理分型诊断；②盲目应用活性维生素 D_3 和补充钙剂，可能加重外周器官组织的钙化；③治疗中不定期检测各项指标并及时调整用药方案，导致治疗不及时或者治疗过度等。

6.纠正代谢性酸中毒

代谢性酸中毒是慢性肾衰竭的常见表现。一方面，代谢性酸中毒可以引起机体内分泌代谢改变产生不良作用。酸中毒使肌糖原利用减少，体内蛋白质分解增加，氨基酸氧化及尿素和尿酸产生增多，加速肾病变的进展。代谢性酸中毒还可导致维生素 D 转化障碍，增加尿钾、尿钠和尿钙的排泄而加重肾性骨病。酸中毒使残余肾单位产氨增多，加重肾小管间质炎症损害。此外，机体为了保持血 pH 在基本正常范围，产生"酸中毒矫枉失衡"。在机体对酸中毒的反应中，糖皮质激素、胰岛素、IGF-1 和甲状旁腺素起重要的作用。骨骼对酸的缓冲和肾钙的排泄增加引起了负钙平衡。随着肝中谷氨酰胺合成和肾谷氨酰胺摄取，肌肉中的泛素蛋白酶体的蛋白水解酶系统和支链酮酸脱氢酶活化，引起负氮平衡及肌肉量减少。

因此，纠正酸中毒有助于避免或减轻上述反应，可降低慢性肾衰竭患者骨骼和肌肉中的钙、蛋白质和氨基酸的丢失，抑制骨骼和肌肉分解，有利于营养的维持和肾功能的保护，延缓慢性肾衰竭的进展。临床上通常给予碳酸氢钠 3～10g/d，分 3 次口服；严重者应静脉滴注碳酸氢钠，并根据血气分析结果调整用药剂量。同时应用袢利尿药增加尿量，可防止钠潴留。

7.维持水、电解质平衡

根据血压、水肿、体重和尿量等情况调节水分和钠盐的摄入。一般在无水肿的情况下，不应限制水分摄入及严格限钠，慢性间质性肾炎失钠时不应过度限盐；有明显水肿、高血压者，钠摄入量一般在 2～3g/d(氯化钠 5～7g/d)，严重病例在 1～2g/d(氯化钠 2.5～5g)。根据需要应用袢利尿药。噻嗪类利尿药及储钾利尿药不宜应用。同时，应防止因过度利尿、呕吐、腹泻、出汗、引流液丢失等原因引起的脱水、低血压，引起肾功能急剧恶化。

慢性肾衰竭患者可以因水潴留和氮质血症等引起"假性低钠血症"以及真性缺钠所致低钠血症。应分析其原因并采取相应的措施。

高钾血症在慢性肾衰竭时常见，当 GFR<25ml/min 时，即应适当限制钾的摄入。当血钾>5.5mmol/L，可口服聚磺苯乙烯，注意及时纠正酸中毒以防止细胞内钾向细胞外转移，适当应用利尿药增加尿钾排出。根据情况给予葡萄糖酸钙静脉注射和(或)葡萄糖-胰岛素静脉滴注，严重高钾血症(钾>6.5mmol/L)，且伴有少尿、利尿效果欠佳者应及时给予透析治疗。

另一方面，由于钾摄入不足、胃肠道丢失、补碱过多、利尿过度等原因，慢性肾衰竭患者可发生低钾血症。根据血钾水平，给予口服补钾，严重者予以静脉缓慢滴注葡萄糖氯化钾溶液。

当 GFR<50ml/min，肾产生的 $1,25\text{-}(OH)_2D_3$ 降低，应予以补充。当 GFR<25ml/min 易出现高磷血症，除引起肾性骨病外，还可导致间质纤维化和肾小管萎缩，加速肾功能不全进

展。治疗上除限制磷摄入外,可口服磷结合剂,包括碳酸钙、枸橼酸酸钙、醋酸钙、Renagel 等,于餐中服用。对明显高磷血症[血清磷＞2.26mmol/L(7mg/dl)]或血清钙磷乘积＞3.74mmol/L[45.5(mg/dl)²]者,则应暂停应用活性维生素 D₃和钙剂,以免出现转移性钙化。

高镁血症在慢性肾衰竭中并不少见。严重高镁血症[血清镁＞2mmol/L(4mg/L)]时,患者可出现呼吸衰竭。此时应紧急予以葡萄糖酸钙或氯化钙静脉注射,并及时血液透析。低镁血症在慢性肾衰竭中也有发生,常与应用利尿药有关。轻度低镁血症一般不必处理。严重者可静脉补充镁剂。

8.抗凝与改善微循环

实验研究显示,应用抗凝(肝素、华法林)、促纤溶(尿激酶)、抗血小板积聚(双嘧达莫、阿司匹林)药物和活血化瘀中药,可能具有防止或减少肾小球内凝血、改善肾微循环和抑制继发性炎症反应与纤维化等作用,但需要大样本的前瞻对照临床研究证实。一些干预凝血的药物(如肝素)除抗凝外,实验研究显示还可抑制系膜细胞增生和细胞外基质合成。

9.避免或去除加速肾功能不全进展的因素

尽管多数慢性肾衰竭是渐进性发展的,但是,在疾病发展的某一阶段,由于各种风险因素的作用、可能导致肾功能出现急剧恶化。这是临床工作中容易被忽视的问题。对慢性肾衰竭病程中出现的肾功能急剧恶化,如处理及时,往往其有一定的可逆性。但如诊治延误或这种急剧恶化极为严重,则肾衰竭的恶化也可能呈不可逆性进展。这就要求临床医师根据患者的病史和有关实验室检查结果,综合分析疾病发展的特点。准确判断患者在慢性肾衰竭的基础上是否有急性加重或合并急性肾衰竭的可能,及早明确急性加重的各项风险因素,及时采取措施消除或减轻这些可逆因素,争取肾功能的部分恢复。

临床上应该重视原发病的病情是否出现反复或加重。重视因血容量不足(低血压、脱水和休克等)或肾局部血供急剧减少(心肌梗死、心力衰竭、肾动脉狭窄患者应用 ACEI、ARB)导致残余肾单位低灌注、低滤过状态,引起肾功能的急剧恶化。其他原因还包括:①组织创伤或大出血;②严重感染;③应用肾毒性药物,如长期应用 NSAIDs(小剂量阿司匹林除外)、常引起间质性肾炎的药物以及其他药物性肾损害等;④尿路梗阻;⑤未能控制的严重高血压;⑥高凝状态导致肾静脉血栓;⑦高钙血症等电解质紊乱、酸碱平衡失调等。应尽量避免发生上述风险因素,一旦存在要及时治疗,以避免进一步损伤肾功能。

(二)慢性肾衰竭的替代治疗

1.腹膜透析

腹膜透析用于临床始于 1923 年,Ganter 首次将此技术应用于一名因子宫癌所致梗阻性肾病的尿毒症患者。然而,早期间歇性腹膜透析方法因为存在很多不完善的地方,以至于人们认为对 ESRD 患者而言,腹膜透析并不是一种合适的肾替代疗法。当 1976 年 Moncrief 和 Popovich 刚开始提出持续性不卧床腹膜透析(CAPD)时。几乎没有人对此持肯定态度。但随后在美国两所医疗中心有 9 名患者成功地实施了 CAPD 后,人们才逐渐认识其重要性。在过去的 20 多年中,腹膜透析已日渐成为一种独特而有效的治疗 ESRD 的方法。

我国 20 世纪 70 年代后期开展 CAPD 后,腹膜透析在治疗我国尿毒症患者中起了很重要的作用。腹膜透析在我国 20 世纪 80 年代初有过很快速的发展,但由于腹膜炎的高发生率及对腹膜透析认识的不足,腹膜透析的发展不如血液透析。直到 20 世纪 90 年代,由于连接管路的改进使得腹膜炎发生率大幅度下降后,腹膜透析才又逐渐得到重视。

作为肾替代治疗的两种方式,腹膜透析和血液透析各有其优、缺点,在临床应用上互为补充,两种透析方式对患者生存期的影响并无明显区别。其中腹膜透析,尤其是 CAPD,其优点显而易见,它设备简单,操作易掌握。对中分子物质的清除更为有效,投资费用低,可在基层医疗单位使用,经过训练,患者可在家里自己做透析。它对残存肾功能的保持比血液透析好。还有,它对机体内环境影响小,故对心血管情况不稳定者、老年患者、糖尿病肾病患者以及小儿更为合适。腹膜透析颇适合我国的国情需要,在我国开展和推广腹膜透析很有必要。

2.血液透析

有关血液透析的基本原理,早在 1924 年 Abel 的时代就有了认识。它开始先在急性肾衰竭中被应用,并取得了成功。到了 20 世纪 60 年代才真正开始维持性、长期血液透析,使血液透析成为拯救 ESRD 患者生命的一种常规治疗。也由于有了某些关键的进展,使血液透析能在各地得到广泛应用,这些进展包括肝素抗凝技术和血液透析膜——铜仿膜。这种以纤维素制备的透析膜,对尿素等小分子毒物有很好的扩散清除性能,它还具有相当好的水通透性,允许在透析时缓慢地将水从血液中清除(超滤),而又没有容量丢失的危险;而最重要的进展是恰当的血管通路的方法,先是有了 Scribner 的动静脉外瘘,再后来又有了 Cimino 的动静脉内瘘,后者不仅提供可靠的、可反复接通人体血液循环的血管通路,还明显减少了感染和血栓形成的危险。尽管后来出现的肾移植和腹膜透析也成为另外两种成功的肾替代治疗方法。但血液透析至今仍然是 ESRD 患者应用最多的肾替代治疗方式。不少 ESRD 患者依靠这一种治疗方法存活已超过 10 年,并获得相当的生活质量。

与技术上有了很大的进展相比,血液透析在治疗方案、处方及透析的量化上的变化相对较少。

3.肾移植

从 50 多年前第 1 例肾移植成功至今,已经有超过 500000 例的肾衰竭患者通过肾移植延续了他们的生命。目前肾移植已经成为 ESRD 患者的首选治疗方式。但是,与维持性透析患者的数量相比,成功移植的患者数目仍很少。随着移植预后的改善以及对肾移植可行性的普遍预期,想要或等待移植的患者数量越来越多,已经超过了可供移植的器官数目。

肾移植的预后受多种因素影响,这些因素包括:①供体和受体的年龄、性别以及种族、组织相容性,对 HLA 抗原的预先致敏;②受体的原发肾病、移植前健康状态和肾外并发症;③受体的依从性;④供体因素,如冷缺血的时间和肾单位量以及移植中心的经验和选用的免疫抑制治疗的种类和疗程。通过对患者以及有功能的移植肾的存活时间的评价发现,上述每个因素都可能不同程度地影响肾移植的最终预后。过去 20 年里,肾移植的短期预后有了很大改善。在有经验的移植中心,尸体肾移植一年存活率已经超过 90%,但是如何提高移植肾的长期存活则是目前面临的更加困难的问题。

六、慢性肾衰竭的并发症及治疗

(一)心血管并发症

心血管并发症在慢性肾衰竭中经常发生,是终末期肾衰竭患者最重要的死亡原因之一,是血液透析和腹膜透析患者的首位死因。近年来,肾替代疗法不断完善,患者生存时间也随之不断延长,但心血管并发症的发生率并未减少,且严重性越显突出。慢性肾衰竭心血管并发症主要包括高血压、心功能不全、心肌病、心包病、缺血性心脏病、心律失常、感染性心内膜炎及代谢异常所致的心脏病变等。

1.高血压

(1)病因:绝大多数的慢性肾衰竭患者存在高血压,对于没有高血压的慢性肾衰竭患者应考虑或是应用了降压药,或是细胞外液丢失。后者可由大量胃肠液丢失、过度利尿或失盐型的肾病(如多囊肾、慢性肾盂肾炎等)引起。据统计,终末期肾衰竭患者中,肾小球硬化及糖尿病肾病高血压的发生率近乎 100%,肾小球肾炎为 90%,肾小管间质性肾病为 70%。

(2)发病机制:慢性肾衰竭患者的高血压 80%～90%是由水钠潴留引起的,这种血容量增加导致的高血压称为容量依赖型高血压。水钠潴留可通过导致容量扩张、心排血量增加导致高血压,还可通过继发外周血管阻力增加、交感神经系统敏感性增加等多种机制使血管张力增加,从而使血压升高。慢性肾衰患者高血压的另一重要原因是肾素-血管紧张素-醛固酮系统活性增高,即肾素依赖性高血压,此种高血压占 5%～10%。研究发现,已明显萎缩的肾尽管其肾单位已严重破坏,但分泌肾素的球旁器细胞却有明显的增生。少数未应用血管紧张素转化酶抑制药的透析患者须切除双肾,才能使顽固的高血压得以控制,这可间接证实上述研究结果。近年来认识到多数终末期肾衰竭血压调节中,容量与肾素两者共同发挥作用,只是所占的比例不同。慢性肾衰竭还可见交感神经系统的异常、血浆去甲肾上腺素及神经肽 Y 浓度增加、自主神经功能障碍,不仅导致高血压,也会造成经抗高血压治疗后,心血管系统的稳定性下降。主动脉及大动脉弹性下降导致脉压增加、收缩压增加,也是慢性肾衰竭高血压的原因之一。使用促红细胞生成素的患者常见血压升高,其发生率为 20%～45%,尤其是用药前存在高血压的患者,这称为促红细胞生成素相关性高血压。另外,终末期肾衰竭患者血清中存在的内源性洋地黄类因子(DLF)以及内皮细胞源性舒张因子——NO 的减少,均可在高血压的发生中起一定作用。

(3)治疗:因慢性肾衰竭中的高血压以容量依赖性占绝大多数,故临床上可首先按此治疗。患者应控制水、纳入量,并配合利尿药及降压药物治疗,必要时透析超滤脱水。限制钠的摄入是控制高血压的重要步骤。通常钠的摄入应小于 2g/d(氯化钠小于 5g/d),如补充碳酸氢钠等含钠药,则需重新评估。注意限盐须个体化且严密监测,如出现直立性低血压、体重快速减轻或氮质血症加重等情况,则应适当增加钠的摄入。利尿药包括保钾利尿药、噻嗪类利尿药和袢利尿药。保钾利尿药作用很弱且常导致高钾血症,故治疗慢性肾衰竭时很少用,而终末期肾衰竭时噻嗪类利尿药也已不能发挥作用,故有效的利尿药是呋塞米、依他尼酸和布美他尼等袢利尿药,其中以呋塞米应用最广泛。在 GFR 为 10ml/min 时,静脉输注呋塞米 160mg 即可达到最大治疗效果,故对终末期肾衰竭患者无须应用更大的剂量,必要时可每 6～12 小时重复使用。

当以上方法应用后血压仍高时,则须加用降压药物。以 β 受体阻滞药、ACEI 及钙通道阻滞药为一线抗高血压药。β 受体阻滞药通过阻断心脏、大血管及交感神经末端的 β 肾上腺素能受体,降低血压、抑制心肌收缩、减慢心率,使心排血量减少。对有心肌梗死或心绞痛病史者应用β阻滞药效果较好,并还可以逆转部分患者的左室肥厚。但是,长期应用有引起高血脂、高血糖及高尿酸血症的不良反应,对于糖尿病肾病伴外周血管病变以及易于发生透析低血压的患者应避免使用。钙通道阻滞药通过阻滞慢钙通道,对心脏及外周血管有不同的效应。对慢性肾衰竭患者,其半衰期不受肾衰竭程度的影响,故无须调整剂量。ACEI以其对转化酶的抑制作用,阻止血管紧张素Ⅰ转化为有活性的血管紧张素Ⅱ而发挥降压作用。对于肾素依赖性高血压患者应首选ACEI或肾素拮抗药。并且ACEI可减少肾小球毛细血管静水压,可减少蛋白尿,延缓肾衰竭的进展。对伴有心功能衰竭的患者更适于应用ACEI,它可以有效地逆转左室肥厚,改善症状,延长患者的寿命。但须注意ACEI引起高血钾、中性粒细胞减少、过敏及慢性咳嗽等不良反应,且肾动脉硬化或狭窄的患者忌用。另外,降压药还可根据情况选用扩血管药(如肼屈嗪)、外周α$_1$肾上腺能阻滞药(如哌唑嗪)及中枢交感神经阻滞药(如可乐定)。

对于透析患者,如透析充分清除水钠潴留,保持干体重,则大多数可保持血压正常或虽有高血压也易于控制。透析前应减少降压药的剂量,透析后补充药量,防止透析过程中发生症状性低血压。对透析中血压仍难以控制者,应注意有水钠潴留而引起的假性抗药性高血压,此时应加强限钠饮食和透析超滤脱水。已达干体重但血压仍高者,多为肾素依赖性高血压,此时首选ACEI及β受体阻滞药。以上方法均不能奏效时,考虑改变透析模式,必要时考虑肾切除。

2.心功能不全

心功能不全是慢性肾衰竭的严重并发症,占长期慢性透析患者死因的第2位,大多数终末期肾衰竭患者均存在心脏收缩和(或)舒张功能不全。心力衰竭是尿毒症的可逆因素之一,其有效防治可延长慢性肾衰竭患者进入血液透析的时间及延长生存期。

(1)病因:导致慢性肾衰竭患者心力衰竭发展的因素很多,包括:①容量负荷(前负荷)过重;②高血压,引起心室壁肥厚,心脏扩大;③动静脉瘘,增加心排血量,增加心脏负荷;④长期贫血使心肌缺血、缺氧,心率加快,心脏负荷增加,久之导致心功能不全。另外,还有甲状旁腺功能亢进、电解质紊乱、酸中毒、冠心病、心包积液、感染性心内膜炎等因素的参与。

(2)临床表现:多数与一般心力衰竭相似,但亦有个别病例症状不典型,可表现为尿量突然减少或水肿加重,此时要注意发生心力衰竭的可能。

(3)治疗:慢性肾衰竭心功能不全的预防主要包括:控制细胞外液容量,控制高血压,纠正贫血,补充卡尼汀等,对于容量因素占主导地位时,用超滤的方法可纠正,以达到干体重为目标。已发生心功能不全时的治疗主要有以下几个方面:①限制水钠摄入、利尿及透析超滤脱水,以减轻容量负荷。腹膜透析因其对血流动力学影响较小,对心肺负担的加重较小,故更适用于慢性肾衰竭并发心力衰竭的患者。②洋地黄类药:适用于以收缩功能不全为主的患者,如同时存在室上性快速心律失常,更应考虑应用。但须注意使用时必须按肌酐清除率减量,并监测洋地黄的血药浓度,透析患者注意调整透析液的钾离子浓度,避免低钾加重洋地黄中毒的不良反应。③使用血管扩张药:如硝普钠、酚妥拉明等静脉滴注,注意从小剂量开始,以后根据血压情况逐渐调整剂量。④ACEI:可改善心力衰竭症状,提高患者生存率,并可应用于虽无临床表现但左心室射血分数明显低下的患者,防止其出现充血性心力衰竭的临床表现。用此类药物除要注意其高血钾、血肌酐升高等不良反应外,还要注意用聚丙烯腈高流量透析器时可出现过敏反应。⑤纠正贫血:应用基因重组红细胞生成素、铁剂、叶酸、维生素B$_{12}$或输血。⑥其他措施还包括纠正电解质紊乱及酸碱平衡失调,治疗感染,动静脉瘘口过大所致心功能不全者应闭锁动静脉瘘。

3.心包炎

心包炎、心包积液在慢性肾衰竭中的发生较常见。过去因无透析故心包炎曾被认为是死亡先兆,现在心包炎则被认为是血液透析过迟或无效的征兆,应予紧急治疗。慢性肾衰竭的心包炎分为两种:尿毒症性心包炎和透析后心包炎。

(1)病因:慢性肾衰竭的心包炎的发生原因主要与尿毒症毒素有关,透析开始晚及透析不充分是常见的原因,并且原发病如系统性红斑狼疮、皮肌炎、硬皮病等可能也是原因之一。病毒、细菌、结核杆菌等感染因素也可起到一定的作用。凝血功能障碍、透析时抗凝药的应用可引起血性心包积液,参与心包炎的发生与发展。因为腹膜透析患者心包炎的发生率低于血液透析患者,且加强透析、改用血液滤过等方法可改善心包炎,故考虑导致心包炎的毒素为中分子物质的可能性大,但目前尚不能确定。

(2)临床表现:心包炎的临床表现为持续胸痛,常伴不同程度的发热、胸痛。胸痛于呼吸和斜卧时加重,坐位及前倾位有所缓解。早期可闻及心包摩擦音,心包积液时由于脏壁层心包的分离摩擦音反而消失。部分患者可没有明显的症状和体征或仅有大量心包积液或心包缩窄,产生心力衰竭、低血压、全身水肿等低心排血量的表现。急性期可发生心脏压塞致死。晚期可出现缩窄性心包炎。

(3)治疗:应予强化血液透析治疗,每周5~7次,持续1~2周。无效者可考虑血液滤过及腹膜透析治疗。对于血性心包积液的患者应透析时尽量减少肝素用量或做无肝素透析。其他措施包括控制感染、治疗原发病等。对于大量心包积液或出现心脏压塞时应及时予以心包穿刺,以挽救患者生命。慢性缩窄性心包炎,如出现内科保守治疗不能控制的症状可考虑行心包切开或切除术。

4.心肌病

心肌病变是慢性肾衰竭晚期常出现的病变。目前尚未阐明心肌病的确切发病机制。

(1)病因:慢性肾衰竭时血中尿素氮、肌酐、胍琥珀酸、甲基胍等多种代谢产物蓄积、甲状旁腺激素增多、低钙等因素均可对心肌产生抑制作用;慢性肾衰竭患者常有长时间的容量负荷过度,以及高血压的压力负荷过重;长期贫血、血液透析时的动静脉内瘘等加重心脏负荷,心肌供氧减少,心肌功能逐渐减退;此外还有醋酸盐透析、营养不良、卡尼汀缺乏、水电解质及酸碱平衡紊乱等,均可导致心肌功能的减退。流行病学调查还发现尿毒症性心肌病与年龄(老年)、性别(男性)、有无缺血性心脏病、糖尿病等都密切相关。所以尿毒症性心肌病的发生是由多种因素综合作用引起的。

(2)临床表现:为胸闷、气促、心前区不适等,查体可发现心脏扩大、各种心律失常等。超声心动图显示左室舒张末期容量增大、左室内径缩短、射血分数正常或稍增高。心电图示心肌肥厚及劳损、心律异常和(或)传导阻滞。

(3)治疗:首先应予纠正各种致病因素和(或)诱因,如减轻容量负荷、控制高血压、纠正贫血、纠正水电解质及酸碱平衡紊乱、控制感染等。其中纠正贫血对改善心肌功能极有帮助,促红细胞生成素对纠正贫血有非常显著的效果,但应用过程中应注意补充造血原料及监测其产生的高血压等不良反应。增强营养,适量补充蛋白质、必需氨基酸、各种维生素、微量元素等,均有助于改善心肌功能。尽量将醋酸盐透析液改为碳酸氢盐透析液。对于透析不充分及常规血液透析效果不理想者应加强透析,选用高效透析器、血液滤过或血液透析滤过,均对于心肌功能的改善起到良好的效果。

5.缺血性心脏病

慢性肾衰竭患者中缺血性心脏病的发生率很高,可分为动脉粥样硬化及非动脉粥样硬化两种类型,但大多数慢性肾衰竭患者两种因素常同时存在。

(1)病因:缺血性心脏病的发生原因除与其他人群动脉粥样硬化的危险因素(如年龄、高血压、异常脂质代谢紊乱、糖尿病、吸烟等)密切相关外,还与慢性肾衰竭的钙磷代谢紊乱、血尿酸浓度升高等因素有关,此外还与终末期肾衰竭时心肌能量利用障碍、心室肥大、贫血等因素有关。

(2)临床表现:慢性肾衰竭患者缺血性心脏病的临床表现多样,有时不典型,故诊断有时较困难。

(3)诊断:依据除临床表现有典型心绞痛外,心电图检查是常用的手段,对于不典型的患者可行非侵入性应激试验、多巴酚丁胺试验、超声心动图检查及血管造影等。

(4)治疗:主要包括以下 4 个方面。①纠正或降低高危因素:戒烟禁酒,控制高血压、高血糖,纠正高脂血症,纠正贫血等;②对有心绞痛表现的患者应予药物治疗:包括硝酸盐类药物、β受体阻滞药、钙通道阻滞药,可单独或联合应用;③透析患者在透析过程中给予吸氧、降低血流量、谨慎设置超水量、应用碳酸氢盐透析液等措施,以减少心绞痛发作的次数;④上述疗法无效时可考虑冠脉旁路移植术或血管成形术。

6.心律失常

(1)病因:慢性肾衰竭患者中心律失常的发生率很高。高龄、原有心脏病史、心肌病、左心室肥厚、洋地黄药物的使用及电解质紊乱、酸碱平衡失调、贫血等均与慢性肾衰竭患者心律失常的发生密切相关,透析(如透析液成分的变化)也可对心律失常的发生起一定的作用。

(2)临床表现:多数为房性心律失常,房性心律失常中以快速心房颤动有较明显的临床表现,对血流动力学影响较大,而室性心律失常特别是频发及室性心动过速等则对慢性肾衰竭患者影响较大,增加慢性肾衰竭患者因心脏病死亡的概率。

(3)治疗:首先应去除引起或加重心律失常的危险因素,如纠正电解质紊乱及酸碱失衡、纠正贫血、调节透析液的成分等。慢性肾衰竭患者心律失常的药物治疗与非肾衰竭患者相似,但须注意适当调整药物剂量。对于快速室上性心律失常予毛花苷 C、地高辛、维拉帕米(异搏定)、胺碘酮等;室性心律失常者予利多卡因等,出现心室颤动应立即除颤治疗,随后予以药物控制;对于高度房室传导阻滞、病态窦房结综合征等应放置起搏器治疗。

7.感染性心内膜炎

(1)病因:慢性肾衰竭患者因免疫力低下、应用免疫抑制药等原因,使心内膜炎的发生率增加。常见的致病菌有葡萄球菌、链球菌及肠球菌,其中金黄色葡萄球菌占大多数,有时可出现铜绿假单胞杆菌等少见细菌的感染。感染途径以血液透析患者的动静脉瘘感染或临时放置中央静脉导管为主,其他有全身的细菌感染等途径。

（2）临床表现：临床表现为发热、寒战、慢性心力衰竭、心脏杂音等，可做血液细菌培养以发现病原菌，超声心动图检查可发现心脏内新生物，特别经食管心脏超声心动图检查阳性率及特异率均很高。

（3）治疗：对于应用动静脉瘘或临时放置中央静脉导管的患者，应注意监测有无感染，如有感染应及时控制，根据病原菌选择敏感的抗生素，这些患者在行牙科或外科手术前、后应预防性应用抗生素。慢性肾衰竭患者感染性心内膜炎的发生率虽不高，但一旦发生病死率则较高，故对于高危患者应予以重视，做好预防和治疗工作。

（二）脑血管疾病

近年来，慢性肾衰竭的脑血管病变开始受到普遍的重视，慢性肾衰竭患者在高血压、动脉硬化以及引起的脑血管病变与高血压、动脉硬化的非肾衰竭患者相比具有特殊性。慢性肾衰竭患者本身存在代谢异常、血液学改变、尿毒症毒素、肾素-血管紧张素系统活性异常等病理和生理改变，造成肾衰竭患者脑血管病的危险因素增加。

1.病因和发病机制

（1）高血压：有研究表明，终末期肾衰竭患者，存在脑血管结构和脑血流动力学调节异常，而且颈动脉病变更常见。在肾性高血压大鼠模型的大脑小动脉壁发生肥厚，但外径变小，壁内纤维成分增加，在单侧钳夹肾性高血压大鼠模型发现慢性肾性高血压引起小脑脚部和大脑皮质局部区域的血-脑屏障损害。临床研究发现，患者对降压治疗的反应差异与脑血流及脑血管病发生具有相关性。老年人存在脑血管自动调节功能减退和动脉硬化增加，导致老年慢性肾衰竭脑血管病发生率更高。

（2）动脉粥样硬化：慢性肾衰竭患者可以血脂增高，与肾功能正常者的动脉硬化患者相比，脑动脉和颈动脉硬化更严重。慢性肾衰竭患者同型半胱氨酸水平升高，它是冠状动脉、脑血管、周围血管粥样硬化的独立危险因素。

（3）血液因素：慢性肾衰竭患者存在贫血和凝血功能障碍，易出现脑血管病变，而且出现脑出血后治疗困难。

（4）代谢毒素：血清肌酐浓度是脑血管病变危险性增加的一个因素。有研究表明，血肌酐增高，无论有否高血压，发生脑血管病的危险性明显增高。另外，发现尿毒症脑病和 PTH 有关。在动物模型中，发现脑电图和脑钙异常，可以通过甲状旁腺切除术来预防和纠正。

2.临床表现

（1）尿毒症脑病：动作迟缓、倦怠、行为改变、记忆力下降、注意力不集中、睡眠紊乱，严重者出现扑翼样震颤、嗜睡、定向障碍、意识模糊、癫痫样抽搐、昏迷等。脑电图显示低频波增多。

尿毒症脑病的发生与尿毒症血中毒性物质蓄积中毒、脑内氨基酸代谢障碍、血中 PTH 增加、脑循环障碍、代谢性酸中毒、电解质紊乱有关。

（2）透析治疗中发生的脑病症状

1）透析痴呆：开始为构语障碍、运动障碍、发音模糊，逐渐发展为性格改变、精神障碍、肌肉痉挛、癫痫发作。脑电图表现为多病灶高振波幅 σ 波，逐渐出现慢频波。脑 CT 或 MRI 检查显示脑萎缩 85.37%，局部病灶（低密度病灶、异常信号灶）46.34%。透析痴呆与铝中毒有关。有研究表明，透析痴呆患者大脑灰质中铝含量明显增高，而且透析痴呆的患者脑铝的含量比透析非痴呆的患者高 3 倍。一些稀有金属的污染、中枢神经滤过性病毒感染等也可以造成透析性脑病变。

2）透析失衡综合征：透析失衡综合征在首次透析中占 30％ 左右，其原因是尿毒症时酸中毒，细胞内氢离子增加，透析时血 pH 较快升高，使脑内 pH 下降，脑细胞内酸中毒使细胞内渗透压增高导致脑水肿。加之血-脑屏障的存在，血液透析时尿素氮从脑内清除比从血浆清除缓慢，脑内尿素氮浓度高而引起脑内外渗透压反差而致失衡反应。轻度可以表现为头痛、乏力、恶心、呕吐、肌肉抽搐和不安等。严重表现为高血压、焦躁不安、意识模糊、癫痫发作、精神错乱、昏迷等。

（3）非尿毒症脑病

1）中枢神经系统感染，包括脑膜炎、脑炎等。

2）高血压脑病。

3）脑出血。

4）Wernicke 脑病。

3.治疗

（1）透析失衡综合征：预防失衡的方法主要是缩短透析时间、增加透析频度。对于严重脑水肿、酸中毒、BUN 和 Scr 过高或首次透析患者，不宜使用大面积、高效透析器。对有高血压的患者，也不宜使用低钠透析液来纠正。轻度失衡可用高渗 NaCl 或高渗糖纠正。

（2）尿毒症脑病

1）早期充分透析可以改善症状。

2）血液滤过可以清除中分子毒素，脑病症状多数可以改善。

3）药物治疗，补充维生素和锌。

（3）脑出血：尿毒症出现脑出血，预后非常差。小量出血，按神经内科治疗，同时考虑腹膜透析治疗或稳定后无肝素血液透析。

（4）心理治疗：维持性血液透析患者的一系列精神神经症状与身体素质差异、心理、社会、家庭、经济等因素关系密切，表现为精神紧张、恐惧、沉默、抑郁、绝望。患者的人格和情绪改变往往是发病的前奏，应及时发现，及早护理和治疗，以减轻或防止严重精神障碍的发生。

（三）贫血

慢性肾衰竭可致全身多系统损害，血液系统损害是其重要表现之一，而 CRF 伴发的贫血（肾性贫血）是血液系统异常中最突出的表现。CRF 的贫血发生率国外曾有报道，以开始透析的人群数 15.5 万余人统计，血细胞比容（Hct）＜30％ 的不足 68％，Hct＜28％ 的占 51％；另一份美国 1658 人的 CRF 患者统计结果显示：贫血比例随 CRF 患者血肌酐（Scr）的增多而增多，贫血与 CRF 患者生存期、心血管并发症、CRF 进展均相关，贫血还可增加 CRF 患者冠心病发生危险性、卒中危险性以及死亡危险性，故应引起医患足够的重视。

1.病因和发病机制

肾性贫血的原因很多，主要有：①肾为主产生的 EPO 不足，血液循环中存在抑制 EPO 生成的物质；②铁缺乏或叶酸不足和营养不良；③尿毒症毒素对骨髓的抑制；④肾衰竭时多因素所致红细胞生存时间缩短；⑤胃肠道慢性失血、血液透析过程失血及频繁化验抽血；⑥甲状旁腺功能亢进;⑦慢性感染;⑧酸中毒;⑨铝中毒;⑩CRF 患者骨髓 EPO 受体后缺陷等。

　　肾性贫血的原因虽多,但概括起来系由多种因素引起的红细胞生成减少和损耗、丢失增多所造成,而 EPO 绝对或相对不足则是引起肾性贫血的基本因素。各种原因所致的缺氧是刺激 EPO 生成的主要因素,而缺氧的主要原因之一为血红蛋白(Hb)降低(或 Hct 下降),是刺激 EPO mRNA 表达和 EPO 合成的重要因素,但对 CRF 贫血患者来说,产生 90%以上 EPO 的肾远曲小管、肾皮质及外髓部分小管周围毛细血管内皮细胞受到损伤,血红蛋白下降对 EPO 合成的负反馈调节作用显著减弱,甚至几乎消失,因此当 Hb 下降时,血清 EPO 浓度不再呈反比关系上升。部分 CRF 患者 EPO 不足是一种相对的缺乏,并非人体已丧失产生 EPO 的能力。例如当 CRF 贫血患者在急性溶血、大出血等情况下,肝、肾内 EPOmRNA 表达及血清 EPO 水平可显著升高,但多数患者贫血状况并不会减轻,推测其主要因 EPO 升高的时间较短,不足以维持红细胞发育过程中的红系爆式形成单位(BFU-E)和红系集落形成单位(CFU-E)的存活,并促进其增殖、分裂有关。CRF 贫血患者 EPO 不足的原因有很多,有人认为,CRF 患者肾组织严重损伤,合成 EPO 的成纤维细胞样细胞分化、增殖障碍,合成 EPO 能力下降;也有人认为,CRF 患者肾小管功能受损,物质转运、分泌、排泄功能障碍,对 EPO 生成的刺激信号减弱,导致 EPO 生成相对不足;还有学者认为,某些细胞因子,如 IL-1、TGF-β、TNF-α 等可能对 EPO 的生成有抑制作用;ACEI 应用于 CRF 患者后,ACEI 引起出球小动脉扩张,GFR 下降、肾小管负荷下降,肾小管周围血流量和氧供给增加,对 EPO 生成的反馈调节作用减弱,致 EPO 生成不足等,这些观点仍有待证实和完善。

　　CRF 患者红细胞寿命比正常人明显缩短,也是 CRF 贫血的重要原因之一。由于尿毒症毒素(肌类、酚类等)引起的红细胞膜稳定性降低、"中毒性溶血",CRF 患者体内自由基增多、慢性代谢性酸中毒、透析器的膜生物不相容性、透析液污染、血液透析前、后红细胞内、外渗透压的变化,都可能对红细胞膜造成一定损伤。还有人报道,CRF 患者有脾大和脾功能亢进,也可使红细胞破坏加快。以上种种原因,可使红细胞寿命缩短至正常的 25%～50%。

　　尿毒症血浆中存在着某些红细胞生长的抑制因子,目前认为有以下几种。①精氨和多胺精氨:CRF 患者血浆中此两种物质水平高于正常,并对实验鼠肝细胞培养中的红系集落形成有抑制作用,但也有研究发现,这种抑制作用缺乏特异性。②PTH:体外研究发现,粗制的 PTH 对 BFU-E、粒单系集落形成单位(CFU-GM)和血红蛋白合成均有抑制作用,但对 CFU-E 无抑制作用;而纯化的 N-PTH(氨基酸 1～34)和完整 PTH(氨基酸 1～84)对红系生长无抑制作用;亦有研究认为 N-PTH 和完整的 PTH 对 CFU-E 和 BFUE 均有抑制;还有人认为 PTH 的作用在于引起骨的纤维化,骨髓有效容积减少,破坏了造血微环境。但体外研究发现,PTH 并不引起成纤维细胞的增殖。③核糖核酸酶:该酶在 CRF 血浆中增高,纯化的核酸酶可抑制 CFU-E,但对 BFU-E 无抑制。④用免疫扩散法可测出 CRF 血浆中大分子蛋白类物质浓度高于正常,并可特异性地抑制 BFU-E 的形成。⑤有学者认为尿毒症血浆的抑制作用与前列腺素有关。

　　尿毒症毒素对骨髓的抑制和对血小板黏附、聚集功能的抑制,均可使 CRF 患者血小板数量减少、功能障碍,加之凝血因子Ⅷ的缺陷,前列腺素分泌异常,从而使 CRF 患者出血或血栓倾向严重。消化道出血、鼻出血、皮肤出血以及频繁检查抽血、血液透析失血等,均可加重贫血,同时也引起体内铁的丢失;加之 CRF 患者限制蛋白质饮食,摄入叶酸减少,血液透析中叶酸丢失,均可影响血红蛋白的合成。铝中毒也可导致小细胞性贫血,但近年预防、控制较好,很少发生。

2.临床表现

当 GFR<60ml/(min·1.73m²)时,CRF 患者会逐渐出现贫血。贫血的发生和严重程度与 GFR 水平相关,一般情况下贫血的程度会随肾功能不全进展而逐渐加重,导致肾性贫血的肾基础病不同,其贫血程度也往往不同,如多囊肾 CRF 患者的贫血程度比其他原因的 CRF 贫血轻,伴有肾病综合征的 CRF 贫血比不伴有的略重,胰岛素依赖型糖尿病患者发展为 CRF 时发生贫血更早。当然,不同个体亦有差异。

临床上肾性贫血的症状取决于贫血的程度和速度,主要是过度代偿引起高动力学状态的一系列表现,如心率快、心排血量增加、心肌前负荷和收缩力增加,长期可致心肌增厚和血管扩张。患者可表现为面色苍白或呈黄褐色、乏力、易倦、头晕、眼花、耳鸣、食欲缺乏、心悸、气短,动则尤甚。有出血者,可出现皮下瘀斑、紫癜、鼻出血、牙龈出血、月经过多、消化道出血等。缺铁严重的可表现为烦躁、易怒、注意力不集中、易感染、口腔炎等。慢性肾衰竭所致其他各系统的症状,如厌食、恶心、呕吐、心力衰竭、呼吸深长、谵妄、惊厥、皮肤瘙痒、骨痛等。

3.实验室检查

肾性贫血多为正常红细胞正常色素性贫血,如果铁、叶酸缺乏,则可出现小细胞或大细胞性贫血。网织红细胞计数可稍降低、正常或轻度升高,溶血时明显升高。有时在周围血象中可见少数不规则的红细胞。骨髓象为骨髓有核细胞和幼红细胞计数正常或见红系增生活跃。一般 CRF 患者,铁利用率降低,血清铁浓度正常或升高,转铁蛋白饱和度正常或降低,血清铁蛋白在 50~200μg/L,伴有感染、慢性炎症和肝病时,血清铁蛋白可增高;血清叶酸水平正常或降低。

4.诊断和鉴别诊断

依据 K/DOQI 指南,贫血指标为:绝经期前女性以及青春期前患者血红蛋白<110g/L(Hct<33%),绝经期后女性以及成年男性患者血红蛋白<120g/L(Hct<37%)。

肾性贫血的诊断首先要明确诊断慢性肾衰竭,患者有明确的基础疾病史,如慢性肾小球肾炎、糖尿病肾病、高血压肾病、多囊肾、梗阻性肾病等;检查见贫血、尿毒症面容、高磷血症、低钙血症、血 PTH 浓度升高、双肾缩小;可有肾衰竭恶化的因素,如血容量不足、感染、尿路梗阻、心力衰竭、肾毒性药物、急性应激状态、高血压等。同时,须排除其他原因的贫血。

下面列出其他常见的贫血及其主要鉴别要点。

(1)再生障碍性贫血:是骨髓造血功能衰竭所致的全血细胞减少及其相关的贫血、出血、感染综合征。血象呈正细胞正色素性贫血,网织红细胞百分数多在 0.005 以下,且绝对值<15×10⁹/L。骨髓象为多部位骨髓增生减低。

(2)缺铁性贫血:是因缺铁或铁利用障碍所致血红素合成异常性贫血,属小细胞低色素性贫血,血片中可见红细胞体积小、中央淡染区扩大;网织红细胞计数多正常或轻度增高;白细胞和血小板计数可正常或减低。骨髓象表现为以红系为主的增生活跃。骨髓铁染色显示骨髓小粒可染铁消失,铁粒幼细胞少于 15%;血清铁蛋白、转铁蛋白饱和度、血清铁均可降低。

（3）巨幼细胞性贫血：因叶酸或维生素 B_{12} 缺乏所致幼红细胞增殖异常性贫血，呈大细胞性贫血，网织红细胞计数可正常。骨髓象：增生活跃、红系增生显著、巨幼变、粒系也有巨幼变，骨髓铁染色常增多；血清维生素 B_{12}、叶酸及红细胞叶酸含量测定可低于正常。

（4）溶血性贫血：是多种因素使红细胞受到破坏、血红蛋白降解所致的贫血，急性溶血性贫血多为异型输血导致，可见头痛、全身痛、呕吐、寒战、高热、血红蛋白尿、黄疸，严重者可出现周围循环衰竭和急性肾衰竭；慢性溶血性贫血可有黄疸，肝、脾大。实验室检查：游离血红蛋白可增高，血胆红素增高，网织红细胞增多，血液中出现幼稚血细胞，骨髓象以幼红细胞增生为主。

其他还有出血性贫血、狼疮性贫血、遗传性疾病所致贫血、造血系统肿瘤性疾病所致贫血，均较易鉴别。

5.治疗

肾性贫血的治疗应采取一体化的综合治疗措施，包括 EPO 的正确应用，减轻尿毒症毒素的蓄积，保证充分的营养（蛋白质、热量、铁、叶酸、维生素）摄入，防止和纠正代谢性酸中毒和水、电解质失衡，防治感染，调整 PTH，防治出血倾向，充分透析并减少血液透析中血液损耗，必要时适量输血等。肾移植是治疗 CRF 贫血的最有效措施，近年来相关技术日益成熟，但受肾源限制，移植数量不大。可刺激红系造血的雄性激素及刺激肾产生 EPO 的钴制剂，因不良反应大、疗效差，现在极少应用。目前更多应用的关键技术还是 EPO 及铁剂的临床正确使用，甲状旁腺部分摘除术对 CRF 患者的钙、磷调整等是近些年的关键技术之一，对贫血也有所帮助。

（1）人类重组红细胞生成素（rHuEPO）：EPO 的用药途径有皮下注射、静脉注射、腹腔注射，由于维持某一目标 Hct 所需皮下注射的用量较静脉注射减少 1/3，高血压发生率也低，故一般 CRF 贫血患者应首选皮下注射。不能耐受皮下注射而选择静脉注射者，EPO 用量应比皮下注射多 50%。采用皮下注射 EPO 时，应变换每次注射的部位。腹膜透析的患者也可接受 EPO 腹腔注射，但最好在放出腹透液后的"干腹"给药，并保留一段时间。因腹腔注射 EPO 的生物利用度仅为皮下注射的 50% 左右，需用量较大，因此限制了其在临床上的应用，仅用于儿童腹膜透析患者。

EPO 开始应用时，成年人皮下注射剂量应为每周 80～120U/kg（通常每周 6000U），每周分 2～3 次注射，目标是通过缓慢、稳定地提高 Hb 或 Hct 水平，在 2～4 个月达到目标值，即血红蛋白 110～120g/L，血细胞比容 33%～36%，最好这时所用的 EPO 剂量就是维持目标值所需的剂量。小于 5 岁的儿童应每周 300U/kg。静脉注射者，应为每周 120～180U/kg（通常为每周 9000U），分 3 次使用。

在开始应用 EPO 及增加或减少剂量时，应每 1～2 周测 1 次血红蛋白（或血细胞比容），直到血红蛋白（或血细胞比容）达到稳定的目标值。EPO 的剂量足够时，应每 2～4 周监测 1 次血红蛋白（或血细胞比容）。在 EPO 治疗开始后或剂量增加后 2～4 周，血细胞比容比初始的值增长不足 2%，则 EPO 的量应该增加 50%。如果血红蛋白（或血细胞比容）每个月的绝对增长值超过 30g/L（或 Hct 8%），则 EPO 的用量应减少 25%。这种 EPO 量的调整可通过改变多次给药剂量或给药频率来实现。

EPO 的不良反应有高血压、癫痫、头痛、高钾血症、血液凝固增加、透析器清除降低、肌痛和输液样综合征等,为了减少注射 EPO 的不良反应及皮下注射的局部疼痛,建议采用以下方法:①使用最小的注射针注射,监测并控制血压;②使用含苯甲基乙醇的多剂量型 EPO 制剂;③分多次小剂量注射;④在上臂、股和腹壁变换不同的注射部位;⑤避免血红蛋白(或血细胞比容)超过目标值。

对于 EPO 反应不足的患者,应纠正铁缺乏、感染、慢性失血、纤维性骨炎、铝中毒、血红蛋白病(如地中海贫血、镰状细胞贫血)、叶酸或维生素 B_{12} 缺乏、多发性骨髓瘤、营养不良、溶血等。对于有 EPO 抵抗倾向者,还可通过补充 L-卡尼汀(L-卡尼汀)、改用雄性激素、使用生物相容性膜充分透析等方法防止发生,但这几种方法尚无循证医学证实。关于抗 EPO 抗体和纯红细胞再生障碍性贫血,自 1993 年以来陆续有报道,临床表现为严重的进行性贫血,常呈正常红细胞正常色素性贫血,伴网织红细胞显著减少或缺如,外周血白细胞和血小板数正常,骨髓粒细胞和巨核细胞正常,但幼红细胞系列显著减少,甚至缺如,患者血清中可检测到红细胞生成素抗体。该病可能与某些药物诱发、病毒感染、胸腺瘤、淋巴瘤等有关,发病机制不清。治疗上有人主张改 EPO-α 为 EPO-β,即通过改变 EPO 亚型及溶剂,防止产生 EPO 抗体,其疗效尚不确切,欧洲最佳贫血治疗实践指南推荐,停用所有类型的 EPO,考虑应用免疫抑制药治疗。

(2)补铁治疗:铁剂的应用主要依据体内铁状况的监测指标:转铁蛋白饱和度(TSAT)及血清铁蛋白,为了达到并保持血红蛋白(或血细胞比容)的目标值,应补充足够的铁剂,使 TSAT≥20%,血清铁蛋白≥100μg/L。当患者以上指标正常,而血红蛋白(或血细胞比容)未达标时,须增加 EPO 用量;当以上两指标低于正常时,说明是绝对铁缺乏;当 TSAT 低于正常,血清铁蛋白正常或升高时,是相对性的功能性缺铁,如慢性炎症、感染时可以出现此情况。临床 CRF 患者,也可通过检查低色素性细胞>10% 来判断铁缺乏。

铁剂的补充有口服和静脉注射,当使用口服铁剂治疗时,成年人应用的元素铁剂量应为200mg/d,分 2~3 次口服;儿童为 2~3mg/(kg·d),口服铁剂在空腹及不与其他药物同服时吸收最好,尤其避免与钙剂、碱性药同服,宜与维生素 C 同服。由于口服铁剂被胃肠吸收的量较少,当 CRF 患者有失血、血液透析及应用 EPO 治疗后铁需求量大时,口服铁剂一般难以维持足够的 TSAT 和血清铁蛋白,故临床应用更适宜的推荐方法是静脉补铁。临床资料显示,静脉补铁血红蛋白升高速度、幅度明显快于或高于口服组。

绝对铁缺乏的成年血液透析患者,静脉使用右旋糖酐铁或葡萄糖酸铁(蔗糖铁现国内应用不多)的治疗方案为:透析时每次静脉注射右旋糖酐铁 100mg 或葡萄糖酸铁 125mg,分别给8~10 次;如铁指标仍未达标,可进行下一疗程。对于铁指标达标后维持性铁剂治疗及功能性铁缺乏的治疗与预防,推荐方案为:每周静脉注射右旋糖酐铁 25~100mg,共 10 周;或每周静脉注射葡萄糖酸铁 31.25~125mg,共 8 周。维持性静脉铁剂治疗的频度可以为每周 1~3 次(可参考血透次数);儿童患者应用静脉铁剂的剂量应根据体重调整。

开始使用 EPO 治疗和治疗中增加 EPO 剂量时,未接受静脉铁剂治疗的患者应每月检测 TSAT 和血清铁蛋白(一般这类患者存在铁缺乏),接受静脉铁剂治疗的患者至少每 3 个月检查 1 次。CRF 未使用 EPO 的患者,如其 TSAT 和血清铁蛋白正常,应每 3~6 个月检测 1 次铁状况。当 CRF 患者 TSAT≥50% 和(或)血清铁蛋白水平增加到≥800μg/L 时,应停用静脉铁剂 3 个月,如 3 个月后复查 TSAT≤50% 和血清铁蛋白≤800μg/L 时,可以再次使用静脉铁剂,但剂量应减少 1/3～1/2。

  静脉补铁虽没有口服铁剂的胃肠刺激作用,但可有发生率很低的急性过敏反应(<1%),延迟发生的关节痛、肌痛,有多种药物过敏史的患者慎用。在应用右旋糖酐铁时,一般成年人先用 25mg,儿童试验剂量为 10～15mg,缓慢静脉注射,速度应<50mg/min,15～60min 后如没有过敏反应,再静脉滴注其余所需剂量;如患者出现呼吸困难、喘憋和低血压等过敏反应,应立即静脉注射肾上腺素、苯海拉明和(或)糖皮质激素,过敏可迅速缓解。患者出现关节痛、肌痛一般与剂量相关,可通过减少每次补铁剂量减少发生。使用静脉铁剂对健康的益处超过它的不良反应,而且静脉铁通过增加血红蛋白(或血细胞比容),可以改善 CRF 患者的贫血发病率和生存率。

  CRF 贫血经以上综合治疗,一般均能有所好转,而且经过系统、规范的治疗后,贫血往往会随着全身状态的好转而明显减轻,这对于提高 CRF 患者的生活质量和存活率、减少住院率、延缓肾功能恶化等均有着积极的意义。

第三节　肾脏移植

一、简史

  在现代医学中,肾移植已经成为治疗尿毒症最有效的重要手段。早在 1954 年美国外科医生 Murray 首次在同卵双生兄弟间施行肾移植获得成功,人们开始意识到同基因移植和同种异基因移植之间存在差别,于是尝试通过抑制免疫系统来提高移植成功率。1958 年哈佛大学首先开始在肾移植前采用放射治疗,移植肾没有排斥征象,从而获得长期存活。1961 年 Elion 等首先合成硫唑嘌呤(Aza),1962 年 Murray 和 Calne 开始采用 Aza 与皮质激素联合应用,作为预防排斥反应的治疗,当时肾移植的一年存活率虽不超过 50%,但人们已为之欢欣鼓舞,从而引起了人们对免疫抑制的重视。以这两种药物为主的免疫抑制方案主导器官移植有 30 年之久。1978 年环孢素的问世使临床同种器官移植疗效获得迅速提高,器官移植进入一个全面飞跃的环孢素时代,这个时代的肾脏移植有着许多激动人心的特点:肾移植 1 年存活率达到90%以上;出现了大批 10 年,甚至 20 年以上的长期存活群;移植数量成倍增长,到 2008 年年底全球肾移植已超过 84 万人次,且以每年 2 万例次的速度递增;再次和三次移植得以开展等。20 世纪 90 年代以来,许多新型免疫抑制剂不断进入临床,例如 FK506、霉酚酸酯、西罗莫司、咪唑立宾、赛尼哌等,环孢素也有了吸收率更高的微乳剂供应临床,这些进展不仅进一步降低了急性排斥的发生率,而且使移植后的各种并发症和药物毒副作用得以相应降低。

  我国的肾移植工作起步于 1960 年,吴阶平在国内开展了 2 例尸体临床肾移植,开辟了我国临床器官移植的先河。但由于缺乏免疫抑制剂,移植肾存活 3～4 周。1972 年中山医学院梅骅率先施行了首例亲属活体供肾移植,存活超过 1 年,在国内引起较大反响。20 世纪 80 年代以后,随着多种高效免疫抑制药物的涌现、现代外科与麻醉技术的进步、信息技术的飞速发展和高速运送移植用器官的交通网的建立,开展器官移植的单位日益增多,出现了大批临床与研究相结合的大型移植中心。在先进的移植中心肾移植水平处于国际先进行列。自 1989 年以来,我国年肾移植数超过千例,1995 年以后,年移植数超过 2000 例,2000 年的年移植数超过 5000 例,至 2011 年年底,全国肾移植总数已超过 11 万例次,人/肾 1 年存活率分别为 95.6％/93.05％,5 年为 87.5％/82.0％,10 年为 65％/60％,其中 3 例存活超过 33 年,至 2011 年 12 月仍健在。

肾移植尽管取得上述成绩,但肾移植领域还面临着诸多难题,例如,按照发病人口的治疗要求,在器官来源严重缺乏的情况下,远远不能满足需求,此外,慢性移植肾功能减退以及如何延长移植肾长期存活和减少免疫抑制剂的毒副作用仍需要研究和改进。

二、患者的选择及准备

(一)患者的选择

肾移植是治疗慢性肾功能衰竭晚期尿毒症患者使之恢复健康的有效措施,但不是所有的慢性肾功能衰竭患者都适宜进行肾移植,必须从多方面慎重考虑,如患者的原发病、年龄、健康状况和移植的时间等,使肾移植能得到理想的效果。

1.原发病种

近年来选择受者时原发病的范围有所扩大,但根据大样本数据统计,移植患者的原发病仍以肾小球肾炎为第一位,约占全部移植受者的 90％以上,其次是慢性肾盂肾炎及代谢性疾病;代谢性疾病中晚期糖尿病性肾病数字有所上升。其他如遗传性肾炎、囊性肾病及肾硬化症等均各占 1％左右。

2.受者年龄

受者的年龄与肾移植术的效果有密切的关系。根据多数肾移植中心的经验,受者年龄在 5～60 岁者都可进行肾移植术。一般认为以在 12～50 岁较好。但近年来移植受者年龄范围较以往有所扩大,4～15 岁儿童移植后的存活率已与年轻受者相仿。儿童做肾移植较维持性透析为佳,精神负担较小,但药物对儿童生长发育有一定影响。

3.患者的健康状况

了解患者的全身情况对肾移植治疗很重要,如:①曾患过其他脏器疾病,如糖尿病、肺结核、狼疮、弥漫性血管炎,移植前应先得到控制;②曾患过肝炎、急慢性感染病灶、溃疡病、精神病、癌肿等经过免疫抑制治疗可能引起全身情况恶化的疾病,应视为是进行肾移植的相对禁忌证。因此,在选择肾移植对象时应详细询问病史,仔细进行体格检查及实验室检查,必要时要做好有关系统如心血管、胃肠、肝胆、神经、骨骼、五官等的影像学,甚至组织学检查。

(二)患者的准备

1.透析

透析可分为血液透析(HD)和腹膜透析(CAPD),其目的是在肾功能衰竭时作为一种替代治疗,维持生命功能稳定。在移植等待的过程中透析是非常必要的。通过透析可以纠正尿毒症期的水、电解质紊乱,排出体内氮质毒素,降低血容量,控制高血压,纠正心功能衰竭。目前,对于 PRA 检查阴性的患者,在能及时获得供体的情况下,提倡无透析肾移植,可以取得相同甚至优于透析后肾移植的效果。

2.纠正贫血

术前纠正贫血很有必要,因为尿毒症患者多伴有中、重度贫血,特别是长期血液透析失血更可加重贫血。纠正贫血除充分透析,消除中分子物质,改善尿毒症的中毒症状之外,还需补充铁剂、叶酸,另外还可使用红细胞生成素(EPO)。一般提倡将血红蛋白控制在80g/L。这样可以缓解贫血性心脏病,同时增加对手术的耐受性,提高手术成功率。术后也能提高环孢素的血药浓度,预防急性排斥反应的发生。使用EPO比较安全,每次3000~10000U,每周1~2次。EPO的主要不良反应是可加重高血压,应予以关注。其他副作用有荨麻疹、头痛、关节痛、恶心等。

3.移植前手术

有些疾病特别是一些感染性疾病,在透析等待期间应给予手术治疗,主要包括病肾切除、尿路梗阻、胆囊炎、胆石症、多囊肾切除等,以防术后免疫功能低下时诱发严重感染。

(1)病肾切除:目前已不强调移植前双肾切除,因为透析期间,凝血功能较差,创面容易出血,但如果有下列情况,则需考虑切除病肾。①难以控制的持续性肾病导致的慢性高血压;②肾小球基底膜抗体阳性的肾小球肾炎;③反复发作的肾盂肾炎伴出血感染;④双肾结石伴肾绞痛,严重输尿管梗阻及扩张;⑤多囊肾反复出血、疼痛或较大多囊肾,妨碍肾移植手术;⑥肾脏恶性肿瘤。

(2)龋齿:严重的龋齿,慢性牙周脓肿,因病灶含有大量致病菌,若处理不当,术后在大量免疫抑制剂的作用下,可能诱发重度感染。因此在透析等待期间,应拔除病牙,去除病灶。

(3)下尿路梗阻:包括尿道狭窄、前列腺增生及尿道炎等,应在移植术前进行手术,以解除梗阻。神经源性膀胱功能障碍,因膀胱无收缩功能,术后需长期反复导尿,易继发感染,移植术前应行回肠代膀胱术。

(4)胆囊炎及胆囊结石:反复发作的胆囊炎、胆石症应在移植前切除胆囊,以避免术后胆囊炎、胆管炎等胆道并发症。无症状的单纯胆囊炎可不采取手术治疗。

(5)脾切除术:移植前是否切除脾脏尚有争论。透析期间切除脾脏风险较大,不宜作为常规手术。在做跨血型的肾移植时,有人主张切除脾,并行血浆置换和CD20单抗等治疗。

4.组织配型及要求

(1)亲属活体供肾:①ABO血型相同或相容;②PRA阴性;③淋巴细胞毒试验(CDC)低于10%;④HLA抗原尽可能少错配;⑤供肾两肾功能及形态均正常,至少有一个肾脏只有一支肾动脉及一支肾静脉,一般将功能较好的一侧肾保留给供者。

(2)尸体供肾:①热缺血时间不超过10分钟;②供者年龄不超过50岁;③供者生前无败血症、肾脏感染病灶及病毒感染;无高血压病变;④ABO血型相同和相容及淋巴细胞毒试验低于10%。

三、外科手术

(一)取肾技术

1.尸体肾脏摘取术

(1)尸体供肾切取前的准备

①脑死亡供体肾脏:脑死亡状态下获得的供肾没有热缺血损害,有利于移植后肾功能的快速恢复,是移植界公认的理想尸体供肾。

②无心跳尸体肾脏:心跳停止后获得的肾比脑死亡尸体肾脏缺血时间长,移植肾功能也会

因此受到不同程度的损害,切取肾时间将不如脑死亡尸体肾切取那么从容,整个经过应步步衔接紧凑、配合密切,术中操作应快速准确,尽量缩短热缺血时间。

(2)尸体肾脏取肾术:尸体肾脏切取有多种方法,我国主要有两种:即先切取后灌注,或先灌注后切取,随着近年来肾以外的大器官移植的蓬勃发展,先灌注后切取的方法应用越来越广泛。

①整块切取双肾法:进入腹腔后先将肠管推向右侧,在结肠脾曲及降结肠外侧沟切开后腹膜,于髂血管分叉水平钳夹并剪断输尿管,向上游离至肾下极,随后游离左肾;同法游离右肾输尿管。在肠系膜根部打孔,于腹膜后将左肾及输尿管通过此孔移至右侧。在肾蒂平面下 4cm 处用大弯钳夹住腹主动脉和腔静脉,在下方切断血管,提起大弯钳用剪刀紧贴脊柱体前缘向上做钝性分离,于肾蒂的上方 2～3cm 处切断血管,将双肾连同双输尿管一起迅速浸入冰浴中,在冰浴中剪开腹主动脉的后壁,随即向双侧肾动脉插入硅胶管进行肾脏灌注。该方法对肾组织及血管损伤小,并且有助于充分利用下腔静脉延长右肾静脉,利用主动脉做多支肾动脉吻合。

②原位灌注后肝肾联合切取法:本法适用于多器官联合摘取,目前是临床应用最为广泛。进入腹腔后,暴露腹主动脉和下腔静脉,在髂动脉分叉处上方切开腹主动脉插入气囊导管;同时切开下腔静脉,将多侧孔引流管插入,结扎固定导管及引流管,随即灌注 4℃ 的肾灌注液或多器官灌注液 3000ml 灌洗腹腔脏器以降温(灌洗流出液经下腔静脉引流管引出),可使脏器内温度下降到 4～6℃,随后切取肝、肾等器官。

2.活体供肾摘取术

主要有两种方法,即供肾经腰手术摘取和腹腔镜下切取。主要原则为:暴露肾蒂血管时操作要仔细轻巧,避免损伤周围组织及引起血管痉挛。一般采用左肾较右肾理想,左肾静脉长、操作方便。暴露静脉后结扎切断其下方的生殖腺静脉分支和肾上腺静脉,暴露肾动脉至腹主动脉根部,结扎切断左肾上腺动脉、肾蒂脂肪、神经、淋巴管,如有副肾静脉可以结扎,因肾内有静脉侧支。无论采取何种方式取肾,都应依次按先切断输尿管,再切断动脉,最后切断静脉的顺序进行。

肾移植术前,对供、受者要进行组织配型等一系列检查;同时,尸体肾脏的长途运输、修肾和受者的术前准备,都对肾脏有效、安全的保存提出了更高的要求。理想的肾脏保存应该最大限度地减少离体情况下的组织损伤,达到移植后肾功能尽快恢复。目前有效的短期肾脏保存方法有两种:单纯低温灌洗和持续低温灌注保存。前者是目前最常用的方法,后者保存肾质量较高,但设备较复杂,要求条件高,且不便于长途运输。

(二)肾移植术

1.供肾准备

肾修剪整,尸体供肾在植入前需剪整。将供肾置于低温保存液中持续降温,显露输尿管,注意保护输尿管血供,剪去多余的结缔组织。沿肾外侧剪开肾脂肪囊,剪去肾周围的脂肪组织,但要保留肾门、肾盂及肾下极内侧的脂肪组织,避免损伤肾盂、输尿管的血供。肾门处小的血管分支要仔细结扎。仔细辨认主动脉及腔静脉。分辨左肾及右肾血管。左肾静脉应于腔静脉汇合处离断,右肾应保留腔静脉,以便肾静脉延长。于主动脉后壁中间剪开,使两侧的肾动脉都附带有主动脉片,以便供肾动脉与受体髂动脉做端侧吻合。注意检查有无多支血管,根据具体情况做血管整形术。

2.肾移植患者的麻醉

国外常用全麻辅以肌松剂,国内常用持续硬膜外麻加腰麻。术中注意事项:①按时给予免疫抑制剂、利尿剂及血管活性药物;②有动静脉瘘的肢体不得检测血压;③受肾侧下肢不得建立输液通道。

3.供肾植入术

(1)移植部位:自从1951年Kuss将左肾窝原位移植改为右髂窝移植成功后,各国肾移植学者通过临床实践一致公认有如下优点:手术操作简便易行,解剖及显露清楚,降低了肾移植手术的难度,髂窝部移植使移植肾处于表浅部位,便于手术后观察,各种影像学检查直接方便,特别是经皮肾穿刺活检更易于进行,再次手术也不困难。

右侧髂窝是常规首选部位,无论供肾是左侧还是右侧,均可移植于右髂窝,右侧髂窝血管较左侧浅,容易显露,便于操作。而有人则主张左侧供肾移植于右髂窝,右侧肾植于左髂窝,使供肾血管与受者血管吻合的位置较为适宜。

再次肾移植手术一般选择对侧髂窝。反复多次肾移植的部位选择较复杂,须视情况而定,有时需进入腹腔,供肾动脉与受者腹主动脉做端侧吻合,供肾静脉与受者的下腔静脉做端侧吻合。血管吻合后移植肾置于腹膜后间隙。儿童盆腔小,当接受成人供肾时大都移植于腹腔后下腰部。体重在12kg以下的儿童受体手术采用中腰部切口,将盲肠游离后显示大血管,吻合后将移植肾固定在盲肠后面。

(2)切口及血管分离:下腹部弧形切口,上自髂前上棘内上方,斜行向下向内至耻骨结节上方。逐层切开皮肤、腹外斜肌腱膜、腹内斜肌及腹横肌至腹直肌外侧缘。将腹膜向内侧推开,显露腹膜后间隙及髂血管。充分游离髂总动脉和髂外动脉。检查髂内动脉有无动脉粥样硬化等病变。沿髂内动脉向远端分离,逐一将其分支结扎后切断。然后显露髂外静脉或髂总静脉,并充分游离足够长度,以便进行吻合。

(3)血管吻合:将供肾放入多层纱布袋中,纱布袋底部剪洞把肾动、静脉拉出以备吻合。袋中置入碎冰屑防止供肾植入过程中复温。将供肾移至切口内侧,确认供肾吻合的解剖位置,肾门血管自后向前的正常位置为动脉、静脉和肾盂,符合盆腔的局部解剖关系,移植肾的肾盂及输尿管位于盆腔的浅表部位,即便产生泌尿系并发症也便于处理。

由于静脉吻合所处部位较深,一般血管吻合顺序为先吻合静脉,后吻合动脉。

1)静脉吻合法:首选供肾静脉与受者髂外静脉作端侧吻合;上述吻合受限时也可考虑供肾静脉与受者髂总静脉或下腔静脉做端侧吻合。

2)动脉吻合法:供肾动脉可选择受者以下动脉吻合,供肾动脉与髂内动脉做端端吻合,这是年轻患者主要的动脉吻合方法之一。若受者髂内动脉细小(如儿童)或动脉有明显粥样硬化(如老年患者),供肾动脉则与髂外动脉或髂总动脉做端侧吻合。

3)开放血流:开放血流前应仔细检查吻合口有无漏血,可在肾门处置-血管夹阻断肾动脉或肾静脉,开放髂血管血流,血流通过吻合口但不进入肾脏,借此可检查吻合口有无漏血。如有漏血需修补可再阻断血流,不致造成移植肾再次热缺血。

开放血流后保证移植肾适当灌流对于术后立即产生利尿及防止产生急性肾小管坏死非常重要。开放血流前要避免脱水及容量不足。尽量补足液体,适当扩容。可使用复方果糖电解质溶液及输入白蛋白。使中心静脉压维持在 $10cmH_2O$,动脉收缩压维持在 $120mmHg$ 以上。即将开放血流前,静脉输液适当加快,静脉输入甲泼尼龙 0.5g,并快速静脉输入 20％白蛋白50ml 和呋塞米 100mg。

先开放静脉,后开放动脉。移植肾色泽迅速红润,肾动脉及分支充盈而有明显搏动,肾静脉饱满略有弹性,肾实质饱满。输尿管很快开始有蠕动,绝大多数有功能的移植肾在开放血流后 3～5 分钟即有尿液排出。

彻底检查吻合口有无漏血,小的出血可适当压迫后止血,明显的漏血则要缝扎止血,尽量不要再次阻断血流后止血。对肾窦、肾盂外脂肪及输尿管末端的活动出血点也要仔细止血。

4)尿路重建:供肾输尿管植入的手术关键有两点:第一,输尿管吻合口要牢靠,通畅,防止漏尿或狭窄;第二,建立抗逆流机制非常重要,防止术后产生逆流性肾盂肾炎。现在移植肾输尿管的植入一般常规采用移植肾输尿管与受者膀胱吻合,这是最常用的手术方法;如供肾输尿管有损伤或其他原因引起输尿管长度不够时,将供肾输尿管与受体同侧输尿管做端端吻合,输尿管内置双 J 管引流。受体的上端输尿管断端结扎或需要切除同侧的肾脏。

4.术后引流管及导尿管的处理

(1)引流管的处理:引流管应接闭式负压引流,如引流液为大量新鲜血液,患者又有心动过速及低血压,移植肾区超声检查为血块,应急诊手术探查;如引流液为大量非血性液体,要考虑尿瘘或淋巴漏,应及时作引流液的生化检查鉴别。尿瘘经引流无明显好转应手术处理,如为淋巴漏可持续引流观察。

(2)导尿管的处理:导尿管接无菌尿袋保持适当位置并配消毒量杯。一般于 3～5 天后拔除导尿管。如吻合口有疑问或患者为小膀胱应推迟拔管时间。术后初期,均有不同程度血尿,血尿可来源于供肾输尿管末端出血、膀胱黏膜下隧道或膀胱壁切开处或导尿管的刺激出血。如有血块一定要彻底清除。

四、术后处理

(一)术后监护

移植术后患者即进入全面监护状态。对术中情况进行评估是早期观察和治疗中具有指导意义的工作,必不可少。重点了解:①术中体液丢失量和失血量,水及电解质平衡状况;②确认术中实施的免疫抑制治疗方案如期执行;③移植肾血管开放后肾血流灌注和移植肾泌尿情况;④术中是否出现低血压、严重的心律失常等,这些并发症有导致肾小管坏死的可能。

术后除手术后常规监护外,尤其注意血压监测,移植术后合理地调整受者的动脉血压是保证移植肾血流灌注的关键。监测患者的血压变化是术后早期的监护重点,有利于正确评估移植后受者的情况,指导术后治疗的决策,完善对移植肾功能恢复的护理程序。当移植后动脉血压 $<120mmHg$ 时,极易引起移植肾血流灌注不足,发生急性肾小管坏死。术后维持收缩压 $>120mmHg$ 可保证移植肾有良好的血流灌注,防止发生急性肾小管坏死。但是,动脉收缩压 $\geq180mmHg$,体循环血压过高可能致血管吻合口出血和(或)脑血管意外,此时需要及时而适度的降压治疗。虽然维持动脉收缩压在 $120～180mmHg$ 是常规的要求,但是根据术中移植肾灌注情况和利尿反应时的血压可以确定对于某个患者最适宜的具体动脉血压水平。尿毒症患者时常伴有血管硬化,特别是糖尿病和老年受者更为突出地经常表现出术后收缩压增高,给临床医师带来血流动力学评估的困难;全面了解受者术前的基础动脉血压和对降压药物的反应,将有助于医师在调整受者动脉血压时做出治疗选择和用药决定。

尿量监测不但对调节水平衡是重要的,也是观察移植肾功能最直接的指标,因此肾移植术后尿量监测极为重要,多尿、少尿、无尿或尿量正常均有可能发生。在评价尿量变化的临床意义以前,首先要考虑到以下因素:①受者术前残余的肾功能,尤其是移植前尿量相对稍多的患者要了解术前尿量、尿常规、尿蛋白,作为术后评价尿量变化的依据;②供肾的因素:尸体供肾有肾小管缺血损伤,常因热缺血时间长短不同分别出现术后少尿或多尿;③术后各种并发症。移植肾动、静脉血栓形成,排斥反应,合并术后尿路感染,尿瘘或输尿管梗阻,免疫抑制剂的肾毒性等因素都会影响移植肾的尿量。

1.移植肾区的观察

移植肾区观察不容忽视,尤其是在术后3个月内更为重要。主要观察移植肾区有否隆起、触痛及移植肾硬度。移植肾硬度是提示出血和排斥的重要体征。

2.血常规检查

血常规检查是移植后的主要观察指标之一,它可反映全身状况。如白细胞升高提示有感染或排斥可能,尤其在应用硫唑嘌呤、霉酚酸酯时更需要监测血象。

3.肾功能及生化测定

电解质和肾功能测定直接反映体内水、电解质平衡状况,氮质血症的改善程度和移植肾功能为决定是否需要恢复血液透析的重要指标,故术后10天内应每天监测电解质和肝肾功能。

(二)维持水、电解质平衡

肾移植术后24小时内患者大多出现多尿现象,每小时尿量甚至可达800ml以上,尿液电解质测定大多为钠、钾排出增高。在此期间如处理不当,必定会引起低血钾或低钠综合征,以及严重脱水等并发症,甚至危及患者生命。

上海长征医院肾移植中心自20世纪70年代末开始对肾移植术后多尿期输液速度、输液内容、输液方法等进行临床研究,经过多年探索,制定出协定的肾移植术后多尿期循环输液方案。自1990年至今的2500余例肾移植患者临床使用中未发现任何电解质紊乱与酸碱失衡发生。

(三)预防性免疫抑制剂治疗

目前尚无统一的预防性免疫抑制用药方案。一般而言,用药方案可分为二联用药(CsA/FK506+泼尼松)、三联用药(CsA/FK506+泼尼松+硫唑嘌呤/霉酚酸酯)和四联用药(CsA/FK506+泼尼松+硫唑嘌呤/霉酚酸酯+单抗/多抗)。近年来,新型免疫抑制剂的应用使配伍方案更加多样化,但大多数移植中心仍采用以CsA或FK506为主的用药方案。各种方案的用药原则基本一致。

1.联合用药原则

肾移植术后一周至两个月内,受者对移植物的免疫攻击最为剧烈,易于发生急性排斥反应,且排斥的强度和频度均较大,以后逐渐减低。到一年后,对移植物的免疫反应才趋于稳定。

所以移植术后两个月内,应用免疫抑制剂的剂量相对要大,而随着移植后时间的延长,可减少免疫抑制剂的用量或种类。

由于受者对移植肾的排斥反应存在个体差异,所以应用免疫抑制剂要遵循个体化原则,即针对不同个体和时间制定不同方案。

联合用药既要发挥最强的抗排斥效果,又要避免各药物的副作用,尤其要避免引起严重的感染。联合用药中各药的应用剂量应低于单独应用各药的标准剂量。

2.免疫抑制剂治疗方案举例

(1)三联用药方案:CsA＋霉酚酸酯(MMF)或(硫唑嘌呤)(Aza)＋泼尼松

手术日至术后两天:甲泼尼龙(MP)6mg/(kg·d),静脉滴注或推注。

术后 3～7 天:泼尼松 60mg/d;GsA 6～8mg/(kg·d);MMF 1～1.5g/d(Aza 50mg/d)。

术后 7～60 天:泼尼松 20mg/d;CsA 3～5mg/(kg·d);MMF 1～1.5g/d(Aza 50mg/d)。

术后 60 天后:泼尼松 15～20mg/d;CsA 3～5mg/(kg·d);MMF 1g/d(Aza 50mg/d).

(2)四联用药方案:CsA＋MMF(Aza)＋泼尼松＋单抗(多抗)

诱导期:MP 500mg/d×3 天;CsA 6～8mg/(kg·d);MMF 1.5g/d(Aza 50mg/d);ALG 500mg/d×7 天。

术后第 3 天将静脉应用的 MP 改为口服泼尼松 60mg/d,逐日递减 10mg,减至 20mg 维持。以后用法与第(1)方案中 7～60 天和 60 天后用法相同。

(3)手术前及术后移植肾功能尚未恢复前,暂不用 CsA,而用 ALG 或 ATG＋泼尼松＋MMF。待肾功能恢复后(肌酐清除率达 25～30ml/min 或血肌酐＜3mg/dl 时),方可加用 CsA[4～6mg/(kg·d)],使用 3 天或 CsA 血药浓度稳定后再逐渐停用 ALG 或 ATG。

(4)根据 CsA 或 FK506 血药物浓度检测结果,逐步调整至维持剂量。如出现黄疸或 ALT 升高等肝、肾功能损害,需提前减药或停药。

(四)排斥反应的诊断及处理

根据排斥反应发生的病理、发生机制、发生时间及临床进展的不同,将其分为超急性、加速性、急性和慢性排斥反应 4 种类型。

1.超急性排斥

(1)病因及病理:发生超急性排斥反应的绝大多数患者体内有预先存在的抗 HLA 抗原的细胞毒抗体,这些抗体可能是由于患者接受输血,长期血透,多次妊娠,或多次移植有关。组织配型不佳也是重要原因。其病理改变是在移植肾内广泛的中性淋巴细胞浸润、肾小球毛细血管和微小动脉内大量纤维蛋白及血小板沉积致血栓形成,肾皮质缺血坏死,移植肾动、静脉血栓,肾呈紫暗色且不可逆转。

(2)症状及诊断:超急性排斥反应被大多数学者认为是发生在手术台上的排斥反应。其表现为术中移植肾血循环恢复后几分钟,已经变得红润、有张力、搏动、泌尿正常的移植肾,突然色泽变暗赤、质地变软、搏动消失、输尿管蠕动消失,泌尿停止,继而移植肾明显缩小,肾脏呈斑片状,继之全肾变紫褐色。此时要注意检查肾动、静脉吻合口是否狭窄,静脉是否扭曲、受压,以与超急性排斥相鉴别。若手术后 24 小时之内患者突然血压增高,移植肾区疼痛,少尿或无尿,应警惕超急性排斥的可能。可进一步行彩色多普勒检查,观察肾血管的血流指数,RI 升高,CDE示肾皮质缺血。肾脏形态结构不清。核素检查^{99m}Tc DTPA扫描显示无肾实质灌注。此外,还需除外急性肾小管坏死(ATN),确诊有困难时则可行肾脏穿刺活检。

(3)处理措施:鉴于患者体内有预先存在的抗HLA抗原的细胞毒抗体,临床症状来势凶猛,一旦明确诊断,果断行移植肾切除,恢复维持性透析,半年后再考虑二次移植。再次移植要求组织配型更严格。

2.加速性排斥

加速性排斥反应的特点是比超急性排斥反应发生晚,比一般急性排斥反应来得早且症状重。

(1)病因及病理:发病机制尚不明了,患者体内可能有滴度较低的预存抗体。主要病理变化是肾间质出血、肾皮质坏死、肾小球和肾小动脉广泛性血管病变、纤维蛋白和血小板沉积、内皮细胞肿胀坏死。

(2)诊断:加速性排斥反应多发生在术后2~5天。主要表现为肾功好转或恢复正常的情况下突然高热39℃以上,出现少尿甚至无尿;血肌酐又突然急剧升高;出现明显的血尿、高血压;移植肾肿胀、压痛。一般出现得越早症状就越重。彩超提示移植肾增大,血流阻力指数(RI)升高。行肾脏穿刺活检或细针穿刺活检(FNAB)。应与急性肾小管坏死(ATN)以及急性感染相鉴别。

(3)治疗:一旦诊断为加速性排斥,应首选ALG或ATG,也可选用OKT3治疗。在缺乏上述药物的情况下可试用MP。还有的报道治疗加速性排斥用血浆置换、抗凝疗法和免疫吸附,但效果不肯定。

3.急性排斥反应

急性排斥反应是临床上最常见的排斥反应类型,在肾移植术后的整个过程中,除了同卵孪生外所有的受者都有可能会发生急性排斥,通常在肾移植后第1周至3个月之间发生,其发生率为40%左右,在FK506、MMF等新型强效免疫抑制剂广泛应用的今天,急性排斥的发生率已明显降低,排斥反应的程度已明显减轻,临床症状隐匿,有时不易被早期发现。急性排斥如能及时处理,90%以上的排斥反应都能够得到逆转。

(1)病因及病理:急性排斥是细胞免疫引起,但体液免疫(抗体)也参与了急性排斥的反应过程。肾移植后,受者体内的淋巴细胞被激活,使T淋巴细胞形成T杀伤细胞和各种淋巴因子;而B淋巴细胞则形成多种抗体,与体内巨噬细胞共同作用于移植肾,临床上即发生急性排斥反应。急性排斥反应根据病理特点分为两型:①急性细胞性排斥反应:以肾脏间质水肿及间质的小圆形细胞浸润为主要病变。浸润的小圆形细胞以T淋巴细胞和免疫母细胞为主,混有单核/巨噬细胞和浆细胞。浸润的小圆形细胞主要分布于间质小血管周围和肾小球毛细血管周围。并可穿过肾小管基底膜。肾小管上皮细胞出现变性坏死。间质也出现水肿。②急性血管性排斥反应:主要病变为入球小动脉、小叶间动脉管壁水肿,内皮细胞增生、肿胀、变性坏死,严重时可见管壁纤维素样坏死及血栓形成。有些病例还伴有间质的细胞浸润,称为急性混合性排斥反应。

(2)诊断

1)临床表现:①发热:37.5~38.5℃,较少病例体温可高达39℃以上。发热的时间特点是在后半夜或凌晨为多见,中午或下午体温正常,次日又可如此反复。一般不畏寒,无寒战。但全身乏力,疲劳,关节酸痛。应与感染性发热相鉴别。②尿量减少:尿量逐渐减少,日减少尿量50%或每天少于1000ml。急性排斥对补液及呋塞米的反应较差,CsA 中毒对呋塞米反应较好。患者由于尿少而致体液潴留,体重增加,下肢肿胀。③移植肾肿胀、压痛:移植肾肿胀,局部张力增大,压痛明显,且质地变硬,周围界限不清。肿大的肾脏易发生肾破裂。④血压升高:既往血压不高,突然血压升高,且与体温升高伴行,对一般降压药物不敏感,应想到急性排斥反应。

2)实验室检查:①血肌酐(Cr)及血尿素氮(BUN)测定:急性排斥发生时,Cr 及 BUN 均升高。BUN 易受饮食及激素影响,稳定性逊于 Cr 测定。一般认为,Cr 升高 25% 提示急性排斥可能。②尿常规:尿蛋白呈阳性+~++,红细胞增多,尿淋巴细胞增多,肾小管细胞增多。③血常规:可有血红蛋白下降,血细胞比容下降;白细胞以淋巴细胞增多为主,较多的中性粒细胞有中毒颗粒。④生化检测:由于急性排斥时肾功能损害,尿钠含量下降,尿中纤维蛋白降解酶(FDP)升高;FDP 还可帮助判断预后。血中的免疫球蛋白 IgG、IgA、IgM 也程度不同升高。⑤免疫学检测:应用单克隆抗体监测肾移植受者外周血液中 T 细胞亚群的变化,计算 CD4 绝对值和 CD4/CD8 比值作为诊断肾移植后急性排斥反应的方法有一定价值。急性排斥反应时 CD4/CD8 比值>1.3。当 CD4/CD8 比值<0.5 时,提示免疫抑制过度。TNF、Ⅱ,2 和 IL-2 受体在急性排斥时均明显增高。借此与 CsA 中毒及 ATN 相鉴别。

3)影像学检查:①B 超检查:简单方便,急性排斥时可见肾体积增大,肾实质回声不均匀,肾皮质与髓质界限模糊不清。②彩色多普勒超声:是一种无创和诊断率高的检查方法。急性排斥时肾动脉阻力指数增加。目前彩超都能自动计算并报告 PI 和 RI 值,十分快捷。彩色多普勒能量图(CDE)不受血流的速度、方向及声束夹角的影响,效果更好,能反映血管形态改变,被誉为血管超声造影。急性排斥反应时肾实质血流减少,RI>0.75,PI>1.5,CDE 提示肾实质血管稀疏。③X 线检查:急性排斥时在骨盆平片可见移植肾阴影增大。在 IVU 可显示肾影增大,肾功能减退。④核素肾图:急性排斥时可显示示踪剂的吸收、排泄均减慢及延迟,呈递增曲线,有效血流量及排泄指数同步下降,B/K 比值减小。⑤CT 检查:CT 是无创检查,急性排斥时表现为移植肾肿大,肾窦受压及 CT 值减低,强化 CT 示皮、髓质界限不清。⑥MRI 检查:急性排斥时在 MRI 表现较慢,急性排斥发生 72 小时后肾轮廓增大,皮、髓质对比度模糊消失。

4)组织学活检:①经皮肾穿刺活检:是目前确定急性排斥反应的金标准。但有损伤性,可引起血尿或局部出血,严重时可造成移植肾破裂等并发症。该检查对鉴别急性排斥反应、急性肾小管坏死和 CsA 中毒具有重要价值。急性排斥时,间质有明显的炎性细胞浸润,伴有水肿,肾小管周围淋巴细胞积聚,肾小球血管丛内有单核细胞浸润,血管内膜炎的改变及小血管坏死;②细针穿吸活检(FNAB):优点是容易施行,对肾损伤小,可反复应用,甚至可以每天施行。缺点是必须要有经验丰富的病理医师阅片,且容易发生采样误差。

(3)治疗:急性排斥的逆转成功取决于早期诊断、早期冲击治疗。并注意:①首剂 MP 冲击剂量应加大;②一般连续冲击治疗不少于 3 天;③常规免疫抑制剂剂量适当增加;④每日监测肾功能变化。

常用冲击治疗方案:首选甲泼尼龙(MP),0.5g 甲泼尼龙加入 5% 葡萄糖液 250ml,静脉滴注,连用3天,也可采用递减给药。为预防感染,一个冲击疗程 MP 不超过2g;若采用多克隆抗体:ATG 或 ALG,一般应用7～10天,对耐激素的急性排斥效果较好.逆转率可达90%以上。但不能交替或重复使用。也可使用单克隆抗体 OKT3,OKT3 是一种鼠源性抗 CD_3 单克隆抗体,是强效免疫抑制剂。一般治疗剂量为 $2.5\sim5mg$,每日一次静脉滴注,10～14天为一个疗程,急性排斥逆转率也可达90%以上。用该药要尽量使患者脱水,以免发生危及生命的肺水肿。不能逆转的难治性急性排斥反应可试行血浆置换,血浆置换可以帮助清除体内循环的淋巴细胞毒抗体及免疫复合物,对以体液免疫反应为主的血管型排斥效果较好,置换的次数需视病情而定。

4.慢性排斥反应

慢性排斥一般发生在移植术6个月至数年以后,是影响患者长期存活的主要障碍之一。由于症状不典型,发展较缓慢,发病早期容易被忽略,且缺乏有效的治疗手段,近年来成为移植界的研究重点之一。

(1)病因及病理:确切机制仍未肯定,以体液免疫反应为主。病理以闭塞性血管炎、肾小球病及肾间质纤维化为特点。根据其主要特点分为3型。①闭塞性血管炎:以细动脉和小动脉受累最严重。动脉内膜纤维组织呈同心圆状增生,管腔狭窄、闭塞;内弹力膜断裂。小动脉壁可见免疫球蛋白沉积。由于血供障碍,肾实质出现多发性梗死、萎缩,肾间质硬化。②移植性肾小球病:肾小球毛细血管袢皱缩,基底膜增厚,系膜基质增多。免疫荧光检查常见免疫球蛋白(IgG、IgM)及 C4d 沉积。电镜下可见毛细血管基底膜内疏松层明显增厚,并有颗粒状电子致密物沉积。严重时导致肾小球硬化。③肾间质硬化:局灶性和弥漫性间质纤维化是晚期慢性排斥反应的特点。

(2)诊断

1)临床表现:以慢性、进展性肾功能损害为主,肾功能进行性降低,并伴有蛋白尿、高血压、贫血,有些则表现为肾病综合征。

2)辅助检查:B超显示肾体积缩小,肾皮质变薄,肾结构模糊,肾实质回声明显增强。彩色多普勒显示血管数量减少,甚至消失。核素扫描可见肾实质核素摄取减少,排泄延迟,清除不全,应排除尿路梗阻和淋巴囊肿。肾活检可帮助确诊,但有时与移植肾 CsA 慢性中毒难以鉴别。

3)诊断标准:①发生于肾移植3个月后,持续6个月以上的肾功能进行性减退,血肌酐浓度缓慢上升(至少10次血肌酐浓度测定)。尿蛋白量逐渐增加,出现难以控制的高血压。②出现慢性排斥反应的组织学变化:动脉狭窄、肾小球硬化、肾小管萎缩以及间质灶性纤维化。特点为:"洋葱皮"样血管病变、血管平滑肌弥漫性增厚及内皮细胞增生。③排除其他原因,例如 CsA 肾中毒和复发或再发性移植肾肾病等引起的移植肾慢性损害。

(3)治疗:慢性排斥反应目前尚无有效治疗方案,主要应采用综合性措施预防其发生。术前 HLA 配型尽可能少错配;缩短热、冷缺血时间,有效防止缺血再灌注损伤。术后积极预防和治疗急性排斥反应,全面评价机体免疫状态,制订个体化免疫抑制方案。

确诊为慢性排斥反应后可采取以下措施控制慢性排斥反应的进程:①摄入低蛋白饮食,并以优质蛋白为主;②控制高血压、高血脂;③采用新型免疫抑制剂,如 FK506、MMF 和西罗莫司等;④环磷酰胺可防治慢性排斥;⑤中药治疗:可选用雷公藤总贰和百令胶囊。

(五)肾移植术后常见的并发症

1.出血

(1)早期出血:常发生在术后数小时或数天,术后 24～48 小时是出血易发生的时间段。要严密观察敷料及引流管的引流液。原因常为血管吻合不严密,或血管破裂,肾被膜、肾门处血管漏扎。受者本身长期尿毒症状态,血小板数量少,质量差,凝血机制障碍,而致创面广泛渗血。大量的活动出血,患者可出现出血性休克症状,手术部位剧痛及压痛。大量出血,处理不及时可危及患者生命。一旦确诊有急性大量出血应立即手术,清理血块、控制出血,并给予抗感染治疗。

(2)延迟性出血:多发生在术后两周或数月之后。主要由于肾动脉假性动脉瘤、真菌性(毛霉菌)动脉瘤、感染、外伤、排斥和高血压等诱发出血。患者可感到移植肾疼痛、局部压痛、腹胀,继之躁动,面色苍白、出冷汗、血压下降甚至休克状态。应立即输血、手术探查,控制出血,保全生命,力争保肾。

2.尿瘘

肾移植术后尿瘘发生率为 0.5%～1.5%。常发生于肾移植术后早期,其主要原因与肾盂及输尿管的供应血管受损、外科操作欠精细有关。在取肾或修肾时损伤输尿管血供;输尿管周围组织剥离过净;膀胱与输尿管吻合时,吻合不满意或有张力;受者远端尿路有梗阻,术前未能发现;输尿管膀胱周围的感染等都是造成尿瘘的原因。手术中注意上述问题的处理,可有效地预防尿瘘的发生。

原则上尿瘘一旦证实,应积极手术探查处理。尿瘘发生越早,手术越要积极。再次手术中如发现输尿管膀胱吻合口漏而输尿管血运良好,则可做重新吻合。如果输尿管短,则将输尿管与受者输尿管吻合,将受者输尿管近端结扎。全段输尿管坏死,可采用膀胱瓣与肾盂吻合术,保留导管时间 14～30 天;其要求为:①吻合要无张力;②血循环充分;③留置双J管;④术野良好引流,各引流管要稳妥固定。然而,对于尿瘘出现较迟,且不甚显著时,则可相对保守治疗,充分引流,争取自行愈合。

3.尿路梗阻

常见原因是输尿管与膀胱吻合口狭窄、输尿管部分坏死后瘢痕挛缩狭窄、输尿管过长扭曲、输尿管血块、淋巴囊肿压迫、血肿压迫、腹壁下血管或圆韧带压迫。近年来,有文献报道多瘤病毒也可引起输尿管狭窄。

尿路梗阻可使肾功能减退、移植肾区发胀,或尿量减少,血肌酐值上升。此时可行 B 超、MRU 检查,有肾盂和输尿管扩张,肾实质变薄等。必要时可在 B 超引导下行肾盂穿刺造影明确诊断。

处理原则应根据梗阻部位、程度及对移植肾功能的影响选择治疗的时机及方法。对于逐渐加重的梗阻要抓紧检查及治疗。可酌情选择导管扩张,内镜,必要时开放手术矫正。术中留置优质的双"J"管至关重要。

4.淋巴囊肿

淋巴囊肿在我国肾移植早期(20 世纪 70 年代)有所报道,由于受到重视,目前此并发症已极少发生。据国外文献报道其发生率为 0.5%～18%。一般在术后近期内发生。其原因是术中分离髂外静脉血管过程中淋巴管未予完全结扎或漏扎；其次为供肾肾门淋巴管结扎不完全。临床表现为术后早期可自伤口溢出乳白色液体；移植肾区肿胀，尤其向内侧，有时淋巴囊肿可压迫移植肾、输尿管而发生少尿。若淋巴囊肿形成，B超可帮助诊断，穿刺抽液或引流液行乳糜试验检查，结果阳性方可证实。防治：①术中应仔细结扎髂血管上的细小淋巴管；②分离髂血管鞘时，注意结扎纤维结缔组织，分离尽量局限；③移植肾周围放置有效引流。治疗方法：较大的淋巴囊肿可采用穿刺抽液或外引流治疗，但有潜在感染的危险。也可通过手术将囊肿腔壁与腹膜开窗，使淋巴液引流入腹腔，被腹膜再吸收。术后复发率极少。

5.移植肾破裂

移植肾破裂发生率2%～5%，常在术后1～2周内发生。其主要原因为急性排斥反应，此外也与急性肾小管坏死、尿路梗阻、肾穿刺活检、移植肾被膜破损及腹压增高等因素有关。肾破裂的临床表现为突发性移植肾区剧痛，局部饱满甚至膨胀出现包块，同时伴有局部压痛、少尿、无尿及失血性休克。Lord曾描述为疼痛、少尿、低血压三联征，应高度怀疑肾破裂。治疗原则：由于病情危急，常常来不及做有关检查，治疗上贵在早期诊断，果断进行手术探查，清理血肿，修复肾破裂或以止血纱布或吸收性明胶海绵压迫止血。修复止血多能成功，当有严重不能控制的出血时方考虑摘除移植肾。在排除诱因、积极免疫抑制治疗及血液透析支持下，大部分移植肾可恢复功能。但部分患者预后不良。

6.血管并发症

(1)移植肾动脉狭窄：其发生率为2%～16%，可发生在术后任何时期。主要原因为取肾、灌洗、修复肾损伤的肾动脉壁及内膜，动脉扭曲，供、受者血管动脉硬化，血管内膜增厚、变硬致吻合口受影响。排斥反应亦可导致移植肾动脉狭窄，称为免疫性狭窄。免疫荧光检查发现血管壁上有免疫球蛋白IgG沉积。临床表现为渐进性肾功能损害和高血压。不同作者报道的肾移植后顽固性高血压的患者中，有肾动脉狭窄者为35%～70%。确诊方法是彩色多普勒、数字减影血管造影(DSA)、CT血管成像(CTA)或磁共振血管成像(MRA)。治疗原则：经皮、经腔动脉成形术(PTA)是治疗移植肾动脉狭窄的首选方法。近年来，对严重的病例采用放置血管支架的方法治疗肾动脉狭窄。

(2)移植肾动脉血栓形成：单纯肾动脉急性血栓形成很少见。在取肾、修肾、植肾、灌洗等任何一个环节损伤血管内膜或供受者原有动脉硬化，内膜粗糙、不光滑，或术中阻断血管时间过长，均可使局部血栓形成。移植肾动脉血栓形成的临床症状与其影响的供血范围关系密切，小的动脉分支发生血管内血栓形成，临床症状不明显。较大的分支血管内血栓形成可发生肾组织缺血、坏死、感染、尿瘘。有时肾下极的迷走血管同时营养输尿管，若该血管发生血管内血栓形成，可引起输尿管坏死。若肾动脉主干发生血栓形成，将影响整个肾脏血液供应，可发生少尿或无尿。彩超和数字减影血管造影可帮助确立肾动脉栓塞的诊断。临床可表现移植区疼痛、压痛。治疗原则：一旦诊断成立需果断行手术探查。术中观察肾动脉栓塞的范围和吻合口径大小，取栓术偶有成功者，切除吻合口重新吻合，也有望挽救移植肾。但一般移植肾恢复功能机会不大，均应考虑行移植肾切除术。

(3)移植肾静脉血栓形成：肾静脉血栓并不常见，多与手术操作有关，如吻合口太小，血流不畅，或移植肾静脉太长、扭曲、成角、受压影响血液回流。其他因素可能与下肢深静脉炎、低血容量有关。临床表现为肾脏肿大、肾功能障碍和继发性动脉栓塞。彩色多普勒显示血管阻力指数升高，可发现血栓的部位和程度，对明确诊断有很大帮助。治疗原则：早期诊断、早期手术取血栓可能挽救移植肾。辅助治疗有用肝素、尿激酶、链激酶、蛇毒等静脉溶栓治疗的报道。移植肾若已肿大、瘀血、紫黑色，应行肾切除术。

7.肾移植后感染

感染是造成肾移植患者死亡的最常见的原因。约80%的肾移植患者在术后一年内患有感染性疾病。白细胞减少、糖尿病、氮质血症和高龄是感染的易患因素。以肺部感染多见。致病微生物包括病毒、支原体、细菌、真菌和寄生虫。

(1)细菌感染：约占感染病例的60%以上，尤其是在肾移植术后的早期，仍以细菌性感染为主。常见于肺部、尿路及伤口。细菌又常与病毒、真菌并存。肺部感染以克雷伯菌属、大肠杆菌(大肠埃希菌)、铜绿假单胞菌(绿脓杆菌)和金黄色葡萄球菌等多见。早期常不易发现病灶，发热是最主要的症状，但感染与排斥反应的鉴别有一定困难。对发热的患者除进行一般的检查外，要有针对性地进行咽拭子、痰、中段尿等细菌涂片和细菌培养；相应的影像学检查，如胸片、B超等。近几年来，结核的感染率亦有上升的趋势。在治疗原则上要针对细菌选用敏感的抗生素，全身支持治疗，如白蛋白或新鲜血等。

(2)巨细胞病毒(CMV)感染：CMV是一种DNA疱疹病毒。感染通常在肾移植后2N6个月内发病，它几乎可以累及受者的所有器官。免疫抑制治疗是导致CMV感染的主要因素，因为CMV在50%成年人中有隐性感染，几乎所有潜伏期病毒在术后被重新激活。临床表现为发热(>38℃)、乏力，白细胞及血小板减少，肝、肾功能损害，心律失常及间质性肺炎。肺炎可表现为干咳、呼吸困难、缺氧。胸片检查显示弥漫性、边缘不整的结节性病灶，结节多为3mm左右，常发生在上肺野。确立诊断依赖于CMV病原学检查，常用的方法有抗原血症检测和血清抗体检测(CMV抗体由阴性转为阳性)。治疗：采用更昔洛韦(ganciclovir，丙氧鸟苷)，2.5～5mg/(kg·d)，或膦甲酸钠，40～80mg/(kg·d)，12小时一次，静脉滴注，2～3周为一疗程。

(3)真菌感染：肾移植后真菌感染的发病率为3%～10%。80%的真菌感染发生在术后3个月内。病原体以白念珠菌、曲霉菌、新型隐球菌及毛霉菌多见。由于免疫抑制剂的应用使机体处于免疫低下状态，加上术后大量广谱抗生素的不合理应用可诱发真菌感染。受累部位多见于胃肠道、呼吸道、脑组织、移植肾、心内膜等。症状常见有发热、畏寒等；标本直接镜检和真菌培养可明确诊断。治疗：可选用伏立康唑，常用剂量200mg/d；两性霉素B脂质体，常用剂量50mg/d；氟胞嘧啶(5-FC)，2.0g，3次/天。

8.恶性肿瘤

肾移植受者术后罹患恶性肿瘤的危险性较一般人群要高得多，发病率为4%～18%。肾移植术后免疫抑制治疗必然损害或改变免疫防御功能，使免疫监视功能发生障碍，从而使肿瘤发生的概率大为增加。此外，移植受者对肿瘤病毒感染有易感性，最常见的恶性肿瘤是淋巴瘤、皮肤癌、唇癌、子宫颈癌及肝癌等，病毒感染与恶性肿瘤的发生关系密切。治疗及预后：移植患者继发恶性肿瘤的预后，取决于能否早期诊断和处理。一旦明确诊断，须力争行根治性的手术和更改免疫抑制治疗方案，特别是将MMF或Aza改为西罗莫司，以减少肿瘤复发或抑制肿瘤的生长。然而由于恶性肿瘤患者往往发现较晚，并常有其他部位的转移，预后总体较差。

第六章　输尿管疾病

第一节　输尿管先天性异常

一、重复输尿管

肾及输尿管重复畸形是泌尿系常见的先天畸形病。重复肾及输尿管畸形,可以为单侧,亦可以是双侧。单侧较双侧者多,右侧较左侧多4倍,女性较男性多。其发病率各家统计数字不一。

【临床表现】

(1)不完的重复输尿管畸形,或完全型的重复输尿管畸形,输尿管均开口于膀胱内,且没有并发症。这类病例完全没有临床症状,只有在进行泌尿系全面检查时才被发现。此类患者约占60%。

(2)重复肾伴有并发症,出现肾盂肾炎、肾结石、结核、肿瘤、积水等症状表现而进行泌尿系全面检查时所发现。

(3)完全型的双重输尿管畸形,输尿管开口于外阴前庭、阴道等处,致患者自幼年就有遗尿史,夜晚尿湿床铺,白天也经常短裤不干;但患者又有正常的排尿活动。如有此种病史,仔细检查外阴,常能查见异常输尿管开口。即使找不到异常输尿管开口,静脉肾盂造影亦常能证实此种先天畸形问题。

【辅助检查】

1.尿路造影

显影的下肾盂类似正常肾盂,但肾盏数目减少,位置偏低。上肾盂多呈萎缩变小或如囊状。此外,亦可显示有肾盂积水。这一畸形有各种不同类型,其X线表现为:①重复肾盂但仅有单一输尿管;②肾盂和部分输尿管重复;③肾盂和输尿管全部重复,可并有输尿管开口异位,或一端为盲袋;④单一肾盂但有重复输尿管,重复输尿管一端可为盲袋。

2.B超

一般只能显示重复肾,除肾长径增长外,可见强回声的收集系统光点群明显分成两组。但重复输尿管除非合并积水扩张,超声显示不清楚。

3.CT

显示一侧肾有两套肾盂输尿管系统,上肾盂往往发育不良并偏内。下肾盂发育正常具有大小盏,位置偏低偏外。重复肾合并上肾盂输尿管扩张积水常见于输尿管异位开口,追踪扫描至盆部可见上肾盂的引流输尿管全长扩张,下端不进入膀胱。但CT不能明确指明开口位置。

4.MRI

冠状位可更清楚显示肾盂输尿管重复畸形。除重复肾较正常长外,上肾段因积水呈囊状扩张时,其扩张的引流输尿管段也可部分显示,并可见下肾段受积水肾盂压迫向外移位。

【治疗措施】

(1)无并发症或无症状不需治疗。

(2)输尿管开口异位、有尿失禁、如果肾功能尚好则做输尿管膀胱再植术。

(3)如重复肾并发结石、结核或肾积水感染、肾功能损害时,应针对病因、重复肾各部分的功能及病变情况而采取不同方式的手术治疗。

二、巨输尿管

先天性巨输尿管是由于输尿管末端肌肉结构发育异常(环形肌增多、纵形肌缺乏),导致输尿管末端功能性梗阻、输尿管甚至肾盂严重扩张、积水。该病的特点是输尿管末端功能性梗阻而无明显的机械性梗阻,梗阻段以上输尿管扩张并以盆腔段为最明显,又称为先天性输尿管末端功能性梗阻。

【临床表现】

1.先天性巨输尿管症并无特异性的临床表现,大多以腰酸、胀痛为主诉就诊,偶有因腰部包块、血尿、顽固性尿路感染、肾功能不全就诊者。

2.其确诊有赖于影像学检查。

【辅助检查】

1.实验室检查

伴有尿路感染及结石时尿液检查可有红细胞、白细胞及致病菌。

2.膀胱镜检查

三角区和输尿管开口位置一般正常,成人尤为如此。输尿管导管插入可毫无困难。

3.尿路造影

早期病例 X 线造影片仅见输尿管下段呈纺锤状或球状扩张;注射造影剂后立即拔出输尿管导管拍摄排空片,可见造影剂滞留和(或)延迟排空,也可见到输尿管内造影剂有逆蠕动反流到肾的现象。

4.B超

可见患侧输尿管扩张,有肾积水或无明显肾积水。

5.CT 及 MRI

CT 可见到全程输尿管扩张,可有不同程度的肾积水,输尿管膀胱交界处可见到狭窄。MRI 可见到扩张输尿管全貌,下端狭窄,可伴有肾积水。

【治疗措施】

成人先天性巨输尿管的治疗取决于输尿管扩张和肾功能损害的程度。

(1)对输尿管扩张程度较轻而肾积水不明显者可随访观察,有文献报道约 40% 的病例可选择非手术治疗。

(2)如输尿管扩张明显而肾功能损害不重可行输尿管裁剪整形后膀胱再植术。术中应注意必须切除末端 1～2cm 的病变输尿管。裁剪时应部分切除输尿管下段外侧壁,长度相当于输尿管全长的 1/3,但不能超过 1/2,以免发生缺血坏死。必须行抗反流的输尿管膀胱再植术,可于膀胱顶侧壁切开浆肌层达黏膜,长为 3～4cm,于远端剪开黏膜成一小口与输尿管黏膜吻合,将输尿管下段包埋在肌层内缝合浆肌层。

(3)对重度肾积水、肾功能损害严重者应行肾输尿管切除术,伴有感染时可先行肾造口引流,待控制感染后再行肾输尿管切除术。

三、下腔静脉后输尿管

下腔静脉后输尿管又称环绕腔静脉输尿管,是下腔静脉发育异常的一种先天性畸形。

【临床表现】

该病的主要病理改变是梗阻所致,由于输尿管受压梗阻造成尿液引流不畅,导致患者腰部或腹部钝痛,甚至绞痛;血尿是常见症状之一,一部分患者伴有泌尿系结石。虽然下腔静脉后输尿管是先天性畸形,但大多数患者都在成年后才出现症状。

该病临床表现多不典型,约 25% 的病例无显著症状或仅有轻度和可忍受的腰痛,明确诊断需依靠静脉尿路造影和输尿管逆行造影。

【辅助检查】

主要依靠静脉尿路造影与逆行输尿管插管造影,显示输尿管移位,向正中线越过第 3～4 腰椎而形成镰刀状或 S 形畸形。在受压的近侧段输尿管呈现扩张和肾盂积水。Randell 指出,在 X 线斜位摄片上,正常输尿管与腰椎之间有一定的距离,但下腔静脉后输尿管则紧贴腰椎。超声、CT 及 MRI 对诊断血管畸形有价值。

【治疗措施】

应根据肾功能受损害的程度而制定。对于无显著的临床症状者,则无须手术。如患肾有严重积水、反复感染而又久治不愈,合并结石和肾功能严重受损而同时对侧肾功能良好,则可做肾、输尿管切除术。如肾功能尚佳,应保留肾,在肾盂与输尿管连接处上方切断,游离输尿管,并套过下腔静脉,使之复位后再做吻合。在某些情况下,受压处和梗阻以上的输尿管往往因感染及纤维性变而与下腔静脉紧密粘连,以至无法剥离时,只能做肾切除术。输尿管下段切断和游离复位后,做输尿管端-端吻合术者,易产生吻合口狭窄或损伤供应血管,最后有可能导致第 2 次手术而将肾切除。

四、输尿管开口异位

输尿管开口异位是指输尿管开口于正常位置以外的部位。男性多开口于后尿道、射精管、精囊等处,女性则可开口于前尿道、阴道、前庭及宫颈等处,约 80% 输尿管开口异位见于双输尿管中的上输尿管。双肾双输尿管并输尿管开口异位 80% 以上见于女性,单一输尿管开口异位则较多见于男性。约 10% 输尿管开口异位是双侧性。

【临床表现】

男性异位输尿管口大多在外括约肌以上,一般没有明显的临床症状。以尿路感染为主,也可产生不同程度的腰骶部疼痛和反复发作的附睾炎;女性则主要表现为有正常排尿的同时有持续性尿失禁和尿路感染,并导致外阴部皮肤湿疹、糜烂。仔细检查可在女性的前庭、阴道和尿道等处找到针尖样细小的开口,尿液呈水珠样持续滴出。

除一般的外科常规检查外,还需特别注意耐心检查外阴部,仔细寻找输尿管异位开口,如将输尿管导管插入可疑的异位开口的输尿管后行造影检查,但一般很难发现。

【辅助检查】

(1)有尿路感染时尿常规检查可见白细胞,尿培养可有致病菌生长。

(2)静脉尿路造影:可了解输尿管开口异位的类型及开口的位置、异位输尿管开口的相应的重复肾上肾部的发育及积水情况,还可了解并发重复肾双输尿管情况。

(3)CT 检查:可了解患肾的大小、形态、肾皮质厚度,特别是 IVP 未显影的病例。

(4)膀胱尿道镜检及逆行肾盂造影,了解是否有开口于膀胱内的异位开口。

【治疗措施】

手术是治疗输尿管开口异位的唯一方法,国内刘文善与国外 Gross 认为,输尿管开口异位属于重复畸形的部分组织,且常伴有不可恢复的病理变化。因此,不应将输尿管移植于膀胱或与正常输尿管吻合,但 Dodson 认为,如肾功能尚未受损,采用输尿管膀胱吻合甚为合理。应根据各种不同异位开口类型和肾、输尿管病变的严重程度制订具体的手术方案。

(1)患侧有严重感染,肾盂、输尿管显著积水,肾功能基本丧失,而对侧肾功能又证实良好者,则可行患侧肾切除术,如为重复肾,则行重复肾的上肾段切除术,两者均应尽量将输尿管大部切除,以免发生输尿管残端综合征,苯酚烧灼残留的输尿管内黏膜或电凝烧灼残端黏膜,可防止结扎残端输尿管感染。

(2)如肾功能尚好或受损不严重,应保留肾,可选做输尿管—输尿管端侧吻合术或输尿管膀胱再植术加抗反流术。

五、输尿管开口囊肿

输尿管开口囊肿是由于输尿管口先天性狭窄或功能性挛缩及输尿管壁发育不全,以致输尿管下端各层形成一囊肿突入膀胱之内。故囊肿的外层为膀胱黏膜,内层为输尿管黏膜,两者之间为很薄的输尿管肌层。

【临床表现】

最常见的临床表现是上尿路扩张积水和尿路感染。

【辅助检查】

影像学检查可明确诊断。B 型超声检查可显示膀胱内有薄壁囊性肿块。静脉尿路造影典型者表现为输尿管末端"蛇头"状膨大,伴或不伴肾输尿管扩张积水,合并重复畸形时亦可显示。膀胱镜检可见输尿管开口处呈囊状扩张,开口呈针尖样随输尿管蠕动时张时缩。

【治疗措施】

治疗方法选择根据病变程度、对上尿路的影响及是否伴有其他尿路畸形而定。治疗目的是解除梗阻、根除感染和保护肾功能。常用手术方法有经尿道切除及抗反流的输尿管膀胱再植术。

六、膀胱输尿管反流

膀胱输尿管反流(VUR)是指各种原发或继发原因引起的膀胱尿液反流至输尿管或肾盂、肾盏的非正常生理现象。VUR易造成输尿管和肾积水,继发性感染和结石,损害肾功能,进而可导致肾瘢痕、肾萎缩、肾衰竭等一系列反流性肾病(RN),严重者进展为终末期肾病(ESRD),是小儿透析和肾移植的主要原因之一。

【临床表现】

尿路感染为最常见临床症状,5岁以下的小儿反复发生尿路感染要考虑VUR发生的可能性。患儿可表现为尿频、尿急、尿痛、发热。发生无菌性反流时患儿可表现为肾绞痛和膀胱充盈或排尿时腰部疼痛。部分患儿以急性肾盂肾炎症状就诊,表现为患侧腰部疼痛、发热。双侧严重VUR患儿易发生肾性高血压。

【辅助检查】

1.尿常规和细菌培养

尿常规可判断患者有无尿路感染,细菌培养＋药敏有助于选择抗生素进行合理的治疗。

2.排泄性膀胱尿道造影(VCUG)

VCUG是确诊VUR的基本方法及分级的标准技术。根据VCUG的检查结果,国际反流研究委员会将VUR分为5级。Ⅰ级:尿液反流到不扩张的输尿管。Ⅱ级:尿液反流至不扩张的肾盂肾盏。Ⅲ级:输尿管、肾盂、肾盏轻、中度扩张,杯口轻度变钝。Ⅳ级:中度输尿管迂曲和肾盂肾盏扩张。Ⅴ级:输尿管、肾盂肾盏严重扩张,乳头消失;输尿管扭曲;肾实质内反流。VUR反流的分级有助于选择治疗方案。

3.肾闪烁显像

锝-二巯基丁二酸(^{99m}Tc-DMSA)闪烁显像可评估双肾皮质功能,作为间接的手段以诊断反流本身、检测反流相关的肾损害、急性肾盂肾炎的变化和随访及有无肾瘢痕。根据^{99m}Tc-DMSA扫描摄影征象将肾瘢痕分为4级。Ⅰ级:一处或两处瘢痕。Ⅱ级:两处以上的瘢痕,但瘢痕之间肾实质正常。Ⅲ级:整个肾弥漫性损害,类型似梗阻性肾病表现,即全肾萎缩,肾轮廓有或无瘢痕。Ⅳ级:终末期、萎缩肾,几乎无或根本无DMSA摄取(小于全肾功能的10%)。

4.尿动力学检查

尿动力学检查用于尿失禁或残余尿阳性的病例,以便证实下尿路功能性异常。在因骶椎裂或VCUG证实有后尿道瓣膜所致的继发性反流时尿动力检查更为重要。

5.膀胱镜检查

膀胱镜对于诊断VUR的价值不大。对于拟非手术治疗的患者,膀胱镜检查可了解其他解剖异常如双输尿管畸形和异位输尿管开口。

6.超声检查(B超)

通过B超可初步评估双肾形态及实质厚度、肾输尿管积水情况。但B超对肾瘢痕检测具有局限性,对VUR不能分级。

7.静脉肾盂造影(IVU)

IVU 可显示肾和输尿管积水情况,评估肾实质厚度和有无泌尿系畸形,但诊断肾瘢痕的敏感性低于放射性核素扫描。

【治疗措施】

VUR 治疗原则为预防尿路感染,防止肾功能持续损害和相关并发症的发生。应根据患者临床症状、VUR 反流程度、患侧肾功能、年龄、是否存在尿路畸形、并发症等选择具体治疗方式。

1.观察等待

对于＜1 岁的患儿,可观察等待。因为随着年龄增长,81％的Ⅰ～Ⅱ级和 48％Ⅲ～Ⅴ级的患儿,VUR 有自然消退的可能。反流患儿应定时排尿;避免憋尿;鼓励二次排尿,因反流的存在,第一次排尿后,反流到输尿管的尿液又回到膀胱,因此在 2～3min 后患儿需再次排尿。男性患儿如存在包皮过长,可行包皮环切术。

2.药物治疗

对于 1～5 岁患儿,反流级别在Ⅰ～Ⅲ级,可先行药物治疗。治疗原则为预防感染,防止感染对肾的损害。患儿应长期预防性服用小剂量、肾毒性低、广谱、高效的抗生素,以控制感染。药物治疗应坚持服用到反流消失。治疗过程应定期进行影像学检查。

3.手术治疗

手术适应证。①1～5 岁患儿,反流级别为Ⅳ～Ⅴ级;②＞5 岁的女性患儿;③Ⅰ～Ⅲ级患儿在随访过程中,反流级别加重者;④药物治疗不能有效控制尿路感染或尿路感染反复发作;⑤存在尿路畸形如异位输尿管开口。

手术治疗包括开放手术、腹腔镜手术、内镜治疗。

(1)开放手术:手术原则为延长膀胱黏膜下输尿管长度,重新建立抗反流机制。目前较常用的术式有 Lich-Gregoir 术、Politano-Leadbetter 术、Cohen 术、Psoas-Hitch 术等,手术成功率可高达 92％～98％。以 Cohen 膀胱输尿管再吻合术最为常用,即切开膀胱后,充分游离一段病变输尿管,将此段输尿管埋入膀胱黏膜,形成一新的隧道,使膀胱黏膜下输尿管延长,达到抗反流目的。

(2)腹腔镜手术:有一些小样本利用腹腔镜手术治疗 VUR。虽然随访表明术后疗效与开放手术相当,但腹腔镜手术学习曲线长,手术时间明显长于开放手术。因此目前不推荐将腹腔镜手术作为常规手术治疗。

(3)内镜治疗:近年有一些报道采用生物材料如聚四氟乙烯凝胶、聚二甲基硅氧烷、聚糖苷/透明质酸共聚物等,经内镜注射到膀胱黏膜输尿管下,改变输尿管口形态或缩紧输尿管开口达到抗反流目的。最近一项 Meta 分析表明,经内镜注射治疗后,Ⅰ～Ⅱ、Ⅲ、Ⅳ、Ⅴ级 VUR 患儿的治愈率分别达到 78.5％、72％、63％、51％。虽然内镜治疗近期疗效尚可,但远期效果还有待进一步研究。

(4)术后并发症:常见并发症有术后 VUR 无改善、术后输尿管狭窄、血尿、脓毒血症、术后无尿等。

第二节 输尿管狭窄

输尿管狭窄是指输尿管口径狭小,影响尿液排泄。常见的病因为先天性肾盂输尿管交界处狭窄及输尿管结石、炎症等长期病变所致或手术造成狭窄。

【临床表现】

患侧腰痛,有时可触及积水的肾。并发感染时有畏寒发热或脓尿。双侧输尿管狭窄可出现尿毒症表现。

【诊断方法】

1.症状和体征

①早期或轻度狭窄常无症状,严重狭窄引起肾积水时可有腰痛,并可摸到肾。②如有输尿管结石,可出现肾绞痛及血尿。③合并感染时,可发热、腰痛,尿内有红、白细胞,尿培养有细菌生长。

2.X线检查

①泌尿系平片:观察泌尿系有无结石,两肾影是否增大。②大剂量静脉尿路造影:观察输尿管狭窄的部位和程度,以及肾积水的程度。③逆行尿路造影:在输尿管插管时可明确有无梗阻,可清楚地看到狭窄的部位和程度。

【治疗措施】

(1)轻者可行输尿管扩张术。

(2)肾盂输尿管交界处狭窄,肾功能尚好时,可行狭窄段切除及肾盂成形术。

(3)输尿管狭窄范围不大者,可行狭窄段切除、端端吻合术。

(4)输尿管下端狭窄可行输尿管膀胱再植术。

(5)广泛的输尿管狭窄,肾功能尚好时,应行回肠代输尿管术。

第三节 输尿管炎

输尿管炎是由大肠埃希菌、变形杆菌、铜绿假单胞菌(绿脓杆菌)和葡萄球菌等致病菌所引起的输尿管管壁的炎性病变。常继发于泌尿系其他部位的感染、内源性或外源性损伤。

【临床表现】

主要表现为尿频、尿急、尿痛,伴有腰酸、腰痛。严重时可发生血尿、发热等症状。当造成严重的肾积水时,肾区有叩击痛。

【辅助检查】

尿常规检查可见白细胞,尿培养可见有致病菌生长;B超可发现肾积水;IVU可见输尿管扩张或狭窄,输尿管僵直且边缘不规则。

【治疗措施】

1.急性输尿管炎

患者卧床休息,多饮水,碱化尿液,根据致病菌属选用敏感的抗生素,应持续到体温正常,全身症状消失,细菌培养阴性后 2 周。

2.慢性输尿管炎

应采取综合措施治疗。包括:全身支持疗法;加强抗生素药物治疗,抗菌药物的应用至少2~3 周,小剂量口服抗生素需维持几个月直至反复尿培养阴性;彻底控制和清除体内感染病灶;外科治疗纠正引起感染的原发病灶。

第四节　输尿管结核

输尿管结核是由于肾结核的结核菌下行至输尿管所引起的结核病变。首先侵犯输尿管黏膜,逐渐侵犯黏膜下层及肌层,并形成溃疡,溃疡基底部纤维化使输尿管管腔狭窄,甚至完全闭塞。

【临床表现】

患者多有肺结核或肾结核病史。早期有尿频、尿急、尿痛和血尿症状。晚期输尿管梗阻可出现腰痛,甚至皮肤窦道,伴低热、乏力等消耗症状。有严重肾积水时,可以触及增大的肾,肾区有叩痛。

【辅助检查】

尿液中有红细胞及大量脓细胞;尿液涂片找到抗酸杆菌;尿结核杆菌培养阳性。可行 X线检查。IVU 除了显示肾、肾盏破坏等肾结核的表现外,还可见输尿管管腔狭窄、僵硬变直,无自然蠕动波形。B 超及 CT 检查均能发现有肾结核的征象。

【治疗措施】

治疗首先是抗结核药物的应用,手术治疗方法取决于输尿管病变的部位、长度和肾功能情况。坚持联合用药和足够长疗程是治疗彻底的关键。

1.抗结核药物治疗

是最主要措施,具体同肾结核药物治疗方法。

2.手术治疗

术前、术后均应用抗结核药物,原则同肾结核具体手术方法。

(1)病变段切除,行输尿管-肾盂或输尿管-膀胱吻合。

(2)长段输尿管狭窄患肾功能良好时可行输尿管全长切除＋回肠代输尿管术。

(3)长段输尿管狭窄患肾功能差或已自截应行肾输尿管全长切除。

第五节　输尿管损伤

【病因】

(1)手术损伤,如子宫、直肠手术误伤输尿管。

(2)腔内器械操作损伤,如输尿管镜、腔内弹道碎石损伤输尿管。

(3)贯穿伤,锐器或子弹所致的损伤,常伴有血管和腹部脏器损伤。

【诊断要点】

(1)有损伤史,如盆腔手术损伤输尿管和输尿管内器械操作史。

(2)双侧输尿管被完全结扎,术后即出现无尿症状,易被发现。

(3)单侧输尿管被完全结扎或部分缝扎,术后可无症状或仅有肾区胀痛,此种情况多见于妇科手术后,可形成输尿管阴道瘘。

(4)输尿管被切断或切开未被发现,术后可发生尿外渗、尿瘘、腹胀等。

(5)排泄性尿路造影或逆行性尿路造影,可确定损伤部位及范围。

【治疗要点】

(1)输尿管部分损伤可立即插入双J导管,1～2周后拔出。

(2)输尿管完全断裂、部分切割或严重夹钳伤,如果新损伤,可立即施行输尿管端端吻合术或输尿管膀胱吻合术。

(3)输尿管被切除一段,缺损较长,当时又无做成形手术条件,可结扎输尿管断端,行肾盂造瘘,3～6个月后施行输尿管膀胱壁吻合术或回肠代输尿管术。

(4)输尿管剥脱面积大,血供不佳,可考虑行自体肾移植。

无论采用何种修补方法,都应彻底引流尿外渗。

第六节　输尿管肿瘤

输尿管肿瘤少见,分原发性及继发性两种。一般认为肿瘤必须侵犯输尿管壁或紧贴输尿管周围的淋巴和组织存在肿瘤才能诊断为输尿管肿瘤。邻近器官肿瘤对输尿管的浸润不属输尿管肿瘤的范围,肿瘤为多中心性发生,多发生于50～70岁的病人。95%为单侧发生,左右发病率无差别。

【病因】

病因尚未明了,一般认为能引起肾盂肿瘤、膀胱肿瘤的致癌物质,均可引起输尿管肿瘤,可能与亲和于移行上皮的致癌物质有关。

【病理】

输尿管良性肿瘤少见。移行上皮细胞癌占93%.鳞癌、腺癌少见。移行上皮细胞癌呈绒毛乳头状,肿瘤细胞核感染,核分裂,50%～73%的移行细胞癌发生在输尿管下 1/3 的位置,有多发倾向。鳞癌一般认为与黏膜上皮鳞状化生有关,常伴有结石或者尿路感染。

【诊断】

1.临床表现

主要症状为血尿及腰痛,偶尔可触及肿块。

(1)血尿:最为常见,多为肉眼血尿,常呈间歇性反复出现,有时尿中可见条索状血块。

(2)疼痛:为腰区钝痛或绞痛。

(3)肿块:多为输尿管梗阻,可发生肾积水而扪及包块。临床上肿瘤本身难以扪及。

2.实验室检查

尿脱落细胞检查诊断正确率为60%～70%,应用流式细胞仪(FCM)可以敏感地发现肿瘤细胞,但不能确定肿瘤部位。近年来,尿脱落细胞荧光原位杂交(FISH)检测有效地提高了阳性率,临床上逐渐得到广泛应用。

3.特殊检查

(1)膀胱镜检:21%的输尿管肿瘤病人同时合并有膀胱肿瘤,膀胱镜检常可发现患侧输尿管口喷血及观察膀胱内有无肿瘤。

(2)静脉或逆行肾盂输尿管造影:80%的病人可发现输尿管充盈缺损、输尿管扩张及肾积水。充盈缺损不规则,病变处输尿管轮廓消失,肿瘤上方呈杯状扩张。

(3)逆行刷洗活检:用输尿管刷在肿瘤可疑部位刷洗,将冲洗液沉渣和刷毛黏附组织进行病理检查,诊断率可达90%。

(4)B超检查:直接发现输尿管肿瘤较困难。

(5)CT扫描:早期小肿瘤难以发现,对于直径大于1cm、T_3～T_4 期输尿管肿瘤,约80%的病例可以确诊并了解肿瘤浸润的范围。

(6)输尿管镜检:输尿管镜可直接到达肿瘤部位,观察肿瘤的形态、大小和取活检,86%～92%的病例可以确诊。

4.手术探查

由于术前诊断困难,往往需手术探查,术中取组织快速病理切片,以明确肿瘤性质及进一步确定手术方案。

【鉴别诊断】

1.结石

阴性结石位于输尿管可见到充盈缺损,也可产生输尿管及尿内细胞异型性改变,因此易误诊。B超可见结石伴有声影,CT平扫有助于鉴别结石和肿瘤。

2.输尿管息肉

也可见到充盈缺损,但息肉的充盈缺损呈边缘光滑长条状,其病程长,尿脱落细胞检查阴性。

3.血块

也可见到充盈缺损,但血块可在数日后排出或吸收,复查 IVU 充盈缺损可消失或变形。

【诊断标准】

(1)明显的间歇性肉眼血尿伴条索状血块。

(2)尿脱落细胞中发现肿瘤细胞。

(3)影像学检查发现输尿管充盈缺损。

(4)病理证实为肿瘤。

【治疗】

传统的基本治疗方法是根治性肾输尿管全切术,切除范围包括:患侧肾脏、全段输尿管以及输尿管在膀胱的开口。是否行区域性淋巴结清扫尚有争议。对于低级别低分期的原发性输尿管肿瘤,可行经输尿管镜电灼或切除术,也可行保留器官的开放性手术如输尿管节段切除再吻合或输尿管膀胱吻合。对于孤立肾或者双肾病变,有时候只能采取保守手术以尽可能保留原有功能。

原发性输尿管肿瘤化学治疗或放射治疗效果均不理想,但术后辅以化疗可提高 5 年生存率。

【疗效标准及预后】

1.疗效

肿瘤切除,临床症状消失,对侧肾功能代偿完全(根治术后),生存期延长。

2.预后

原发性输尿管肿瘤术后生存率与 TNM 分期和肿瘤细胞分化的程度相关。术后 5 年生存率为 67%,有转移者生存率低于 3 年。

【随访】

由于输尿管肿瘤复发率较高,且有肿瘤种植及多中心性病灶的特点,术后随访同膀胱肿瘤,应定期做膀胱镜检及 IVU 等检查。

第七章　膀胱疾病

第一节　膀胱颈挛缩

由于膀胱颈部及其周围脏器的慢性炎症或者前列腺术后导致膀胱颈部纤维化,引起的以排尿功能障碍为主要临床表现的一种疾病。

【临床表现】

主要表现为排尿困难、尿线变细、尿等待、尿频、尿不尽感。严重时出现急、慢性尿潴留。

【诊断方法】

(1)典型的下尿路梗阻症状。

(2)辅助检查:膀胱镜检查和尿动力学检查为首选的检查方法。

1)膀胱镜检查:可以直接观察膀胱颈部并对梗阻的原因进行诊断。表现为膀胱颈部颜色苍白、弹性差、呈环状狭窄。

2)尿动力学检查:最大尿流率<10ml/s,最大逼尿肌压力为 $100cmH_2O$,可确诊为下尿路梗阻。

【治疗措施】

经尿道膀胱颈电切术:切断环形缩窄环,解除尿道梗阻。切除范围目前主张在5～7点处,长度<1.5cm,避免损伤尿道内括约肌,深度至膀胱颈部具有弹性的正常组织,将抬高的膀胱颈部切平。术后留置尿管5～7d,定期行尿道扩张。

第二节　神经源性膀胱

神经源性膀胱是一类由神经性病变导致膀胱、尿道功能失常,由此而产生一系列并发症的疾病的总称。

【临床表现】

分为储尿期症状和排尿期症状。

1.储尿期

主要表现为尿频、尿急、尿失禁,可伴有膀胱感觉异常或膀胱疼痛。

2.排尿期

主要表现为排尿困难,严重时出现急、慢性尿潴留。

3.体格检查

主要为神经系统检查,最常用检查方法包括会阴部感觉功能检查和球海绵体反射。

【诊断方法】

(1)既往病史:有中枢性神经系统疾病,如脑出血、脑梗死、脊髓损伤和手术史等;有糖尿病及盆腔手术病史导致周围神经损伤等。

(2)典型排尿功能障碍临床表现。

(3)尿动力学检查:是诊断神经源性膀胱的重要依据。

1)排尿期膀胱尿道功能检查:表现为逼尿肌收缩力减弱;逼尿肌和尿道括约肌协同功能失调(如骶髓以上脊髓病变)。

2)储尿期膀胱尿道功能检查:

①膀胱感觉异常:表现为膀胱感觉减退、缺失,常见于骶髓损伤、盆腔手术、糖尿病性神经病变等。

②逼尿肌异常活动:逼尿肌反射亢进,常见于中枢神经系统病变,如脑血管疾病、肿瘤、骶上脊髓损伤性病变等;逼尿肌反射收缩力减弱,常见于骶髓损伤、盆腔手术、糖尿病性神经病变。

③膀胱顺应性异常:膀胱顺应性增加见于骶髓损伤、盆腔手术、糖尿病性神经病变;膀胱顺应性降低见于中枢性病变。

【治疗措施】

1.非手术治疗

(1)药物治疗:选择增加逼尿肌收缩力的药物,如溴吡斯的明 60mg,口服,每天 3 次;α 受体阻滞药可降低膀胱颈压,如盐酸坦索罗辛缓释胶囊 0.2mg,口服,每天 1 次等。

(2)电磁刺激治疗:低频脉冲电治疗调节骶神经反射弧。

(3)针灸疗法:通过刺激人体的一定部位,从而调理人体的各个脏器、经络、气血的功能,达到治疗的目的。

2.手术治疗

目前常用的是耻骨上膀胱穿刺造瘘术。穿刺失败或者膀胱容量较小,不能充盈,开放手术行膀胱造瘘术更为安全。最新的研究"肖氏反射弧"虽有文献报道,但是治疗效果有待进一步研究。

第三节　膀胱肿瘤

一、病因与危险因子

(一)生物学因素

膀胱肿瘤相关的危险因素包括职业化学暴露、吸烟、饮咖啡、口服镇痛剂或甜味剂,细菌、真菌和病毒感染,膀胱结石刺激和接受具有基因毒性的化疗药物的治疗。数据显示有部分膀胱癌是由于致癌物质引起的,致癌物质引起靶细胞 DNA 发生畸变,介导肿瘤的发生,一般需要众多损伤因素共同决定才能引起肿瘤发生。此外,尿路移行细胞内微环境可能会影响致癌物质的暴露和对细胞的敏感性,这就会导致相似的化学致癌物质引起不同的基因改变。流行病学、分子生物学及组织病理学都证实吸烟及工业化学物质具有确定的致癌作用。

（二）癌基因

肿瘤学研究明确提示基因改变与细胞恶变存在明确的相关性。基因改变的机制有以下几点：癌基因诱导,使正常表达的基因诱导为恶性表型,使细胞脱离正常生长机制的控制而发生癌变。与膀胱癌相关的癌基因包括 RAS 基因家族,如 p21 基因,至少一些研究证实其与肿瘤的高组织学分期存在相关性。机制在于鸟苷三磷酸酶介导信号由细胞膜向细胞核传递,影响细胞的增殖与分化。尽管一些报道称约 50% 的移行细胞癌存在 RAS 基因突变,但其他一些报道明显低于此水平。

（三）抑癌基因

癌基因具有阳性显性效应,所以容易被监测,另外,与之对应的抑癌基因的失活在肿瘤发生的分子过程中也具有同等重要的作用。抑癌基因控制细胞增殖、DNA 修复及细胞凋亡,抑癌基因的缺失或失活使细胞出现无控制的增殖或无法使遗传特性改变的细胞进入程序化死亡,最终导致基因改变的细胞克隆无控制性增殖。这导致基因的不稳定性,使受累的细胞基因组 DNA 出现复制错误。正常哺乳动物基因组中穿插着多种重复的核酸序列,所以,在已知的多个重复序列区寻找 DNA 复制错误被用为恶性肿瘤细胞的一种筛查方法,也可作为定位 DNA 缺失区的一种方法。

由于抑癌基因的改变而导致的肿瘤,抑癌基因所编码的蛋白（基因产物）应该无功能。因此,可能是双侧等位基因的缺失和(或)突变,或者是由于突变的与野生型的蛋白链形成二聚体（或多聚体）后无功能（所谓的负显性突变）。在过去,可以通过细胞基因分析的方法进行辨认,可以发现大的基因片段或整条基因从核型中消失。由于很多的基因存在多态性,在基因缺失不是足够大无法进行细胞基因分析的情况下,可以通过比较恶性及正常组织的 DNA 酶切片段,来发现恶性细胞 DNA 一个等位基因特定基因区的缺失。已发现人类膀胱癌染色体存在多个非随机丢失区,一个抑癌基因已被定位于丢失区,分子分析发现存留的拷贝存在一个或多个突变,使其基因功能丧失。

通过分子研究可以进一步证实基因的缺失和异常表达情况。同样,可以通过免疫沉淀或免疫印迹法对蛋白的表达进行检测。大多数分子研究都要求肿瘤标本的 DNA、RNA 及蛋白保持一定的纯度,不被正常的上皮、间质、炎性或血管细胞所污染。通过激光获取显微解剖法可以得到比较纯的样本,那些组织学正常的组织或细胞会很容易地被剔除在标本选择范围之外。另外还可以通过原位杂交或免疫组化方法对基因 mRNA 或蛋白表达进行检测。目前已发现数个与膀胱癌密切相关的肿瘤抑制基因位点,包括 p53 基因（位于 17p）和 Rb 基因（位于 13q）。9 号染色体至少有一个基因,位于 9p21 位置,表达 P19 和 P16 蛋白,另外在 9q 存在一个基因,位于 9q32-q33。

1.p53 基因

p53 是人类肿瘤中最经常发生突变的基因。野生型 p53 蛋白功能很多:作为转录因子抑制细胞的增殖;介导 DNA 损伤的细胞凋亡;促进 DNA 修复及一些其他功能。p53 的功能就是促使发生异常的细胞凋亡,所以如果 p53 发生突变,那么基因的遗传稳定性就会受到影响,进而产生更多的突变,因此,p53 基因异常的膀胱癌患者,其肿瘤具有更强的侵袭性。

直径超过 1~2mm 的肿瘤,需要新生血管供应营养。野生型 p53 诱导血管形成抑制因子 TSP-1 表达,TSP-1 属于细胞外基质成分,而突变或缺失的 p53 则无此功能。有报道称,膀胱癌组织中异常的 p53 表达与 TSP-1 的表达下调及新血管形成存在相关性。另外,野生型 p53 可以修复因为化疗而引起的 DNA 损害。p53 功能缺失尽管可以导致高侵袭性表型,但也可增强一些化疗药物的敏感性。

由于 p53 基因在正常细胞增殖及肿瘤发生中的重要作用,其表达受到严格的调控。Mdm2,通过 p53 的诱导而表达,并结合于 p53 的氨基末端,使其蛋白化,通过蛋白降解酶而被降解,此过程的异常可以稳定 p53。正常野生型 p53 在细胞核中存在时间很短,而突变型存在时间较长,因此突变型更容易通过免疫组织化学方法进行检测。一些学者研究发现,免疫组织化学检测细胞核中积聚的 p53 与 p53 基因突变之间存在密切的相关性,因此可以通过免疫组织化学这样一个很简单的方法来筛查肿瘤细胞是否存在 p53 基因突变。但是,一些重要的 p53 基因突变可能导致短缩的蛋白(或无蛋白)表达,因此无法看到核过表达,在此情况下无法用免疫组化的方法与野生型 p53 基因进行鉴别。同样,免疫组化法也无法检测双侧等位基因的缺失(纯合性缺失)。这可能可以解释为什么一些报道中的免疫组化资料与杂合性缺失资料或其他的一些分子资料的不一致,另外由于野生型的 p53 以四聚体的形式发挥功能,即使未突变的等位基因表达正常,突变的等位基因产物半衰期延长,使四聚体蛋白功能丧失。这种负显性效应为试图为包含 p53 等位基因突变的肿瘤细胞插入一个野生型的 p53 基因这一基因治疗策略提供了理论障碍。

2.Rb 基因及其产物和调控基因 p15、p16、p21、p27 及 p19

正常 Rb 基因的蛋白产物需要细胞周期依赖性激酶的磷酸化,磷酸化蛋白位于细胞核中,调节细胞周期的变化。磷酸化的 Rb 蛋白与另一种转录因子 E2F 分离,分离的 E2F 蛋白通过与相关基因启动区的结合来诱导细胞从 G_1 期向 S 期转变。通过去除或突变 Rb 基因,使细胞更容易由 G_1 期向 S 期转变,从而刺激细胞的增殖。

同样,细胞周期蛋白激酶抑制剂抑制 Rb 蛋白的磷酸化过程,使其与 E2F 蛋白分离,调控细胞周期。这些抑制因子包括 p15 和 p16,其主要作用是与细胞周期蛋白激酶 4 和 6 相结合,抑制 Rb 蛋白的磷酸化。另外,还有两个核蛋白 p21,其表达直接受 p53 基因的诱导;p27,其表达决定于蛋白降解酶介导的降解,也是 Rb 蛋白的磷酸化的抑制剂。任何一个调节因子的变异都有可能造成 Rb 蛋白的磷酸化,使其与 E2F 分离,使细胞由 G_1 期向 S 期转变以及细胞增殖,因此,p15、p16、p21、p27 或 Rb 的表达降低或异常表达都有可能会导致组织或细胞无休止的增殖分化以至肿瘤发生及进展,所以这些调节因子目前都被认为是膀胱癌的肿瘤抑制基因。

非随机的膀胱组织中染色体 13q 和 9 的缺失证实了以上所述,并且被进一步的分子研究所论证。对 19 号染色体的研究远比 13q(Rb)或 17p(p53)要困难,因为其常是整个染色体的缺失。而且,p15、p16 基因区常发生纯合性缺失,无法进行杂合性缺失研究。另外,p16 基因启动子 CpG 富含区域超甲基化,使基因发生转录沉默,常见于膀胱鳞状细胞癌中。

p16 和 p19 位于 9p21 的相同区域,p19(ARF)能降解 Mdm2,稳定 p53 基因。p16 和 p19 的基因产物都是肿瘤抑制因子,这些基因的缺失是膀胱癌发生的早期事件,另外,很多学者的研究提示,还有另外的肿瘤抑制因子位于 9 号染色体上,包括在 9q 区域。

了解了缺失基因的正常功能以及它们在细胞增殖调节中的作用,学者们试图比较两种类型膀胱移行细胞癌(低分级浅表肿瘤与高分级肿瘤)与缺失基因的相关性。通过比较发现,9 号染色体,特别是 9q 的缺失,是低分级浅表移行细胞癌的早期事件。另外,高分级膀胱癌与 p53 的异常和染色体 17p 缺失密切相关。无功能 p53 蛋白合并缺陷基因的积聚会导致基因的不稳定性和变异的发生,这些变化可以预测肿瘤生物学行为。

免疫组织化学检测显示 Rb 蛋白异常表达与侵袭性膀胱移行细胞癌密切相关,p21 基因缺失同样如此。p21、pRb 和 p53 的异常表达都提示膀胱癌预后较差。尽管一些肿瘤和细胞系的研究发现,p16 与 pRb 的表达呈负相关,但 p16 在肿瘤中的异常状况仍存在争议,有的研究显示多见于侵袭性肿瘤,而另一些研究则提示在非侵袭性及侵袭性尿路上皮肿瘤中,其缺失率相同。

(四)基因扩增和过表达

第三种致癌机制就是编码生长因子及其受体的正常基因的扩增与过表达。Messing 和他的同事独立的研究显示膀胱癌组织中表皮生长因子受体存在异常表达,其过度表达与肿瘤的侵袭性明显相关。在泌尿系统中存在大量的具有生物活性的表皮生长因子,表达生长因子受体的异常表达正好借此独特的环境获得生长优势,另外,表皮生长因子受体信号诱导的不仅是细胞增殖,也诱导肿瘤细胞的迁移及基质金属蛋白酶 9 的表达,这两个步骤都与肿瘤的浸润与转移有关。其过度表达的机制尚不明确,因为即使存在蛋白过度表达时,在膀胱癌中表皮生长因子受体基因的扩增也不常见。

癌基因 erbB-2 编码一个功能及结构与表皮生长因子有关的生长因子受体,其改变与许多恶性肿瘤有关,包括膀胱癌。Sauter 和他的同事们通过研究发现,在 141 例膀胱癌患者中,有 41 例出现 erbB-2 基因产物 p185 的过度表达,但只有 10 例出现基因扩增。Ding-Wei 和他的同事们通过免疫组织化学的方法证实,56 例膀胱癌患者中,有 33% 的患者出现 p185 表达增强,与肿瘤高分期、高分级及复发存在相关性。但目前也有报道称 p185 的高表达与膀胱癌的侵袭性无明显相关性。虽然目前发现多个异常表达基因,但尚未发现与临床膀胱癌相关的特异性基因扩增。

(五)职业性暴露危险因素

19 世纪末,用来进行纤维染色的苯胺染料,就是一种典型的尿路上皮致癌物质。其他的膀胱癌的致癌物还包括 2-萘胺、4-氨基联苯、4,4-双氨基联苯、2-氨基-1 萘酚、燃烧煤所产生的气体和烟尘、含氯的碳氢化合物、醛类化合物,如应用于染料工业、橡胶工作和纺织工业中的丙烯醛。据统计,在美国因职业暴露因素导致膀胱癌的病例占总发病人数的 20%,潜伏期常较长(30~50 年)。这可能是由于剂量的积累,如暴露强度增大,其潜伏期可能会大大缩短。

大部分膀胱癌致癌物质属于芳香胺类,其他的还包括饮食中的硝酸盐类和亚硝酸盐类化合物,通过肠道菌群发挥作用。摄入被污染的药物,如马兜铃酸。另外,色氨酸代谢产物可能与膀胱癌致癌有关,但尚未得到证实。与膀胱癌相关的职业包括:汽车工人、染料工人、卡车驾驶员、钻床操作工、皮革工人、与金属密切接触的人、从事有机化学工作的人(如干洗工、造纸工人、编织工)、理发师、美容师、医生、服装制造业者及水管工人。

(六)吸烟

吸烟者膀胱癌的发生概率比从来不吸烟的人高 4 倍,一般与吸烟的数量,吸烟的持续时间,吸烟的程度密切相关,男女性皆如此。以前吸烟而后来戒除的人,其膀胱癌的发生率也会比正在吸烟的人有所降低,但降至基线水平尚需 20 年时间,比吸烟在心血管疾病和肺癌致病性方面持续时间还要长。据估计,约 1/3 的膀胱癌病例与吸烟有关,一些问题可能使这一问题复杂化,如认为以前的吸烟者仍处于膀胱癌的风险中,绝大多数 60 岁以上(65%~70%的膀胱癌发生于此年龄)的美国男性有吸烟史。

尚未发现烟草中膀胱癌的化学致癌物、亚硝胺、2-萘胺、4-氨基联苯是否与致癌有关,吸烟者尿液中色氨酸代谢产物发现明显升高。

长期观察发现,对于同样接触环境致癌物的不同个体,其发生膀胱的危险程度迥异,因此,就促使人们去研究其原因所在,不但要获得翔实的致癌物质暴露的资料,也要寻找致癌物质的作用机制,研究致癌物质是如何到达膀胱,人体又是如何激活或者灭活它们。众多的研究集中在 4-氨基联苯,作为一种化学致癌物,其存在于多种工业产物和烟草中,通过乙酰化而失活,与 4-氨基联苯乙酰化代谢相似的一些物质,如磺胺二甲嘧啶、咖啡因等物质,可以通过测定其乙酰化来确定风险。Lower 及其同事(1999)发现乙酰化慢者更易发生膀胱癌,在工业暴露区的人群也有类似的发现,但在应用其他人群、底物及技术的其他研究中,并未证实上述结论。激活与灭活酶的分析十分复杂,事实上,这些酶在尿路上皮和肝脏中的情况完全不同。

N-乙酰转移酶是一种主要的乙酰化酶,具有多态性,在白种人中有 6 种基因型。在 6 个等位基因中,只有 1 个产生快速活性的酶,因此只有两个"快速"等位基因为纯合的个体,才是真正的快速乙酰化者。Risch 和他的同事(1995)通过应用白细胞基因分析技术发现,与非膀胱癌患者相比,不管是否具有致癌物接触史,膀胱癌患者的慢速乙酰化基因型占绝对多数。

近期 Taylor 和他的合作者发现,另一种多态性乙酰转移酶 NAT1 可以更好地预测膀胱癌的进展。对于超过 30 年吸烟史的个体,NAT1 纯合的个体发生膀胱癌的可能性是野生型 NAT1 个体的 8.5 倍。在 NAT1 纯合或杂合同时 NAT2 纯合的基因型患者中,这种趋势更加明显。Okkels 和他的同事研究也发现,NAT2 慢速乙酰化基因型在吸烟群体中与膀胱癌发生相关。有趣的是,NAT2 慢速乙酰化基因型在各种族男性吸烟者中的相对频率密切反映了白种人、黑种人及亚洲裔美国人发生膀胱癌的风险。

在另外一个研究中,Horn 和他的同事发现,细胞色素 P450 1A2 具有芳香胺类的脱甲基作用,因此可激活潜在的致癌物质。与 NAT2 相反,细胞色素 P450 1A2 是一种高度可诱导的酶,常见的化合物如咖啡因是其诱导剂。通过咖啡因呼吸试验来评价 CYP 1A2 的相对活性,其方法是摄入含有一定数量 ^{13}C 的咖啡因,然后通过呼出的含有 ^{13}C 的二氧化碳检测来证实。咖啡因呼吸试验研究结果表明,男性和经产女性呼出的含有 ^{13}C 的二氧化碳量明显高于非经产女性和长期服用避孕药的经产女性。研究者认为,男性细胞色素 P450 1A2 的高度可诱导性和高活性,使男性患膀胱癌的风险明显高于女性,应继续对膀胱癌患者人群进行研究来明确咖啡因呼吸试验能否对膀胱癌的预后提供一定的指导价值。在另一项研究中,Brockmoller 和他的同事研究发现,在德国的吸烟人群中,快速代谢型 CYP 1A2 等位基因,特别是联合慢速 NAT 表现型,提示易患膀胱癌。目前,科学家们尚未找到其他的细胞色素因子家族等位基因与膀胱的相关性。

另外的可能对膀胱癌致癌物质起灭活作用的酶家族是谷胱甘肽转移酶,特别是谷胱甘肽 S 转移酶 M1,由多态性基因 GSTM1 编码,50%的白种人存在该基因的表达。该基因缺失的吸烟者比该基因表达的吸烟者发生膀胱癌的危险性要高 1.8 倍,如果除去吸烟因素、不管该基因是否表达,其膀胱癌的发生危险性都无明显差别,因此,只有吸烟的诱导因素存在的条件下,该基因才能在膀胱癌的发生中发挥作用。谷胱甘肽转移酶家族其他成员的作用目前尚无定论。

芳香族类代谢物所产生的分子俘获通过特定的途径引起 DNA 的突变,所有的基因组均可能受到潜在的影响,所以,检测膀胱癌患者已知基因的突变方式可能可以解释肿瘤是自发形成的还是由化学致癌物诱导发生的。因为 p53 序列已被揭示,另外其与膀胱癌的关系比较密切,所以 p53 是目前研究的热点。研究的假设是,大部分常见的自发性基因突变是 CpG 的跃迁。假设 CpG 跃迁是自发性突变,并且如果发现目的基因中存在这种突变,那么就可以认为,基因突变是自发性诱导产生。另外,由于特异性的致癌物质引起特异性的突变事件,或称基因"足迹",因此发现其他类型的突变可能提示由特异性的致癌物引起。当对肿瘤的 p53 突变进行研究时,结肠癌和白血病患者发生 p53 基因自发性突变的概率相当高,但在小细胞肺癌中,存在很大一部分非自发性或者外源性诱导突变。使用此方法对膀胱患者进行研究发现,大约有 50%的突变存在外源性诱导因素。但是,比较吸烟者和非吸烟者膀胱癌患者,虽然吸烟者 p53 突变率明显高于不吸烟者,但其突变类型和位点无明显差异,研究结果提示,吸烟增加尿路上皮细胞的突变,但不影响突变的类型及位点突变。Hayes 和他的同事研究证实,工业致癌物和吸烟与膀胱癌的发生密切相关(年轻患者除外),但与膀胱癌发生类型无明显相关性。因此,假设低度恶性的浅表肿瘤和高度恶性的浸润肿瘤具有不同的基因改变途径,则已知的两个环境致癌物的暴露引起的基因改变的比例与非暴露人群相似。

一些研究表明,不管移行细胞癌属于哪种类型,基因 CpG 岛超甲基化,特别是在启动子区,偶尔在外显子区域,与尿路上皮的肿瘤发生密切相关,如 p16 和 9q32-q34 的缺失基因,其超甲基化在肿瘤中非常多见。这种情况偶尔可见于老年人的正常尿路上皮,与肿瘤浸润与分级之间的关系尚存争议。另外,衰老本身对基因突变也会产生一定的影响,因为与膀胱癌高度相关的基因,如 p53 基因和 Ha-ras 基因,在 19 个正常的个体中,有 7 个外周血白细胞中可检测到其突变。许多这种突变发生于 CpG 岛,提示可能有一些个体具有发生超甲基化(或其他突变)的趋势,致癌物质可能通过此背景发挥作用。在有无环境暴露因素的情况下,这些个体及其亲属是否更易患膀胱癌,其流行病学研究尚未进行。除了考虑上述因素外,从临床角度来看,吸烟不仅可以增加膀胱癌的发生风险,而且发生膀胱癌后戒烟失败可能预示后果不良,即使是被诊断为非浸润性的膀胱癌患者。

(七)咖啡与茶

尽管饮用咖啡和茶在一些研究中与膀胱癌的病因学有关,但如控制吸烟因素、咖啡饮用不增加膀胱癌致病风险。

(八)镇痛剂滥用

大剂量(10 年 5～15kg)服用含有非那西丁(其化学结构与苯胺类相似)的复合镇痛剂会增加肾盂及膀胱移行细胞癌的发生风险,发生膀胱癌的潜伏期长于肾盂癌,潜伏期可长至 25 年。其他镇痛剂与膀胱癌的关系存在争议。

(九)人造甜味剂

啮齿动物实验表明,大剂量人工甜味剂具有膀胱癌致病危险性,但这个研究尚有争议,其原因有:一方面,实验所用甜味剂剂量太大,另一方面就是致病性只表现在胚胎期和新出生期的动物,而且给予的甜味剂会影响到尿液的 pH,其结果可能会影响其对致癌物质的易感性。在对照的人流行病学研究中,没有找到其增加膀胱癌发生危险性的足够依据。

(十)慢性膀胱炎及其他感染

因留置导尿或结石刺激会导致膀胱的慢性炎症,长期的慢性膀胱炎是膀胱鳞状细胞癌发生的重要危险因素。因截瘫而长期留置导尿的患者发生膀胱癌的概率为 2%～10%,其中约80%为鳞状细胞癌。虽然长期留置导尿患者发生膀胱癌的风险比普通人要高,但目前不提倡定期膀胱镜检查或细胞学检查。同样,血吸虫病引起的膀胱炎症也与膀胱癌,特别是鳞状细胞癌密切相关。在埃及,男性人群中血吸虫病为高发,其中,鳞状细胞癌是最多见的膀胱恶性肿瘤,膀胱移行细胞癌也有上升的趋势。慢性膀胱炎所致膀胱癌与严重的长期的感染密切相关,其癌变机制目前尚不明确,但可能与膀胱内亚硝酸盐与亚硝基化合物形成有关。有趣的是,20%的鳞状细胞癌患者的 p16 基因通过启动子区域的 CpG 超甲基化而表达沉默,但在膀胱移行细胞癌这个比例很低。

关于人类乳头状瘤病毒感染与膀胱癌发生的关系,很多研究机构都做过探索,但结果相差较大,分别从 2%～35%不等。虽然 Griffiths 和 Mellon 研究认为,人类乳头瘤病毒在膀胱移行细胞发生癌变中所起作用与宿主的免疫功能相关,但为什么众多研究结论各异,目前尚不清楚,其他病毒在膀胱癌流行病学中的作用目前尚无重要发现。

(十一)盆腔放疗

对于患有子宫颈或卵巢肿瘤的女性,接受放疗的患者其发生膀胱癌的风险是只接受外科手术患者的2～4倍。如果再合并化疗,其膀胱癌的发生风险会更高,风险可持续 10 年或更长。这些肿瘤基本上都属于高级别肿瘤和局部进展性肿瘤。

(十二)环磷酰胺

使用环磷酰胺可以使患者膀胱癌的发生风险提高 9 倍,但是目前尚未被病例对照的流行病学分析所证实。因为使用环磷酰胺而发生的膀胱癌中,大部分在明确诊断时都已属于高分级或者已伴有肌层浸润,而且其发病年龄较散发的移行细胞癌患者提早,两性之间无明显差异。环磷酰胺经尿排泄的代谢产物丙烯醛,被认为与出血性膀胱炎和膀胱癌的发生有关。但出血性膀胱炎与膀胱癌的发生无关。环磷酰胺诱发膀胱癌的潜伏期比较短,为 6～13 年,研究表明,尿路保护剂美司钠可能会减少膀胱癌的发生风险。部分学者认为,对于明确诊断的患者,即使肿瘤为非浸润性,也考虑行积极治疗,比如膀胱切除,因为其进展是相当迅速。

(十三)色氨酸代谢产物

有报道称,膀胱癌患者尿液中色氨酸代谢产物水平升高,高代谢产物与肿瘤的复发有相关性。部分患者通过给予维生素 B_6 可以降低色氨酸代谢产物水平。一项临床对照试验提示,维生素 B_6 可以显著降低浅表性膀胱癌复发率,但在这项试验中未检测色氨酸代谢产物水平。与之相反,一些研究提示内源性色氨酸代谢产物与膀胱癌的发生无明显关系。因此,关于内源性色氨酸代谢产物在膀胱癌发生中的作用仍存在争议。

(十四)其他危险因素

黑脚病是我国台湾南部的一种地方病,与血管、心脏及恶性肿瘤密切相关,其中包括膀胱移行细胞癌。其机制主要是当地的水中含有大量的砷所致,另外,在世界其他具有相同水质的地方也有类似的膀胱癌发生。在一项对照性的研究中,Liou 及其同事(1999)发现,在观察的 4 年间,最终发生膀胱癌的患者外周血细胞特异性的细胞基因异常如染色体断裂、间隙、交换及其他异常明显高于未发生膀胱癌的个体。

不管这些患者肿瘤发生的机制为何,随着采取有效的公共卫生措施,主要是避免饮用污染的水,其发病率逐渐降低。

Aristolochia fangchi 作为一种女性常用的减肥中药进口至比利时,由于 A. fangchi 的污染被认为可引起间质性肾病。随后,有报道称中药性肾病患者发生移行细胞癌的风险明显增高,移行细胞癌主要位于上尿路,也可见于膀胱。一个小宗的病例对照的研究显示,中药性肾病患者还有其他特异性的尿路上皮肿瘤危险因素,如吸烟、摄入非那西丁或其他镇痛剂,无法预测其发生移行细胞癌的风险。其主要机制可能是上尿路及膀胱尿路上皮发生的与 aristolochic acid 有关的 DNA 俘获。在欧洲及加拿大,此药已受到禁用,但在美国还可得到。

其他的危险因素包括接受肾脏移植者及长期慢性低流质摄入者。接受肾脏移植者易患多种肿瘤,可能是由于长期的免疫抑制。同样,如某些化合物可诱发突变事件,长期暴露于高浓度发生突变/癌变的可能性要明显高于暴露于低浓度。

(十五)遗传

多数的膀胱癌无遗传的流行病学证据。关于此最有说服力的研究来自 Klemeney 及其同事的工作(1997),他们研究了 1983～1992 年间冰岛 190 例膀胱移行细胞癌患者的 12000 多名亲属的资料,发现亲属中发生膀胱移行细胞癌的风险轻度升高,第二代、第三代的发生比例高于第一代,此结果明显否定了直接的遗传机制在膀胱癌发生中的作用。

有家族性膀胱癌的报道。但是,多数作者未报道受累家族的亲属是否是吸烟者(或暴露于其他的公认的致癌物),这很重要,因为 Kantor 及其同事(1985)报道,家族风险的增高主要见于吸烟的亲属。需发现家族易感性与可能的致癌物的暴露及前面讨论的一些基因型/表型分析的相关性,来发现高危的个体进行干预,如避免接触致癌物、预防及早期诊断。

二、病理

(一)正常尿路上皮

正常膀胱的尿路上皮为 3～7 层,其下为基底层,有一层或多层的间质细胞。最表层由大的扁平伞状细胞构成。尿路上皮位于基底膜之上,基底膜有肌黏膜,包含散在的平滑肌纤维。

(二)上皮增生及化生

上皮增生是指细胞层数目的增加,而无细胞核或结构的异常。

尿路上皮的化生是指膀胱的衬层,常是局部区域,出现非移行上皮改变,常是上皮样(鳞状化生)或腺样(腺性化生)改变。鳞状化生不伴有细胞不典型增生或明显的角化是一种良性改变。

Von Brunn 巢是位于基底膜的良性的岛状的尿路上皮。囊性膀胱炎是 Von Brunn 巢的巢中心尿路上皮发生嗜酸性细胞液化。腺性膀胱炎与囊性膀胱炎类似,区别在于移行细胞的腺样化生,腺性膀胱炎可能是腺癌的前体。

(三)尿路上皮发育异常

1.癌前增生性异常

不典型增生与上皮增生类似,区别在于出现细胞核的异常及部分伞状细胞层的紊乱。世界卫生组织(WHO)及国际泌尿病理协会(ISUP)对尿路上皮肿瘤包括扁平的上皮内病变进行了统一的分类。过度活跃的不典型增生及意义不明的不典型增生,这两种病变的恶性潜能很小,Cheng 及其同事的研究证实了上述观点,他们对 60 例患者进行了一个中位 3.5 年的随访,无一例患者进展为分化不良、原位癌或尿路上皮癌。

2.分化不良

是指上皮的改变介于正常尿路上皮及原位癌(严重的分化不良)之间。分化不良的细胞核大、圆、有切迹、偏于基底部,失去正常上皮细胞的极性。分化不良的上皮细胞细胞层数并不增加,也无有丝分裂相。Cheng 及其同事报道,26 例中度分化不良患者中的 4 例(15%)发展为高分级的尿路上皮癌(中位随访 3.5 年),3 例出现肌层浸润。

3.内翻型乳头状瘤

是良性肿瘤,常伴有膀胱慢性炎症以及膀胱出口梗阻。内翻型乳头状瘤的乳头状突起向膀胱基质生长,而不是向膀胱腔内生长,其表面多覆盖一薄层正常尿路上皮。在内翻型乳头状瘤中可包含囊性膀胱炎或鳞状上皮化生区域。内翻型乳头状瘤恶变罕见,但是有许多学者认为内翻型乳头状瘤和膀胱移行上皮癌共存情况多见。由于内翻型乳头状瘤表面覆盖尿路上皮,镜下一般多见局部隆起,不见乳头状或菜花状肿瘤生长。

4.肾性腺瘤

膀胱肾性腺瘤极为少见,组织学上与原始的肾集合小管相似。多见于外伤、感染、放射治疗后尿路上皮的化生反应,常伴有尿频、排尿困难。水肿及炎性细胞浸润常见,核异型和细胞有丝分裂少见。恶性的肾性腺瘤为肾性腺癌。

5.膀胱黏膜白斑

病理特点是鳞状上皮化生,伴有明显的细胞角化,细胞形成钉突向下生长(棘皮症),细胞不典型增生以及细胞分化不良。一般认为膀胱黏膜白斑是膀胱细胞上皮对外界不良因素刺激后的反应,是膀胱鳞癌的癌前期病变,大约20%的患者黏膜白斑会演变为鳞癌。

6.膀胱假性肉瘤

膀胱术后梭形细胞瘤非常少见,其表现类似膀胱肉瘤。多见于膀胱手术或者膀胱感染数月后引起的梭形细胞反应性增生。这种病变曾被误认为恶性肿瘤,而行根治性膀胱切除术。这种病变常被误诊为膀胱平滑肌肉瘤。

三、尿路上皮癌

(一)原位癌

膀胱原位癌一般多表现膀胱黏膜红斑局部苔藓样变,膀胱镜下一般很难诊断。在组织学上,可见局限于尿路上皮内的分化很差的移行上皮癌细胞。膀胱原位癌可无症状,或产生严重的尿频、尿急以及排尿困难。80%～90%原位癌患者尿细胞学检查为阳性。

超过25%的较高分级的表浅肿瘤患者伴有原位癌,40%～83%的原位癌发展为肌肉浸润性肿瘤。高分级肌肉浸润性肿瘤中20%～75%伴有原位癌患者如果出现明显的排尿不适症状,一般很快发展为肌浸润性肿瘤。因为广泛原位癌而接受膀胱切除的患者,20%镜下见肿瘤侵及肌层。

大量研究认为原位癌会进展为肌浸润性肿瘤。细胞遗传学(17p 染色体丢失)、分子遗传学研究以及免疫组化研究均认为,大部分膀胱原位癌以及侵袭性膀胱癌存在 p53 基因丢失或突变及蛋白产物的改变,这不仅支持原位癌是侵袭性膀胱癌的前期表现这一观点,而且在很大程度上排除了原位癌是膀胱低分级乳头状肿瘤的早期变化的可能性,因为乳头状肿瘤中罕见 p53 基因突变。

(二)膀胱移行细胞癌

1.肿瘤的构成

膀胱肿瘤中大约90%为膀胱移行细胞癌。在 WHO 和 ISUP 的讨论会上,与会专家建议命名为尿路上皮癌。但这个术语容易被非病理学家所混淆,因为其他组织类型的肿瘤,如鳞癌和腺癌也发生于尿路上皮。除名称之外,尿路上皮(移行细胞)癌与正常尿路上皮的区别在于:

肿瘤可见上皮细胞层数增加,黏膜形成乳头,细胞极性丧失,从基底部到表层细胞成熟异常,细胞核质比例增大,核仁明显增大,染色体凝集以及细胞有丝分裂数目增加。

尿路上皮肿瘤的生长方式多样,包括乳头状生长、有蒂生长、浸润性生长、结节状生长、混合性生长以及扁平上皮内生长(原位癌),肿瘤侵犯到肌膜平滑肌细胞可被误认为侵犯到膀胱的逼尿肌,这是膀胱镜下活检和经尿道切除标本经常遇到的一个特殊问题。

尿路上皮具有化生的潜能,因此,尿路上皮癌可能包含梭形细胞、鳞状细胞或腺癌的成分。这些成分可见于1/3肌层侵犯的膀胱肿瘤,并且在一个肿瘤中可同时几种存在。膀胱肿瘤乳头状的占70%、结节状的占10%、混合性的占20%。

2.肿瘤分级

膀胱肿瘤目前尚无统一的分级系统,常用的分级系统是根据肿瘤细胞的分化程度来决定的。在研讨会上,WHO和ISUP确定将它们大多数分类为尿路上皮乳头状肿瘤。

肿瘤的分期和分级之间存在很大的相关性,大多数分化良好或中分化的肿瘤是表浅性肿瘤,而差分化的为肌层浸润肿瘤。肿瘤的分级和预后也存在相关性,但是肿瘤的分期和预后更具相关性。有作者认为,现在的分子学和遗传学资料表明,低分期肿瘤(所有的分化良好和大多中分化肿瘤)和高分期(低分化)肿瘤起源不同,前者可能在染色体9q上一个或者多个抑癌基因丢失,而后者在早期有p53、pRb和p16异常。

乳头状瘤(0级)是正常膀胱黏膜覆盖的细的纤维血管乳头状病灶,在组织学上不超过7层上皮细胞,也没有不正常的细胞存在,这样的肿瘤还是相对少见的,和移行细胞癌不同的是,电切后该肿瘤很少复发。因此,如果该肿瘤单独存在,一般认为是良性病变。然而,必须强调更高分级的膀胱肿瘤中在组织学上也常存在乳头状病变,因此其是否为良性仍不肯定。目前,尚无该病变分子分析的报道。

分化良好的肿瘤(1级)有一个细的纤维血管蒂和大于7层的尿路上皮覆盖,细胞只有轻度的退变和多型现象,基底到表面细胞的成熟异常轻微,很少的核分裂象。如果局限于黏膜,WHO和ISUP将其命名为低度恶性潜能(LMP)的乳头状尿路上皮肿瘤。然而,即使是孤立存在,它们也有复发的可能,复发后分期和分级会更高。因为该病灶常与高分级的肿瘤并存,而且它们同2级膀胱肿瘤具有相似的分子及预后特性,将其重新命名,暗示其为良性病变,使患者、护理医师、保健组织甚至泌尿外科医师产生是否需要随访治疗的错觉,因此存在很大的争议。也许从公共卫生角度来看,更大的问题是大的统计数据库如统计学数据、流行病学及最终结果登记的数据中,可能将该病变从膀胱肿瘤中剔除,从而导致将膀胱肿瘤的发病率人工减少了25%～33%,如考虑这些肿瘤与高分级肿瘤有着相同的临床、流行病学及分子特点,这种错误将是灾难性的。

中分化(2级)肿瘤,有宽大的纤维血管蒂,基底到表面细胞的成熟异常明显,细胞失去极性、高核质比、核异常多见和大的核仁、有丝分裂象多见。在新的WHO和ISUP分类中,被命名为低分级尿路上皮癌。

差分化(3级)肿瘤,也就是新的WHO和ISUP分类中的高分级尿路上皮癌,从基底膜到表面的细胞不分化,有明显的核多型性,高核质比、有丝分裂象多见。

3.化生的成分

不同组织类型的肿瘤在同一膀胱中共存并不少见,但是,所有的上皮性肿瘤都被认为来自于移行上皮共同的祖先。尿路上皮肿瘤中出现的这些组织化生的成分(如鳞癌和腺癌)并不改变尿路上皮分类的基本原则。

(三)鳞状细胞癌

1.病因

在世界不同的地方,鳞癌的发病率差异很大。在英国只占膀胱癌的 1%、美国为 3%~7%、而埃及要占到 75%。在埃及,80% 的鳞癌发生和血吸虫慢性感染有关,这些患者的发病年龄要较尿路移行上皮癌患者年轻 10~20 岁。血吸虫性肿瘤往往是外生、结节状,一般相对分化较好,淋巴结和远处转移也较少。远处转移少见是由于慢性血吸虫感染导致的血管和淋巴管纤维化,还是由于肿瘤本身病理分级较低,目前仍不清楚。

非血吸虫性鳞癌大多与长期尿路结石、留置导尿、尿路感染和膀胱憩室有关。80% 的截瘫患者,留置导尿可以有膀胱上皮细胞的鳞化,5% 可发展为鳞癌。吸烟也是鳞癌发生的诱发因素。鳞癌男性发生率较女性略高[(1.3~1.7):1]。大多患者诊断时已是晚期,总体预后较差。

2.组织学

鳞癌具有特有的角化岛存在,其中包括细胞的反常聚集物称为鳞状细胞珠,可以显示出不同的细胞分化程度,在这些肿瘤的诊断中,细胞学意义并不大。在一个小样本的研究中发现,所有鳞癌患者的尿双氯乙基硫醚排泄物(由该肿瘤产生)均可检出,然而该蛋白也可由鳞状化生的细胞产生,所以该试验不可能具有足够的特异性去诊断或筛选鳞癌,或者是作为未行膀胱切除患者的监测指标。

组织分化并不像尿路上皮癌那样和预后关系很大,但是分级和淋巴结状况依然能预示转移的可能性,特别是血吸虫性鳞癌,最常见的远处转移为骨转移。与侵袭性尿路上皮癌一样,鳞状细胞癌可见 p16 及 p53 异常,而两种肿瘤中基因沉默的机制并不相同。几个研究显示,按照分级不同,鳞癌和尿路上皮癌的预后有可比性。

(四)腺癌

腺癌只占原发膀胱肿瘤不到 2%,可分为 3 类:①膀胱原发肿瘤;②脐尿管的肿瘤;③转移性肿瘤。腺癌也可以存在于尿流改道的肠道通道、扩大的膀胱、储尿袋和输尿管乙状结肠吻合中。将在本书其他部分讨论。

1.原发膀胱腺癌

腺癌常发生在膀胱的底部或顶部,也可以发生在其他部位,常见于膀胱外翻患者,可能与慢性炎症和刺激有关。

所有组织类型的肠道腺癌都可以发生在膀胱,但大多还是黏液性的。印戒细胞癌特异性地使膀胱纤维变性,如皮革样胃。大多腺癌分化较差具有侵袭性,相比原位癌,腺性膀胱炎和腺癌更有相关性。

腺癌总体预后较差,与它在诊断时分期较高有关,与膀胱上皮癌一样,其预后与分期相关。

2.脐尿管癌

是极罕见的肿瘤,位于膀胱壁外,一般都是腺癌,也可为原发的移行细胞或者鳞状细胞,甚至是极其罕见的肉瘤。在膀胱和肿瘤之间,脐尿管癌有明显的界线,肿瘤位于膀胱壁正常尿路上皮细胞之下。可表现为脐部血性或黏液性分泌物或脐部囊肿,囊肿往往可触及。很多脐尿管肿瘤在放射片上可见斑点状钙化影。肿瘤侵犯膀胱腔内,可使尿液出现黏液。

脐尿管癌的预后比原发膀胱腺癌的患者更差。在组织学上,其浸润的深度和范围超过我们的想象,因此膀胱部分切除的效果很差。脐尿管癌可转移到髂血管和腹股沟淋巴结,还有网膜、肝、肺和骨。

3.转移性腺癌

膀胱腺癌的一个最常见的类型是转移性腺癌,这些肿瘤的原发部位包括直肠、胃、子宫内膜、乳腺、前列腺和卵巢。

四、尿路上皮癌的起源和转移方式

(一)多源性

传统上,人们认为移行上皮癌是一个不同部位发病的疾病,肿瘤可以在不同时间发生在尿路上皮的不同部位。提示膀胱肿瘤的多克隆起源,特别是肿瘤可以在原发肿瘤多年之后复发。复发代表了原始肿瘤的克隆性种植,这一假说对解释肿瘤的后期复发现象比其他的学说更具有优势,特别是对于一些生长迅速的低分级乳头状瘤及在尸检中不会偶然发现肿瘤(前已讨论)。同样,免疫组织化学及细胞化学的研究证实,远离肿瘤的看起来正常的尿路上皮细胞(组织学及膀胱镜下)和肿瘤细胞一样存在一些"肿瘤标志物"的改变,包括 G-actin、EGF 受体以及其他的肿瘤相关抗原。

另外,应用杂合性缺失和基因序列分析的分子研究显示,至少在有些时候,在同时多发的,或先后发生的上尿路、膀胱或尿路外肿瘤中,显示了克隆性在肿瘤病因中的作用。然而,这些分子指纹法的研究对象主要是原发高级别的移行上皮癌,大多有 p53 基因突变。事实上相似的指纹法分析很少应用到更加常见类型的膀胱肿瘤。而且,即使在这些挑选的试验组中,单克隆起源和多克隆起源均有报道。使用高度特异的微卫星分析和甲基化分析也无法澄清这一问题。当然,在某些病例中,多个肿瘤来源于单个细胞克隆,扩散至尿路的其他部位。然而膀胱癌后天和遗传的改变特征,可以发生在远离肿瘤部位的整个尿路上皮。这些发现与肿瘤的种植和迁移机制不符,根据该机制,肿瘤邻近组织的改变应该更加明显。事实上,部分 T_1 期肿瘤的不完全性切除,造成治疗的不彻底,导致了肿瘤的同源细胞复发,而不是自发的或医源性的经上皮播散,使这一问题更加模糊不清。

(二)转移方式

1.直接侵犯

在肿瘤的浸润过程中,恶性移行上皮细胞从基底膜下方侵犯到固有膜下纤维结缔组织,然后至肌层和膀胱周围脂肪,包含了多种生物学进程,包括刺激新生血管形成、蛋白水解作用、细胞迁移增加、细胞增殖和局部免疫逃逸机制。另外,细胞黏附分子和其他细胞外基质成分使尿路上皮细胞相互连接以及和基底膜相互连接,这种连接的改变可发生细胞外形的改变和细胞的局部迁移。

膀胱肿瘤患者的尿液中可见血管形成因子分泌,这些物质包括自分泌迁移因子、酸性及碱性成纤维细胞生长因子(FGFs)、血管内皮生长因子(VEGF)。有证据表明,FGFs 由膀胱上皮组织产生,但其浓度低于膀胱上皮基底膜浓度,可能是由于碱性的 FGF 由膀胱基底膜及逼尿肌分解而产生,然后扩散至肿瘤的微环境,和邻近的血管内皮细胞结合。自分泌迁移因子的来源尚不确定。内皮细胞和恶性移行上皮细胞都有这些物质的膜结合受体,表明它们不仅参与了新生血管的生成,而且还通过旁分泌机制诱导恶性尿路上皮的迁移。恶性上皮细胞中VEGFmRNA 的表达高于正常尿路上皮细胞,VEGF 蛋白水平随肿瘤分期的增高而增高,但无相应的 mRNA 水平的增高,提示这种细胞因子的转录后调控在膀胱癌进展中发挥作用。

恶性移行上皮细胞株能产生蛋白降解酶,主要为IV型胶原酶,这种酶能够分解基底膜和固有层的结缔组织。在人类移行细胞癌组织标本中,IV型胶原酶的表达与肿瘤的侵袭性相关,因此,该实验模型具有一定的临床意义。

大多数IV型胶原酶是 MMPs,这是一个与锌和钙螯合的蛋白酶家族,可以为金属蛋白酶抑制物(TIMP)所抑制,通常以酶原形式分泌,需要其他蛋白酶进行激活,其底物及序列特异性具有部分的重叠。这些物质在组织、血清或尿液中的含量与肿瘤的临床生物学行为相关。例如,Gohji 及其同事在 1996 年发现,如果侵袭性移行上皮细胞癌患者行根治性手术后,血清中 MMP-2/TIMP-2 的比例升高,提示患者无瘤生存率很低。另外,Ozdimir 及其同事在 1999年也发现,膀胱癌组织和尿液中 MMP-9 高表达,其升高水平与肿瘤分期和分级相关。值得注意的是,至少在实验中发现,尿路上皮癌中 MMP-9 受白细胞介素-8 的调节,而白介素-8 由炎症细胞和肿瘤细胞产生,并受表皮生长因子受体信号调控,最终 MMP-9 又能上调 VEGF水平。

大多数细胞内黏附分子,如 E-cadherin 和整合素家族中的跨膜蛋白,对肿瘤侵袭有重要的屏障作用,但在浸润性肿瘤细胞中这些物质的表达丧失。这些黏附分子不仅使上皮细胞之间及上皮细胞与基底膜之间相互连接,而且调节细胞膜结合生长细胞受体的功能和表达,调节细胞间信号传递。在浸润性肿瘤组织中 E-cadherin 蛋白表达下调,与膀胱癌患者的生存率下降相关。另外,上皮内播散与迁移是原位癌发展为结节性肿瘤的先决条件,其整合素 β_4 表达下调。这一结果与体外实验结果一致。在体外实验中,用整合素中 α_6-β_1 复合物替代 α_6-β_4 复合物造成整合素 β_4 下调,这样上皮细胞获得了上皮内播散的能力,而这种能力可以因转染整合素 β_4 cDNA 使整合素 β_4 高表达而丧失。

其他有助于尿路上皮肿瘤细胞转移的分子有尿激酶、组织纤维蛋白溶酶原活化因子(u-PA),血清蛋白酶可使纤溶酶原转化为纤溶酶,也可被组织纤维蛋白溶酶原激活因子抑制因子1、2 所抑制。纤溶酶可降解层连蛋白-基底膜的主要复合物,组织溶酶原活化因子可直接降解细胞外基质中的纤维连接蛋白,并激活胶原蛋白Ⅳ。通过尿激酶受体将组织纤溶酶原活化因子与肿瘤细胞表面相连,可以增加纤溶酶的产生。无论是细胞培养还是体内,人类膀胱癌细胞可产生 u-PA 及 u-PA 受体,它们的表达反映尿路上皮肿瘤的分期和分级。另外,u-PA 的表达是膀胱癌复发和进展的独立的预测因子。

如前所述,生长因子受体的异常表达或功能异常能够增强肿瘤细胞的增殖能力,从而导致肿瘤的浸润转移。在正常情况下,表皮生长因子受体主要局限于上皮细胞基底层。然而,无论是移行上皮肿瘤还是鳞状上皮肿瘤,表皮生长因子受体不仅在基底层细胞表达,而且在所有细胞包括管腔表面的细胞表达。表皮生长因子受体的这种异常分布在靠近或远离肿瘤的分化不良或看似正常的细胞中也可见到,甚至侵入膀胱壁深层的肿瘤细胞仍然表达表皮生长因子受体。Messing 和 Neal 与他们各自的同事分别独立发现,表皮生长因子受体的表达水平与肿瘤的浸润能力直接相关。Neal 及其同事经过广泛随访,发现膀胱肿瘤中表皮生长因子受体异常高表达是预后较差的一个独立预测因子。

另外,通过表皮生长因子受体起作用的其他一些配体,如转化生长因子 α(TGF-α)及肝素结合表皮生长因子样生长因子(HB-EGF),也在膀胱肿瘤进展、增殖及其他过程中有重要作用。事实上,表皮生长因子受体的配体不仅诱导有丝分裂,而且促进细胞的迁移。刺激恶性上皮细胞或正常内皮细胞表面的表皮生长因子受体,可以促进血管形成、恶性细胞的迁移及增殖,这些为肿瘤浸润转移的重要步骤。

2.组织病理学与临床表现的关系

膀胱肿瘤的局部浸润有三种机制。最常见的一种是整块扩散,大约 60% 的肿瘤发生这种浸润,这种浸润的特点是浸润的肿瘤细胞位于肿瘤本身的前面。大约 25% 的膀胱肿瘤发生蔓样浸润。在正常黏膜底部向四周蔓延,约占肿瘤的 10%。进入固有层的恶性肿瘤细胞及更为常见的侵犯固有肌层的肿瘤细胞到达血管及淋巴系统,并由此转移至区域淋巴结或发生远处转移。Jewett 及 Strong 在 1946 年发现,肌层浸润与远处转移密切相关,而且是肿瘤分级、预后及处理的标志。

超过 40% 的因肌层浸润性膀胱肿瘤行根治性膀胱切除术的男性患者发现前列腺受到侵犯。这些患者中,大多数出现前列腺部尿道转移,但 6% 的患者出现间质侵犯而前列腺部尿道正常。总体来看,大约 40% 的前列腺转移累及前列腺间质。在这些患者中,发生远处转移的比例很高,接近 80%,尽管看起来似乎将肿瘤组织完全切除(如膀胱、前列腺、尿道全切除)。膀胱憩室内肿瘤是一种特殊类型,因为膀胱憩室部位没有膀胱肌层,肿瘤可以直接从上皮侵犯膀胱周围组织。因此,对于位于膀胱其他部位、从组织学特点来看可以行内镜下治疗的肿瘤,如果位于膀胱憩室内,则应考虑广泛切除或全膀胱切除术。

3.转移播散

大约 5% 的分化良好或中等分化的浅表性乳头状肿瘤和大约 20% 的高分级浅表性肿瘤(包括原位癌)最终发生血管或淋巴转移。这个数据并不能提示临床表现为浅表性的肿瘤时有多少患者实际已经发生了转移,或提示所有发生转移的患者在转移被发现之前或当时是否已发生了侵袭至肌层的复发。事实上,一些浅表性膀胱癌已经发生潜在转移,这些患者绝大多数分期偏低,而实际上已经是肌层浸润性肿瘤。

4.淋巴转移

在部分患者中,淋巴转移发生较早,与血行转移无关。这也是发生局部淋巴结转移的患者行根治性膀胱切除及盆腔淋巴结清扫术能够治愈的根据。肿瘤的局部浸润程度与结节性转移一样,直接影响术后的生存率。膀胱癌最常见的转移部位是盆腔淋巴结。在这些患者中,膀胱周围淋巴结转移占 16%,闭孔淋巴结转移占 74%,髂外淋巴结转移占 65%,骶前淋巴结转移约占 25%。髂总淋巴结转移大约 20%,但大都已经发生上述淋巴结转移。尸体解剖发现,25%～33%死于膀胱癌的患者没有发生盆腔淋巴结转移。

5.血行转移

血行转移的常见部位是肝,约为 38%;肺转移占 36%;骨转移 27%;肾上腺 21%;肠道转移 13%。其他器官均可能受累。血吸虫性膀胱癌骨转移更为常见。尽管尿路上皮癌治疗方法不断发展,但伴有远处转移的尿路上皮癌患者的 5 年生存率很低。

6.种植转移

膀胱癌也可通过种植转移到腹部切口、受损的尿路上皮、前列腺腺窝及创伤的尿道。种植转移最常发生于高分级肿瘤。肿瘤种植转移至前列腺腺窝较少见,主要是高分期及多发性肿瘤。同样,膀胱肿瘤电切过程中不慎造成的膀胱穿孔也可造成肿瘤种植或转移,但较少见。为了避免医源性种植转移,切除后立即行膀胱内灌注化疗逐渐成为一种有用的方法,同时试验性抗黏附剂也在逐步发展,对膀胱肿瘤电切术中同时进行随机活组织检查的获益与风险进行了争论。

五、诊断

(一)体征和症状

膀胱癌最常见的主诉是无痛性血尿,大约 85%的患者会出现。事实上,如果行尿常规检查,几乎所有经膀胱镜发现膀胱癌的患者,至少出现镜下血尿。然而,由于血尿通常为间断性出现,一两次尿液检查阴性并不能排除膀胱肿瘤的存在。因此,如果处于膀胱癌发生年龄范围中的患者出现无法解释的血尿(无论是镜下血尿还是肉眼血尿),即使第二次复查完全正常,仍有必要进行膀胱镜检查。膀胱刺激征及尿频、尿急和排尿困难是第二常见主诉,通常与弥漫性原位癌或浸润性膀胱癌相关。然而,这些症状几乎都伴有血尿,至少是镜下血尿。膀胱癌的其他体征与症状包括输尿管梗阻造成的腰痛、下肢水肿及盆腔肿块。体重下降、腹痛或骨痛等晚期症状较为少见。

(二)传统的脱落细胞学检查

在尿沉渣或膀胱冲洗液中可以在显微镜下发现恶性尿路上皮细胞。肿瘤细胞的典型表现是细胞核大而不规则,染色体粗大。但是这种方法也有其局限性,因为分化较好的肿瘤细胞在细胞外观上与正常细胞相同,黏附能力更强,不易脱落入尿液中。因此,脱落细胞学检查对于高分级肿瘤或原位癌有较高的敏感性。但是,即使在高分级肿瘤中,尿液脱落细胞学检查也有

20％的假阴性。

脱落细胞学检查的假阳性率为1％～12％,通常与上皮细胞异型、炎症或放化疗所致改变有关。这些改变经常在治疗后数月出现,并在停止治疗后持续超过1年。尽管存在这些问题,脱落细胞学检查的特异性和阳性率还是很高的,如果只将明确的恶性肿瘤或高度怀疑的样本诊断为阳性,细胞学检查不是一个经济/效果比良好的监测膀胱肿瘤的指标,主要对高风险人群进行评估。后面还会提到,由于膀胱冲洗取得的膀胱上皮细胞远多于尿液,因此膀胱冲洗液脱落细胞学检查在膀胱癌诊断中更有价值。Badalament等认为,一次冲洗标本与三次尿标本的脱落细胞检查效果相同。

（三）流式细胞仪

流式细胞仪检查用以检查经DNA荧光染色的细胞核中DNA成分。因此,可以定量检测肿瘤中非整倍体细胞的数目及增殖活性(S期细胞的百分比)。DNA二倍体的肿瘤倾向于低分级和低分期肿瘤,患者预后较好。DNA三倍体或四倍体预示肿瘤病理学特征分化不良,预后较差。三倍体肿瘤预后比三至四倍体肿瘤好,但比二倍体肿瘤预后差。炎症细胞可以形成二倍体或高倍体细胞碎片,干扰流式细胞学检查。细胞增殖活性(表现为S期细胞百分比)与肿瘤预后之间存在相关性。然而,由于S期在整个细胞周期中仅占很小的比例,即使浸润性膀胱肿瘤也很难发现足够的S期细胞,因此很容易被忽略。细胞具有多种倍体形式的肿瘤有更高的进展率。

流式细胞仪可以同时检测多个参数。例如,进行DNA与细胞角蛋白(上皮细胞的标志物)染色。流式细胞仪可以仅对细胞角蛋白染色阳性的细胞进行DNA检测。这种多参数检测方法可以提高流式细胞仪检查的准确性,因为这种方法可以测定标本中的哪些细胞处于增殖期,因此可以避免将非肿瘤细胞如白细胞误认为肿瘤细胞。研究表明,利用这种方法比单独应用DNA测定或抗原表达测定更有预后价值。类似的多参数方法也可以应用到细胞学检查中去。

总体而言,流式细胞仪检查不比传统的细胞学检查更有临床意义,尽管一些研究认为流式细胞仪检查更为准确。低分级浅表性肿瘤通常是二倍体,但经常出现假阴性结果。非整倍体是高分级肿瘤的一种常见特征,因而流式细胞仪对于原位癌或高分级肿瘤准确性特别高,80％～90％的肿瘤都能正确辨别出来,但流式细胞仪检查在膀胱肿瘤患者的处理中并不能替代传统的细胞学检查。

（四）图像分析

定量荧光图像分析是一种自动对载玻片上的细胞涂片进行细胞学分析并对每一个细胞进行DNA定量测定的细胞学分析技术。它结合了定量的生物化学分析及单个细胞的观察评价(流式细胞仪只能对细胞群进行分析)。

这种技术利用计算机控制的荧光显微镜对载玻片上的每一个细胞的细胞核进行自动扫描并成像。计算机计数荧光的发射数目,这些发射的荧光直接反映细胞核酸的含量,并能区别每一个DNA含量异常的细胞。因此,一个细胞技术员能够通过对细胞学形态的自动分析将重点集中至异常细胞的辨别上。由于每一个细胞都能通过图像分析进行检查,因此这种方法与需要大量细胞标本进行分析的流式细胞学方法相比,更易于对尿液标本进行检测分析。

与流式细胞仪检查一样,也可以对图像进行多参数分析。应用针对各种肿瘤标志物标记的单克隆抗体联合荧光标记的 DNA,能够提高膀胱肿瘤诊断和检测对治疗的反应性图像分析的特异性。这种技术对检测低分级膀胱肿瘤与标准细胞学检查或流式细胞仪检查相比敏感性更高,而特异性并没有降低。另外,通过应用荧光标记的针对特定的染色体 DNA 探针联合原位杂交技术进行图像分析,能够有效地发现肿瘤细胞 7 号染色体着丝粒区域为三倍体,9 号染色体部分或全部缺失,或者出现 17p 缺失。

(五)标本收集

用生理盐水冲洗膀胱取得的标本进行膀胱肿瘤检测比尿液标本更为准确,因为冲洗的机械作用可以使更多的肿瘤细胞脱落,而且盐溶液可以更好地保护细胞不被破坏以备检测。由于对比剂、放疗及膀胱内灌注化疗都能改变细胞的渗透性,从而导致难以区分的异型性。或许对尿液进行的细胞学、流式细胞仪或图像分析的最大优势是对全部尿路进行检测而非仅是膀胱,这些部位都可能有移行上皮细胞脱落。另外,诊断为低分级浅表性乳头状肿瘤的患者,当脱落细胞学、流式细胞仪检查或图像分析(尿液或冲洗标本)发现高分级肿瘤细胞时,提示可能在尿路其他部位存在膀胱镜无法看到的原位癌。

六、早期检测

所有的上皮性膀胱肿瘤均发生于尿路上皮表面,而且实际上所有死于膀胱肿瘤的患者都存在远处转移。然而,几乎所有发生远处转移的患者都伴有或先已产生肌层浸润。因为84%～92%的肌层浸润性膀胱肿瘤患者在初次诊断时就已存在肌层浸润,对于浅表性膀胱癌患者的治疗方法尽管对患者非常重要,但本身并不能显著降低膀胱肿瘤的死亡率,除非联合应用能够早期检测肿瘤的方法。相反,如果膀胱肿瘤在局限于黏膜或固有层时就能检测出来,患者就有可能采用相对保守、成功率较高的方法进行治疗(如内镜下切除加联合或不联合膀胱内灌注化疗)。而且,即使是对保守治疗效果不佳的高分级浅表性膀胱癌患者,经过严格选择,绝大多数也可以通过局部治疗的方式得以治愈,提示在这些患者中极少有远处转移。更进一步,早期诊断不会对那些在将来生命中的某个时间将肯定出现症状而被诊断和治疗的膀胱肿瘤患者造成伤害。如果不是这样的话,将来在尸体解剖会发现更多的肿瘤。

膀胱肿瘤的死亡率在性别上的差异可以作为早期检测的另一个争论的问题。女性比男性得出膀胱肿瘤的诊断更晚,肿瘤分期更高。这也可部分解释女性死亡率高于男性的原因。

(一)膀胱肿瘤筛查:偏差与缺陷

然而,只有当与没有筛查的人群相比,筛查能够确实降低其死亡率或发病时,膀胱肿瘤的早期检测才有价值。事实上,筛查有效性的显示需要对膀胱肿瘤的生存率进行前瞻性的比较研究,志愿者被随机分为标准护理组或早期检测干预组。通过这种对比研究,才能排除筛查过程中遇到的各种偏差,如早期诊断中筛查不能降低死亡率的偏差(导致时间偏差),筛查中检测出更多处于临床前期和临床期隐匿型肿瘤(长度偏差模型),在筛查人群中过度诊断恶性肿瘤的倾向和对于志愿对照组早期诊断过程倾向于健康或存在健康意识(选择偏差)。时至今日,仍没有这样前瞻性、随机性、对照性研究对膀胱肿瘤的筛查进行研究。

为了使早期检测更加有效,精确的器械(筛查工具)必不可少。一般而言,尤其是对于那些貌似健康的人群(尽管是膀胱癌的高风险人群),筛查技术应该廉价,而且没有损伤。然而,筛查工具必须具有敏感(没有假阴性)和特异性(没有假阳性),并且具有可以接受的阳性或阴性预测值(如果检查为阳性或阴性,那么必须要有很高的可能性为实际存在的肿瘤或不存在肿瘤)。但是,绝大多数有潜在应用价值的筛查方法都是用于有很大偏差的人群:膀胱肿瘤或有膀胱肿瘤病史的患者,且与正常对照组之间常常在年龄、性别及暴露史方面没有可比性。由于这些原因,对大量人群进行筛查以发现小部分的膀胱肿瘤患者,在实际应用中价值不大。

膀胱肿瘤的人群筛查:有关膀胱肿瘤的筛查,已经完成 2 项研究(非选择性的中老年男性)。调查采用血尿试纸对调查人群反复进行多次(10～14 次)血尿检查。如果尿试纸为阳性,进一步对患者进行尿脱落细胞学以及膀胱镜检查。Messing 及 Britton 以及他们各自在威斯康星及利兹的同事发现:在研究人群中,大约有 20%的患者有过一次以上的血尿,其中 6%～7%的患者后来诊为尿路上皮肿瘤。总体看来,调查人群中膀胱癌的发病率为 1.2%～1.3%。威斯康星研究项目持续 13 年随访,筛查而发现的 21 名膀胱肿瘤患者没有 1 例死于膀胱肿瘤。两个研究中,没有一个是前瞻性、随机的、有对照人群的研究,但威斯康星研究组利用威斯康星肿瘤登记资料,对 1988 年威斯康星所有新诊为膀胱癌的 50 岁及 50 岁以上男性的预后及病理组织类型与通过血尿筛选检查诊断的膀胱癌的患者资料进行了比较。筛查诊断和未筛查诊断的膀胱肿瘤患者中,低度恶性肿瘤(1、2 级)和高度恶性肿瘤分布的比例相似(约 55%低分级和 45%高分级)。尽管两组患者中几乎所有的低分级肿瘤局限于上皮或固有层,但超过半数的未筛查组高分级肿瘤直至出现肌层浸润才获得诊断(约占未筛查组肿瘤的 24%),而筛查发现的高分级肿瘤只有 10%存在肌浸润(低于总数的 5%)。因此,筛查诊断能更早期发现高度恶性的膀胱癌患者,降低患者死亡率。

以上研究的对照组均不是随机的,但研究中出现的偏差,如自查膀胱肿瘤的风险,对于低度恶性肿瘤的过度诊断,或者组之间处理存在的显著差异,均不能解释研究中的上述发现。因此,尽管缺少前瞻性随机实验证据,但现有的资料表明,筛查能提早诊断侵袭性膀胱癌,可在肿瘤侵及肌层以前诊断肿瘤,降低患者死亡率。另外,同其他一些已经得到随机对照实验证实的慢性疾病的筛选诊断方法相比,反复血尿诊断实验为膀胱癌的早期诊断提供了一种有效可行的筛选方法,明显改善了膀胱患者的预后,延长了整个筛查人群的寿命。为了早期发现膀胱癌,至少每年应进行一次血尿筛查实验。

除了血尿筛选方法,还有其他多种诊断方法能帮助诊断膀胱癌。但是,传统的尿脱落细胞学检查、流式细胞仪检查、图像分析以及膀胱癌肿瘤标志物对于良好分化及中度分化的膀胱癌诊断敏感性很差。诊断敏感性不高的筛选方法的缺点在于,或许该疾病很少影响患者的生命,但是漏诊很多的膀胱肿瘤,会使公众以及医生对这种检查方法失去信心。而且漏诊超过 10%～20%的高分级膀胱肿瘤,可能明显使筛查的主要目的失去了意义,筛查是为了降低膀胱肿瘤的死亡率。然而,采用细胞学联合表型抗原表达和(或)基因异常,多参数流式细胞仪检测和图像分析可以显著提高检测的灵敏度和特异度。另外,分泌溶解于尿液中的一些活性因子如生长或迁移因子及其受体,DNA 复制错误提高细胞复制活性的酶以及其他物质,已经对其进行了初步的研究,显示出了一定的临床价值。许多方法已经开始应用于临床,接下来我们讨论这方面一些新的研究成果。

Lewis 血型相关抗原在成人正常尿路上皮中不表达,偶见伞状细胞表达。Lewis 血型相关抗原在尿路上皮肿瘤中表达升高,和肿瘤的分期分级无关。而且,Scheinfeld 和他的同事采用免疫染色方法研究膀胱灌洗液,可以诊断肿瘤,其特异性为 87%,敏感性为 86%。随后,Golijanin 及其同事应用这种方法检测新鲜尿液标本,报道两次尿液标本(任何一次为阳性即为阳性病例)诊断膀胱镜确诊的膀胱肿瘤,其敏感性为 97%,特异性为 85%,阳性预测价值为76%,阴性预测价值为 98%。但是这种方法能否在筛查人群中取得这样好的结果,特别是在敏感性方面仍存在疑问,因为多数筛查研究的人群发病率略高于 1%,而在 101 例多数具有膀胱肿瘤复发病史的患者中为 32%。因此在较大规模人群中重复该实验是有必要的。

M344 抗原在表浅膀胱肿瘤的表达阳性率为 70%。M344 抗体,也是一种黏蛋白相关抗原,是一个高分子质量的癌胚抗原,可被免疫组化染色以及免疫荧光细胞染色。学者报道其在膀胱肿瘤中的敏感性为 95%,特异性为 76%,与阳性标准的划分有关。膀胱肿瘤细胞分级 1 级和 3 级的敏感性,分别为 74%~89% 及 96%~100%。尽管以上发现是令人印象深刻的,并得到了另一个试验的证实,但也有试验与此结论不同,因此还需要大规模的实验研究证实其价值。

另一个细胞抗原 DD23,约 80% 的膀胱肿瘤细胞表达,和肿瘤的分级分期无关,在正常尿路上皮中未见表达。联合免疫细胞学或多参数图像分析可能可以提高膀胱肿瘤的诊断。

这里要提及的是,以上几种检查方法的假阳性结果可能是当时膀胱镜检查未见肿瘤,但是在接下来的 3~6 个月里发生了肿瘤。这种情况在 M344 及 Lewis 血型相关抗原免疫细胞染色和传统细胞学检查中均可见到。

分泌于尿液中的可溶性因子,如自分泌活动因子、自分泌活动因子受体、BTA 抗原、核基质蛋白 NMP22 以及透明质酸(酶)等均发现在膀胱肿瘤细胞中表达异常,敏感性可达 80% 或更高。然而在美国,以上标志物目前只有 3 种(BTA 抗原、BTATRAK 和 NMP22)已经商品化,但还未用于大宗的人群筛查,这些人群中只有很少的一部分发生膀胱癌。而且,很多研究主要针对高分级的膀胱肿瘤患者,这些患者在医学研究中心中通常被作为普通人群样本。例如,Zippe 及其同事报道 NMP22 以 10U/ml 为界限,筛选 396 名血尿患者,18 例被新诊断为膀胱肿瘤,其敏感性为 100%。然而在 18 例患者中,仅有 2 例为 1 级肿瘤,4 例肿瘤局限于上皮,使人们对 NMP22 对无症状患者的诊断价值高度怀疑。另外,多数这些实验的对照是尿脱落细胞学检查,而尿脱落细胞学被认为对常规筛查的敏感性不足。实际上,如尿细胞学检查标本收集得当,并由经验丰富的医生进行,其价值常超过一些指标的检测。

(二)新的检查:透明质酸/透明质酸酶

Lokeshwar 及其同事(2000)发现,透明质酸(一种存在于膀胱上皮表面的糖胺聚糖)及透明质酸酶、透明质酸降解酶在血管形成及膀胱肿瘤的发展中具有潜在的作用。可以通过检测到尿液中的透明质酸/透明质酸酶,有助于诊断膀胱癌。透明质酸/透明质酸酶诊断膀胱肿瘤的总体敏感性接近92%,特异性84%,准确性88%。对于膀胱肿瘤高复发风险的患者,透明质酸酶的敏感性相似,但是特异性在开始较低(73%),有35%的"假阳性"患者在3~6个月随访后诊断肿瘤复发,因此校正后的特异性达到81%。与其他的检查方法一样,透明质酸/透明质酸酶在较低膀胱肿瘤发病可能人群的应用仍有待进一步研究。

1.核基质蛋白

核基质通过将特异性的DNA区域暴露于转录因子及DNA复制复合物,调节一系列关键的核生命活动。应用分子分离及印迹技术,来发现与膀胱癌有关而与其他肿瘤无关的核基质蛋白。一种特异性的蛋白BLCA-4,被发现在75%的肿瘤组织中及100%的膀胱肿瘤之外的其他貌似正常的膀胱上皮中存在表达,而正常膀胱无表达。这些发现支持膀胱肿瘤患者整个尿路上皮存在区域性改变的观点(前已述及)。而且,通过制备针对BLCA-4分子各不同部位的抗体,该研究小组发现,在55例肿瘤患者中的52例尿液中检测到BLCA-4(敏感性为96.4%),而51例正常对照均为阴性(特异性为100%)。显然,在将这种方法用于筛查诊断之前,应该知道这种方法在其他非肿瘤性疾病患者的应用情况。有趣的是,接受膀胱内致癌物灌注的Fisher344大鼠,其在膀胱癌发生之前,在膀胱灌注的各个时段,尿路上皮中存在BLCA-4的表达。这提示,在膀胱癌的预防性研究中,恢复BLCA-4的表达可能是一个有希望的中间终结点。

2.端粒酶

端粒位于染色体的终端,包含短的可复制的DNA序列,其不完全由DNA聚合酶复制。端粒随着每次有丝分裂而缩短,最终使信息DNA不能被复制,经过有限的细胞分裂后,细胞死亡。由于细胞恶性转化的最根本的部分是细胞的永生,多数的肿瘤细胞及其他快速分裂的细胞必须设法逃逸这一死亡机制。保持端粒长度的主要机制是端粒酶的活性,端粒酶是一种核糖核蛋白,具有反转录酶活性,以RNA为模板合成端粒,维持端粒的长度。通过端粒重复扩增分析(TRAP)检测端粒酶的活性和(或)通过检测端粒酶的RNA成分,可以检测尿液中这种酶的活性或酶本身的一部分。约80%的膀胱肿瘤患者在尿液中可检测到端粒酶的活性,低分级与高分级肿瘤无区别,特异性约为80%。但是,并非所有的研究者都有类似的发现,例如在一组包含639例患者的研究中,患者因血尿和(或)膀胱刺激症状或膀胱癌监测而进行检查,通过标准的临床诊断方法,95例患者被发现患有膀胱癌,端粒酶活性检查敏感性仅为21%,特异性为92%。这项工作指出了多数患者有膀胱癌的研究与少数患者有膀胱癌的研究在结果转化上的难点,如用于发病率低于2%的筛查将更加困难。通过检测尿液中的端粒酶RNA,可能可以提高敏感性。

3.微卫星重复分析

遗传性的部分肿瘤细胞的重复核基因不稳定性是DNA的复制错误。因此,贯穿于整个基因组的小核酸重复序列对每一个个体具有特异性(微卫星),其也有错配,利用这一特性可诊断膀胱癌。对最初的检测方法已进行了多次的改进,以提高其可重复性、有效性及客观性。对于低分级肿瘤的敏感性接近 90%,高分级肿瘤超过 90%。在一些小样本的研究中,特异性接近 90%,几个"假阳性"的患者随后也被诊为膀胱癌。其他独立的应用类似方法的研究证实了上述结果。该方法针对血尿患者的前瞻性研究正在进行中,其在这种情况下的效果及能否用于筛查还不可知。有趣的是,在肿瘤的复发指标中,存在不同的微卫星缺失方式,尽管在一些病例中这可能是由于另外的突变,但在另外一些病例中可能提示肿瘤及其复发的多克隆起源。

4.标记物联合研究

一些研究对同一份尿液分析了多个标记物,以确定多个联合检测是否可以提高膀胱癌的诊断率。证据表明,无论是这些检测方法的单个或有限的联合,均无法提供足够的敏感性以代替膀胱镜在血尿评价中的作用。但有可能的是,在极灵敏的重复血尿试纸检测之后,可用一组这些试验(有待建立)作为第二代的筛查方法,以减少最终诊断检查的数目。通过这种方法,可以建立一种为受筛查者、他们的医生及健康维护投资者所接受的价廉高效的筛查方式,用于随机的前瞻性研究中,以确定膀胱癌筛查的真正有效性。

(三)致癌物暴露人群筛查

除年龄及性别外,还进行了高危人群的筛查研究。筛查主要针对长期暴露于已知或公认致癌源的工人,这些致癌源包括 2 氯苯胺、萘胺、苯啶、金胺及品红。应用细胞学、血尿化学试纸、定量荧光成像分析和(或)膀胱镜检查对这些工人进行筛查。尽管研究者付出了很大的努力,该研究仍有很大的缺陷,主要是因为以下一些因素:以前的接触史不明确、产品标准的改变、筛查执行及随访困难。每一个研究均报告几例患者被诊为膀胱肿瘤,但研究的价值并未得到严格的评价。另外,化学暴露本身引起检测结果的异常而并无肿瘤的可能性尚不确定。

最著名的工业性筛查之一是检测魁北克暴露于苯溶性煤焦油沥青挥发物的年轻铝工业工人。研究表明,与 20 世纪 70 年代的资料相比,每年行尿细胞学检查可使肿瘤多在肌浸润前期被发现(20 世纪 70 年代,39% 的肿瘤为非肌浸润性;20 世纪 80 年代,63% 的为非肌浸润性),而肿瘤的分级并无明显变化。由于未筛查的对照人群被随访的时间更长,筛查组(20 世纪 80 年代组)死亡率明显较低。但是,考虑到 53% 的未筛查人群(均低于 65 岁)在报告时已死于膀胱癌,因此,进一步的随访可能可以判断筛查是否可以提高生存率。这个研究当然无法替代随机的、前瞻性的对照试验(特别是因为现代更多的工人意识到在 20 世纪 70 年代膀胱癌工人中的严重性,可能比过去的工人更早地寻求医疗帮助,尽管他们未被筛查),但提示这些工人是筛查的合适对象。

值得注意的是 Hemstreet 及其同事(1999)的一个研究,针对暴露于苯啶的工人(及非暴露对照),采用多参数分析(DNA、GActin/FActin 比率,及 M344 的表达)对尿液进行筛查,可以确定以后发生膀胱癌的相对风险。被诊为膀胱癌的时间与阳性指标数呈负相关,这是否提示停止接触致癌源可以逆转癌前病变,或尿路上皮不可逆性改变或真正的恶性转化在临床上还无法检测,这些问题还不清楚。

（四）影像学研究

1.CT 检查

在评价血尿上 CT 检查逐渐取代分泌性尿路造影。目前，通过 CT 三维重建能够建立尿路的长轴图像，尽管其对尿路上皮中较小及平坦的肿瘤的阳性诊断率并不高。因为膀胱中肿瘤的发病率远较上尿路肿瘤为高，膀胱镜检查仍旧是在易患膀胱癌年龄范围出现血尿患者强制性的检查手段，输尿管镜检查则是在 CT 检查出现异常或其他情况下才会进行。

2.分泌性尿路造影

症状及体征提示膀胱癌的所有患者均应行分泌性尿路造影。尿路造影不是诊断膀胱癌的敏感方法，特别是较小的肿瘤，但是有助于评价上尿路，以发现伴发的尿路上皮肿瘤。在尿路造影的膀胱相，大的肿瘤可表现为膀胱的充盈缺损。膀胱肿瘤引起的输尿管梗阻常是肿瘤肌浸润的征象。另外，尿路造影当然也可以评价有无其他上尿路异常，以助治疗决策的选择。

3.膀胱镜

所有怀疑为膀胱癌的患者均应仔细行膀胱镜及双合诊检查，对异常区应取活检，也可进行随机或选择性黏膜活检。如分泌性尿路造影对上尿路显示不清，应行逆行肾盂造影。

（五）膀胱肿瘤切除

膀胱肿瘤的理想切除方法是首先切除肿瘤的主体，然后肿瘤的深部及部分膀胱肌层，每一部分标本单独送组织学检查。这种方法常可以保证完全切除肿瘤，并可为肿瘤的分级及浸润深度的诊断提供有价值的信息。有研究提示，对低分级表浅性肿瘤切除至肌层可能增加不必要的膀胱穿孔的可能性，并有肿瘤在切除床种植引起肌浸润性复发的风险。当无法完全切除肿瘤或怀疑完全切除肿瘤的价值时，至少应取足量的标本，以行准确的组织学诊断与分期。

切除侵犯输尿管口的肿瘤时，无须注意输尿管口，但肿瘤切除后，不要电灼输尿管口。如输尿管口被切除，可留置几天支架管，以预防管口水肿引起的梗阻。

切除位于膀胱侧壁的肿瘤时，可能引起闭孔神经反射，导致大腿内收肌的剧烈收缩。当切除此部位的肿瘤时，患者应行全身麻醉，同时静脉应用 Pancuronium 使患者充分麻醉，将内收肌痉挛引起膀胱穿孔的风险降至最低。

对膀胱憩室内的肿瘤不应行切除，而仅取活检明确病理。不仅是因为这种肿瘤经尿道切除常十分困难，而是因为膀胱穿孔的风险极大。对膀胱憩室内肿瘤常采用膀胱部分切除或全膀胱切除的方法治疗。

（六）选择性部位黏膜活检

在切除原发肿瘤时，有学者建议对肿瘤的邻近部位及相对的膀胱壁、膀胱顶部、三角区及前列腺部尿道行选择性部位黏膜活检。活检对判断肿瘤复发具有重要的价值，20%～25%的患者活检发现发育不良或原位癌。30%～70%的肌浸润性膀胱癌在膀胱的其他部位伴有原位癌。Mufti 及 Singh 的研究发现，对单个肿瘤的患者，低分级表浅性肿瘤黏膜活检异常常提示肿瘤的复发。而有一些学者认为，黏膜活检并无必要，甚至十分有害，因为剥脱尿路上皮为肿瘤细胞的种植创造了条件（见肿瘤种植部分）。很显然，由于标本的问题，选择性部位黏膜活检可能漏掉一些癌前或癌性病变,因此,有学者建议利用肿瘤蓄积卟啉衍生物的特性诊断膀胱肿瘤以避免上述问题。将其前体 5-aminolevulinic acid(ALA)注入膀胱,应用 375～440nm 的蓝光荧光膀胱镜可以检测到白光膀胱镜无法看到的病变。尽管迄今为止最大的一项研究的作者称,这种方法将检测膀胱小肿瘤及原位癌的敏感性由白光膀胱镜的 77% 提高至荧光膀胱镜的98%,但漏诊的肿瘤数目尚无法确定。而且,超过半数的荧光膀胱镜提示病变的部位活检组织学显示正常或炎症而没有肿瘤。尽管一些"假阳性"区可能包含片状的基因改变的细胞,这些细胞以后可能转化为肿瘤细胞,以及这种方法可以降低肿瘤复发的可能性,但支持以上观点的资料还十分有限。目前,这种方法仅在德国应用,在美国尚处于研究中。

尽管对大多数的膀胱肿瘤患者是否应行选择性部位黏膜活检存在争议,但对准备行膀胱部分切除的患者,或尿细胞学检查提示高分级肿瘤存在而膀胱镜检未发现肿瘤或者是所有的肿瘤看起来像低分级表浅乳头状肿瘤的患者,选择性部位黏膜活检是必需的。

七、分期

由于肿瘤分期对决定治疗方案十分重要,应对膀胱肿瘤患者准确分期。降低肿瘤分期常发生于高分级及中等分期的患者,这些患者约 1/3 被降低分期,10% 被提高分期。

(一)分期的目的

1.表浅性及浸润性肿瘤

根据肿瘤分期的第一个治疗决定是患者肿瘤是表浅性还是肌浸润性。如肿瘤是表浅性,无须应用更加精细的分期方法,如骨扫描、CT 等,这些方法用于肌浸润性膀胱肿瘤,因为表浅性肿瘤很少发生转移。

经尿道肿瘤切除是判断肿瘤浸润深度最重要的方法。利用组织切片判断肿瘤的分级及浸润深度,不同的病理学家可能得出不同的结论。引起偏差的部分原因是常把膀胱壁基底层肌黏膜平滑肌纤维与逼尿肌混淆。另外,偶尔在基底层发现脂肪组织,使判断更加困难。侵犯基底层深层常预示肿瘤进展、预后较差,特别是高分级的肿瘤仅行局部切除治疗时,而行膀胱BCG 灌注治疗时,情况则不同。在经尿道活检标本不是恒定发现肌黏膜的患者(文献报道自11%～46%),尿路上皮下浸润深度(大于或小于 1.5mm)与 5 年无瘤生存率明显相关(>1.5mm 为 67%,而≤1.5mm 为 93%),在一项包含 83 例患者的回顾性研究中得出了以上结论。双合诊检查无法判断肿瘤是否侵犯膀胱壁,如肿瘤切除前双合诊检查触及肿瘤,常提示肿瘤侵犯至肌层或膀胱外组织。

另外需明确浸润性肿瘤是否已穿透膀胱壁,在绝大多数情况下,不大可能仅通过经尿道切除进行可靠判断。有学者尝试寻找上皮下浸润深度与肿瘤分期的相关性,尽管经尿道切除标本肿瘤浸润超过 4mm 的患者,在膀胱切除的标本上发现膀胱外侵犯的可能性明显高于浸润小于 4mm 的患者,但仍有超过 40% 的浸润小于 4mm 的患者存在膀胱外侵犯。而且,浸润深度无法区别浅肌层或深肌层侵犯,或者单纯膀胱外侵犯还是广泛膀胱外侵犯。因此,单独或联合应用这种技术的价值尚不可知。

Koratim 及其同事(1995)报道了一个有趣的研究,应用 5.5MHz 探头及 60°、90°及 120°换能器经尿道超声在肿瘤经尿道切除术前及术后判断肿瘤的浸润深度,作者报道鉴别肌浸润肿瘤与表浅肿瘤的敏感性为 100%,特异性超过 98%;鉴别浅肌层浸润与深肌层浸润的准确率超过 90%;预测有无膀胱外肿瘤浸润的准确率为 70%。显然,这种分期方法的准确性明显优于其他方法,但尚需进一步证实。

2.局限性及局部扩散或转移的肿瘤

根据肿瘤分期的第二个治疗决定是发现浸润性肿瘤患者,激进性的治疗方法可能治愈这些患者。为此,应用 CT 扫描、超声及 MRI 评价肿瘤的局部范围。这些分期方法可以提供有价值的信息,但是经尿道超声可能是个例外,经尿道超声对判定有无肌层微浸润及膀胱外微小扩散并不准确。而且,原发性肿瘤经尿道切除后的改变及放疗或化疗后纤维化也可对 CT、MRI 及超声结果的解释造成困难。

(二)分期检查

1.CT

除可评价原发肿瘤的范围外,CT 扫描还可提供关于盆腔及主动脉旁淋巴结的情况及有无脏器转移。为精确地评价浸润深度,应在经尿道电切前行 CT 扫描,但这一般不可行。CT 增强扫描可以提高分期的准确性。螺旋 CT 成像是否有利于分期尚无定论,但至少初步资料显示其并无特别的优势。CT 扫描在诊断的精确性方面存在缺陷,因为它只能检测到大的膀胱外浸润、明显增大的淋巴结及直径大于 2cm 的肝脏转移灶。40%~70%的淋巴结转移无法用 CT 检测。尽管一些学者质疑 CT 对膀胱癌分期的实用性,但毫无疑问,其对局部及远处转移的评价明显敏感于体格检查。另外,考虑浸润性膀胱癌的治疗方案时,需先行 CT 扫描,然后开始治疗。

2.磁共振成像

MRI 检查不优于 CT。一般情况下,传统 MRI 对盆腔及腹部解剖的分辨率不优于 CT 扫描。双面线圈 MRI 对膀胱癌的分期可能优于传统的单线圈 MRI。由于 MRI 可在多个平面成像,因此,从理论上来讲,其对解剖的显示应该更加清晰。应用增强剂,如 Gd-DTPA 及含铁的材料,可以增强软组织对照。Barentsz(1999)报道了一组小的病例,应用三维 MRI 及增强剂对肌浸润性膀胱癌患者进行分期,与最终的手术分期相比,其诊断淋巴结转移的敏感性为75%,特异性为 96%。应用这种成像方法,还成功地进行了对可疑淋巴结的经皮活检。

MRI 特别有助于肿瘤骨转移的诊断,其敏感性似乎优于 CT 或放射性核素骨扫描。因此,如果临床症状、盆腔 CT、双合诊或核素骨扫描提示骨转移,可行 MRI 检查。

3.超声

文献报道了经尿道超声的潜在价值,Koratim 及其同事(1995)的发现已被他人证实,但这种方法还未常规使用,经腹或经直肠超声的价值不大。

4.淋巴清扫术

盆腔淋巴清扫术是判定有无局部淋巴结转移的最精确的方法。一些仅有少数髂总动脉分叉以下淋巴结转移并无邻近器官浸润的患者,可能可以通过盆腔淋巴清扫术获得治愈。膀胱的原始淋巴引流区域包括膀胱周围、髂内、闭孔、髂外及骶骨前淋巴结(前已述及)。膀胱周围淋巴结通常较少受累及,因此,标准的淋巴清扫术应获取全部的标本并切除所有可能受累的局部淋巴结。髂总、腹股沟及主动脉/腔静脉旁淋巴结是第二站淋巴转移部位。可在 CT 或 MRI 的导引下对增大的淋巴结行细针穿刺活检,以了解淋巴转移的情况。腹腔镜淋巴清扫术不适用于多数的膀胱癌患者,除非影像学上高度可疑的淋巴结而经皮活检为阴性时。

标准的膀胱癌分期性淋巴清扫术应包括切除自髂血管分叉处至股管及自生殖股神经至膀胱血管蒂的淋巴结。一些医生常规进行更广泛的淋巴清扫术,包括切除高至主动脉分叉处的淋巴结,尽管这样做的益处还不确定。淋巴转移的发生率与肿瘤的分期及分级相关,高分级、频繁复发、侵犯基底层的肿瘤为 5%～10%,而深层浸润的肿瘤为 40%。由于一些局限性淋巴转移的膀胱癌患者可以通过手术获得治愈,而且淋巴是否受累决定治疗方案的选择,因此,除非有手术禁忌证,在行膀胱全切或部分切除时,应行双侧淋巴清扫术。

5.胸部放射线及 CT 检查

在行盆腔淋巴清扫术前,应行检查排除远处转移。诊断肺部转移的最敏感的方法是胸部 CT 扫描。但 CT 扫描常检测到小的、非钙化的肺部病变,多数为肉芽肿。肺部病变的大小与转移灶的可能性直接相关,多数大于 1cm 的非钙化的病变为转移灶(或原发性肺部肿瘤)。胸片无法显示小的肉芽肿而只能检测直径大于 1cm 的病变,因此,常依赖胸片检查来排除膀胱癌患者的肺部转移,而不是用 CT。

6.骨扫描

肝功能检查正常的患者骨扫描一般不会发现转移性病变,特别是碱性磷酸酶水平正常的患者。但是,骨扫描可以作为将来的一个参考基线,因此,判断浸润性膀胱癌有无转移的检查应包括:胸片、分泌性尿路造影、腹部盆腔 CT 扫描、骨扫描及肝功能检查。

(三)分期系统

膀胱肿瘤的主要分期系统是由国际抗癌协会(UICC)及 AJCC 共同制订、修改。1997 年,膀胱肿瘤的 AJCC-UICC 分期,也称为肿瘤淋巴结-转移(TNM)分期,如下:Ta,局限性乳头状瘤;Tis,原位癌;T_1,肿瘤侵犯基底层;T_{2a},肿瘤侵犯浅肌层;T_{2b},肿瘤侵犯深肌层;肿瘤侵犯膀胱周围脂肪为 T_{3a}(微小侵犯)或 T_{3b}(明显侵犯);肿瘤侵犯盆腔脏器如前列腺、直肠、子宫或阴道为 T_{4a},而侵犯至盆壁或腹壁为 T_{4b}。在 AJCC-UICC 分期中,膀胱癌的区域性淋巴结被认为是位于髂总动脉分叉以下的真正的盆腔淋巴结,侧面的淋巴结不影响 N 分期,N_1:单个阳性淋巴结,直径≤2cm;N_2:单个阳性淋巴结,直径>2cm,但<5cm,或多个阳性淋巴结,直径<5cm;N_3:阳性淋巴结,直径>5cm。在 AJCC-UCC 分期中,对区域性淋巴结外的淋巴结无特殊分期,但有远处转移为 M_1,无远处转移为 M_0。淋巴结或远处转移情况不明的患者分别为 Nx 或 Mx。

八、预防

由于膀胱表浅性肿瘤复发风险甚高,因此需严密观察随访,这些患者是试验新的治疗、预防措施的完美对象。假如一些方法对肿瘤易发个体具有预防效果(次级预防),那么这些方法便可用于更大规模的高危人群(初级预防)。另外,临床、分子及流行病学资料显示,在低侵袭性及高侵袭性尿路上皮癌的发生过程中,可能具有某些共同环节,因此,抑制或延缓非侵袭性肿瘤的干预治疗方法同样适用于侵袭性肿瘤。已试用或正在试用的方法包括:特定的维生素(单用或联合),多胺合成抑制剂,环-氧化酶(COX)抑制剂及其他抗炎药物。还有其他更自然的方法,如改变饮食结构,以改变尿液成分。

(一)维生素

维生素 A 及其类似物具有促进分化的作用,可预防动物实验性膀胱癌的发生。但是,两个维生素 A 的类似物:13-顺式视黄酸及酒石酸对表浅膀胱癌无效,且毒性甚大(原发性皮肤、黏膜毒性)。

Etretinate 是一个合成的维生素 A 类似物,早期实验显示可预防膀胱癌的复发,据此被用于一个随机、前瞻、安慰剂对照的试验中,该试验包括 79 例 Ta 或 T_1 期膀胱肿瘤术后的患者,尽管试验组及安慰剂组肿瘤首次复发的时间相同,但试验组以后肿瘤的复发及经尿道电切的次数明显减少。试验组的副作用包括可耐受的黏膜干燥,但出现 3 例心肌梗死。因此,该制剂长期治疗的安全性及耐受性仍是一个严重的问题。

另一个维生素 A 的类似物:全反式 4-HPR 可使有膀胱癌史患者异常的尿细胞学检查或流式细胞仪检查转变为正常。由于这个令人鼓舞的结果,M. D. Anderson 肿瘤研究所—西南肿瘤研究组将其用于一个随机、前瞻、安慰剂对照的表浅性膀胱癌术后患者的试验研究中。

在一个严密设计的试验中,对维生素 A 及 E 的作用进行了评价。该试验涉及超过 29000 名 50~59 岁的芬兰男性吸烟者,无任何已知的恶性肿瘤,随机分为 α-维生素 E 组、β-胡萝卜素组、两者联合组和安慰剂组。结果表明,无论是单个制剂或联合应用,对膀胱癌的发生均无影响(或者对肺癌的发生和死亡)。尽管样本量巨大、双盲、前瞻性设计、执行严格、随访期较长(5~7 年),但该研究仍受到广泛的批评。首先是关于试验制剂对该化合物家族的代表性问题;其次是试验用量低于最适用量;且试验开始时,患者每年平均吸烟 720 盒,肿瘤性突变事件可能已经发生,以至于任何完美的预防措施可能也于事无补。

在另一项研究中,由于维生素 B_6 可降低氨基二苯及色氨酸的代谢物,而这些代谢物在动物实验中证实可诱发动物膀胱肿瘤。基于以上事实,膀胱表浅肿瘤术后患者被随机分为每天接受 20mg 维生素 B_6 组或安慰剂对照组,结果两组复发的时间及复发率均无差异。此结果与以前的一项研究结果相左。此前的研究显示,维生素 B_6 可降低表浅性肿瘤的复发率。

(二)大剂量维生素

尽管有以上的资料,但动物实验及人类肿瘤均提示维生素可能对膀胱肿瘤有效。1994 年,Lamm 及其同事试验了大剂量多种维生素(40000 单位维生素 A,100mg 维生素 B_6,2000mg 维生素 C,400 单位维生素 E 及 90mg 锌)及常规剂量对高危膀胱表浅癌患者的影响,这些患者同时接受膀胱内联合或不联合经皮 BCG 治疗。大剂量维生素组明显优于常规剂量组,5 年复发率由 91% 降至 41%。但该研究因病例数较少(共 65 例,常规剂量组 30 例,大剂量组 35 例),治疗的复杂性(患者同时接受一种或两种 BCG 治疗及一种或两种维生素),常规治疗组 BCG 治疗相对较差,以及相对混合的组织学和肿瘤病史(约 1/3 的新诊断肿瘤,约 1/3 的原位癌),其结果受到质疑。一个更大样本的关于大剂量维生素联合 BCG 治疗膀胱癌的研究将在加拿大协作组进行。

(三)多胺合成抑制剂

鸟氨酸脱羧酶(ODC)是控制腐胺及其丙胺类衍生物:精丁胺和精胺合成的酶,其活性的诱导是肿瘤形成的一个重要步骤。在实验性动物膀胱癌及培养的人类膀胱细胞中,恶性细胞 ODC 活性明显高于正常尿路上皮细胞。另外,在人类恶性尿路上皮组织中,ODC 活性及腐胺浓度均高于正常尿路上皮。DFMO 是一个不可逆的 ODC 抑制剂,可抑制实验性膀胱癌及其他实验性肿瘤。如每天口服 1g,在人类尿液中可达较高的浓度,并具有生物学活性。使用超过 6~12 个月,具有良好的耐受性。在这些剂量下,DFMO 可降低膀胱肿瘤 ODC 活性及腐胺水平至正常尿路上皮细胞水平。DFMO 的主要毒性为耳毒性,但一些临床研究表明,这些毒性十分少见,且在应用预防肿瘤的剂量时,几乎总是可逆的。美国北方肿瘤治疗中心及东方肿瘤联合会共同进行了一个随机的 1 期、2 期研究,一组混合的膀胱表浅性肿瘤患者,其肿瘤已被完全切除,接受 DFMO 口服一年。76 例患者均对药物有良好的耐受性,尽管未观察到剂量相关的肿瘤预防作用,但根据其安全性、可耐受性及临床前期试验的有效性,美国国立癌症研究院及 ILEX 联合会正在共同进行一个前瞻性、随机分组的 DFMO(1g/g)及安慰剂对照的试验,试验针对肿瘤完全切除的患者、新诊断的患者或偶尔复发的低分级表浅膀胱移行细胞癌患者。

(四)饮食因素

另一个有希望的治疗方法是应用药物或饮食控制改变尿路环境。通过这些方法,可以改变内源性及环境性的肿瘤促进剂、公认的致癌原及促有丝分裂原对尿路上皮的刺激,从而改变发生膀胱癌的可能性。Fukushima 及其同事发现,糖精诱导的大鼠膀胱癌与尿液 pH 直接相关,尿液呈酸性的大鼠不发生膀胱癌。另外,pH 明显影响生长因子受体配体结合特性,如 EGF,在 pH 6.5 或以下,EGF、TGF-α 与 EGF 受体的亲和性明显降低。膀胱肿瘤患者尿液平均 pH、中位 pH、最小 pH、最大 pH 均高于良性前列腺增生患者(膀胱镜检无尿路上皮肿瘤)尿液。因此,酸化尿液作为预防膀胱肿瘤的一个方法,在理论上具有很大的诱惑力。而且,其他药物如大剂量维生素、4HPR 及 DFMO 可能部分通过此机制发挥抗肿瘤活性。

流行病学研究表明,高脂饮食.特别是高胆固醇饮食与膀胱癌的发生风险相关。多种豆制品,包括 Genestein,一种生长因子受体酪氨酸激酶活性抑制剂,可以抑制培养的动物及人类膀胱癌细胞或移植至鼠的膀胱癌 CDK-2 的活性,诱导 G_2~M 细胞周期停止。其他一些豆制品可诱导凋亡、抑制新血管的形成。东方肿瘤联合会现正对肿瘤完全切除的高分级膀胱表浅癌 BCG 诱导后无瘤的患者,试验 Genestein 对膀胱癌的预防作用。

毫无疑问,增加液体的摄入可以稀释尿液中的致癌因子,预防膀胱癌。长期高液体摄入对低液体摄入的膀胱癌相对风险为 0.51。评价任何预防试验的效果,需考虑此因素。同时,水合作用在很大程度上可以提高尿液 pH,因此,这使干预治疗的机制更加复杂,预测其效果更加困难。

（五）非类固醇类抗炎药物

几种非类固醇类抗炎药物原发性抑制 COX 介导的花生四烯酸转化为前列腺素（PGs），可以影响一系列生命活动，包括细胞信号传导通路、细胞增殖、血管形成、细胞外基质分子的黏附及肿瘤细胞的抗凋亡作用。资料显示，COX 的可诱导型 COX-2 的表达在肿瘤组织中明显高于正常组织，包括尿路上皮组织。同样，PGs 降解酶的表达在膀胱癌组织中降低。单独使用小剂量 COX-1 和 COX-2 抑制剂 Sulindac 或 Piroxicam 或与化学预防药物联合应用，可以预防化学诱导的啮齿动物膀胱癌。这些结果促进了 COX-2 抑制剂 Celecoxib 的应用，与非特异性COX 抑制剂相比，Celecoxib 的胃肠道反应较小。目前，美国药物工业及美国国立癌症研究院正联合进行一个前瞻性随机分组的试验，评价其对膀胱癌的预防作用。试验对象为复发或侵袭性表浅膀胱癌患者，肿瘤经尿道完全切除，并行一个个疗程的 BCG 诱导。

（六）停止接触致癌剂

必须认识到，对任何预防性措施，患者均需停止接触一些公认的致癌剂，如工业致癌物或吸烟。这是咨询师、家人及朋友，尤其是患者本人的责任。长期随访的患者中，表浅性肿瘤复发变为侵袭性肿瘤的患者，多为继续吸烟者。尽管停止接触致癌物的益处可能需多年才能显现，但可能很快发生一些中间标志物的改变。微核（MN）是细胞分裂末期从主核丢失的染色体片段，存在于细胞核外，其数量可精确反映接触基因毒性制剂后的 DNA 损害程度。如前所述，在我国台湾地区、智利及阿根廷，饮用水砷浓度与膀胱癌密切相关。Moore 及其同事（1997）的研究表明，砷接触较多的个体，如置于砷水平较低的环境中，仅 8 周的时间，32%～58% 的个体 MN 分泌降低，而吸烟者达 67%。在我国台湾地区，降低饮用水砷浓度已经成功地在地方性黑足病区降低了膀胱癌的发生。

九、膀胱非尿路上皮肿瘤

（一）小细胞癌

一般认为，膀胱小细胞癌来源于神经内分泌干细胞或树状突细胞。小细胞癌可能和移行细胞癌的成分混合在同一个肿瘤中。肿瘤神经内分泌标记为阳性，如神经元特异的烯醇化酶染色为阳性。在生物学行为方面，表现为侵袭性肿瘤，常较早出现血管及肌肉浸润。小细胞癌的患者需检查肺及前列腺的情况，这些器官常是小细胞癌的原发部位，因肿瘤转移或扩散至膀胱。

（二）癌肉瘤

癌肉瘤是包含恶性间叶及上皮组织的高度恶性肿瘤。间叶组织成分常为软骨肉瘤或骨肉瘤，上皮组织成分可能为移行细胞癌、鳞状细胞癌或腺癌。此肿瘤罕见，多见于中年男性。常见症状为无痛性肉眼血尿。尽管常采用激进性的治疗方法，如膀胱切除、放疗和（或）化疗，但患者预后均较差。

一些尿路上皮癌存在明显的纺锤体细胞成分，有时被称为肉瘤样癌。这种肿瘤同样高度侵袭性、预后较差，但不应与真正的癌肉瘤混淆。

同样,肉瘤样炎症反应也可能易与癌肉瘤混淆,但如前所述,假性肉瘤样反应几乎总是发生于最近 6 个月做过膀胱手术或有过严重感染的患者。

(三)转移性癌

事实上,任何部位的原发肿瘤均可侵及膀胱。最常见的原发部位为前列腺、卵巢、子宫、肺、乳腺、肾脏及胃。原发性黑色素瘤、淋巴瘤及白血病也可侵及膀胱。

十、非上皮膀胱肿瘤

$1\%\sim5\%$ 的膀胱肿瘤为非上皮来源。关于常见的非上皮膀胱肿瘤,综述如下。

(一)神经纤维瘤

神经纤维瘤是神经鞘的良性肿瘤,来源于施万细胞的过度增殖。多发性神经纤维瘤可能是常染色体显性遗传的一个性状,其外显性不一(神经纤维瘤病)。膀胱神经纤维瘤来源于膀胱壁神经节,S-100 蛋白及 IV 型胶原免疫组化染色常为阳性。在儿童及青少年,膀胱神经纤维瘤可能表现为尿路梗阻、尿失禁、膀胱刺激症状、血尿或盆腔肿块。神经纤维瘤可能恶变为神经纤维肉瘤,但较少发生。

(二)嗜铬细胞瘤

膀胱嗜铬细胞瘤占所有膀胱肿瘤的不足 1%,占所有嗜铬细胞瘤的不足 1%,来源于膀胱壁的副神经节细胞,常位于三角区。发病无性别差异,高峰发病年龄为 $20\sim40$ 岁,约 10% 为恶性,可发生局部淋巴结或远处转移。是否恶性主要取决于临床表现而非肿瘤的组织学特点。多数膀胱嗜铬细胞瘤激素分泌活跃,在 2/3 的患者中,引起阵发性高血压或膀胱充盈/排空性晕厥,仅约半数患者出现血尿。

膀胱镜下,肿瘤表现为黏膜下结节,为完整尿路上皮所覆盖。在组织学上,肿瘤由巢状的多面细胞构成,细胞质存在嗜酸颗粒。膀胱部分切除术完全切除肿瘤是膀胱嗜铬细胞瘤的治疗方法。一般不宜行经尿道切除术,因为可能引起高血压危象。术后处理及随访同其他部位的嗜铬细胞瘤。

(三)原发性淋巴瘤

原发性膀胱淋巴瘤来源于黏膜下淋巴滤泡,是第二常见的非上皮膀胱肿瘤。多发于 $40\sim60$ 岁,女性多于男性。所有组织类型的恶性淋巴瘤均可发生于膀胱,处理与其他部位的淋巴瘤相同。

(四)浆细胞瘤、颗粒细胞成肌细胞瘤、恶性黑色素瘤、绒毛膜癌及卵黄囊肿瘤

这些罕见的膀胱原发性肿瘤的特点与其他部位的相应肿瘤一致,处理也基本相同。

(五)肉瘤

膀胱结缔组织来源的恶性肿瘤,包括血管肉瘤和平滑肌肉瘤。

(六)血管肉瘤及血管瘤

来源于膀胱壁的血管肉瘤十分罕见,几乎所有患者表现为肉眼血尿,血尿常十分严重,可危及生命。组织学上,常见扩张的血管通道伴有明显的乳头样内皮增生。约 20% 来源于以前存在的血管瘤,常较早发生血源性转移,局部淋巴结转移少见。

血管瘤比血管肉瘤常见,但也属于罕见性疾病,常由于肉眼血尿而被发现。血管瘤一般很小,可用电切镜完全切除。虽然复发及恶变少见,但可能发生。

(七)平滑肌肉瘤

平滑肌肉瘤是最常见的发生于成人膀胱的间叶性肿瘤。常见于男性,男∶女为 2∶1。在外观上,表现为黏膜下的结节或溃疡性肿块。在组织学上,纺锤体细胞呈束状平行排列,发现异型核细胞可与良性平滑肌瘤鉴别。膀胱平滑肌肉瘤需行激进性的外科手术切除。

(八)横纹肌肉瘤

横纹肌肉瘤可发生于任何年龄,但最常见于儿童。典型的儿童胚胎性横纹肌肉瘤常引起严重的膀胱底部病变,常用"葡萄状肉瘤"对此进行描述。成人横纹肌肉瘤有 3 种细胞类型:纺锤体细胞、腺泡泡状细胞及巨细胞。肿瘤对放疗及化疗反应均较差,一般预后较差。

(九)其他肉瘤

十分罕见的膀胱脂肪肉瘤、软骨肉瘤及骨肉瘤可单独发生或与恶性上皮成分混合为癌肉瘤,常需激进的手术切除。

十一、表浅性膀胱癌的治疗

70%~80%的膀胱癌首次发现时是非肌层浸润性病变,其中 10%~20%会进展为肌层浸润性。非基层浸润性膀胱癌是指任何级别的 T_a,T_1 和 Tis。大约 70%的非肌层浸润性膀胱癌为 Ta 期,20%为 T_1 期,另有 10%为原位癌。非肌层浸润性膀胱癌的资料大多来源于经尿道切除的膀胱肿瘤,或是膀胱内治疗后长期随访观测到的肿瘤,因此我们对其自然进展史尚未完全知晓。

膀胱癌的分级与分期与复发和进展之间关系密切。低分级的 Ta 期肿瘤,3 年内复发率为50%~70%,继续进展恶化的可能性只有 5%。然而,高分级的 T_1 期肿瘤,3 年内复发率超过80%,50%的患者在 3 年内病情继续进展恶化。肿瘤的大小、数目、淋巴血管是否受侵袭、其余尿路上皮的情况,都能为膀胱肿瘤的预后提供预测信息。

(一)内镜下治疗及镜下活检

1.经尿道膀胱肿瘤电切术(TURBt)

内镜是非肌层浸润性膀胱癌的主要诊断与治疗手段,包括膀胱镜检查和经尿道肿瘤切除术(TURBt),膀胱灌注治疗可以作为辅助手段,或治疗术后残留肿瘤,也可以预防肿瘤复发和进展。膀胱灌注治疗的价值与局限性已经得到了进一步的认识,相对而言,BCG 膀胱免疫治疗比膀胱灌注治疗更有效。如何对 BCG 膀胱免疫治疗方案进行优化,仍然是一个具有挑战性的问题。在疾病的随访方面,泌尿科医师进行膀胱镜检查等一系列随访检验时,都应该考虑到患者本身的变化、新的辅助手段的应用、新的肿瘤标记物的使用。

膀胱镜是诊断、治疗非肌层浸润性膀胱癌的关键,观察时应注意尿道、前列腺窝以及全部膀胱黏膜,观察并记录的病变的位置、数目、形态学特征(乳头状、团块状、广基、天鹅绒状)等。同时应记录膀胱其他部位黏膜的特征和膀胱容量、输尿管口的位置、尿或血的流出(这对评价上尿路病变有重要价值),以及管口邻近部位或腔内的异常。

膀胱镜是检测膀胱肿瘤的"金标准",由于新出现的肿瘤标志物和内镜技术的辅助,膀胱肿瘤的检测已经变得更为精细。在荧光膀胱镜的辅助下,可以诊断出传统膀胱镜以及细胞学检查难以发现的病变。在进行膀胱镜检查之前的 2～3 个小时,先向膀胱内灌注 3% 的 5-δ 氨基酮戊酸(5-ALA),然后使用波长为 375～445nm 的光源进行观察,可以提高发现上皮异常的敏感性,但荧光膀胱镜在发现早期低分级肿瘤,及肿瘤随访方面的价值还在研究中。

直视下进行 TURBt 术前需对膀胱进行全面观察。可使用 30°和 70°的硬性膀胱镜或可弯曲的膀胱软镜。切除肿瘤时通常使用 24～26F 的电切镜,镜鞘中置入 30°镜,以看清肿瘤周围的情况。用 Bugbee 电极或是电切镜的切割环进行电切术。凝固、切割混合的电流都可以用于多数病变区域的切除,然而,输尿管口周围的病变应该用纯切割电流,以减少狭窄发生的可能性。

为充分看到病变区域及周围正常组织,应适当充盈膀胱,但不能过度扩张。在切除术中,由于持续的灌流,膀胱充盈时的容积有增加的趋势,导致在切除较大的病灶的时候可能会造成膀胱损伤。电切镜的切割环应该置于病变的后面,然后向上、向着电切镜方向进行切割。用这种方式逐步切除肿瘤,在所有可见肿瘤全部切除后,可以用电切环再多切一片组织,或用活检钳另取小块组织送检,从而判断肿瘤基底部是否浸润肌层。应该尽量不要对基底或深部组织做重复缓慢的切割,因为过度的电凝作用经常会影响病理结果。切割完成后,应该在底部看到正常的膀胱肌纤维。明显的切除区底部出血应该用电凝止住,同样的,切除区周围黏膜层、固有层出血也是如此处理。质地较脆的低度恶性的肿瘤通常不用电刀就可以切除,这样可以降低膀胱穿孔的风险。

当肿瘤位于膀胱前壁或是膀胱顶时,在手术操作上会遇到困难。当位于膀胱前壁时,膀胱减压和耻骨上加压可以使病变处在对切割有利的位置。膀胱减压对切除顶部肿块上是有效的,它使病变区更易接近,并且可以防止逼尿肌过度伸展造成的腹膜内穿孔。对病态肥胖的患者,这些方法也适用。

对于膀胱憩室的患者,切除憩室肿瘤会使膀胱穿孔的危险性明显增加,这种情况下,从憩室颈部切除比较好,应该避免深入憩室结构内部去。低级别肿瘤可将瘤体切除与基底部电灼相结合,若病理结果提示肿瘤为高级别,可反复行 TURBt 术行保守性切除治疗。切除高级别肿瘤时要切除肿瘤基底部组织,通常需包括膀胱周围的脂肪组织,引起膀胱穿孔的概率更高。高度恶性的憩室肿瘤可考虑行膀胱部分切除术或根治性膀胱切除术。

2.再次 TURBt

对于很大的肿瘤,可能需要重复多次手术才能最终把肿瘤切净。在通常情况下,对于大肿块,TUR 的有效性可能会比预计的低。进行二次 TUR 时,40%～75% 的病例仍然可以发现残余肿瘤。在很多病例中,在原先切除的部位,仍有肿瘤残余。对 T_1 期肿瘤做评估发现:做重复的 TUR,在 25% 的标本中可以发现肿瘤进展(比如出现伴发的原位癌;范围扩展的 T_1G_3 肿瘤;或是分期高于 T_1 的病变)。因此,对于高级别 T_1 期肿瘤,特别是在最初的病理未证实有肌层浸润的情况下,可重复进行 TUR。

非肌层浸润性膀胱尿路上皮癌首次 TURBt 术后肿瘤残留率高达 20%～78%,且不论肿瘤单发或多发、是否浸润肌层,二次电切时均可能发现肿瘤残余,很难对所有患者达到根治的效果。肿瘤残留率受很多因素影响,包括肿瘤的数量、位置、肿瘤分级及分期情况、医师的技术等,且有时肿瘤微小,肉眼难以发现。此外,首次电切后由于标本缺乏肌层组织、肿瘤切除不完整、电切后组织损伤等原因,1.7%～64%的肿瘤临床分期被低估。

Grimm 等对 124 例非肌层浸润性膀胱尿路上皮癌患者进行了 5 年以上的随访,其中 83 例患者进行二次电切,结果表明接受二次电切患者无复发生存率为 63%,显著高于未进行二次电切患者的 39%。Divrik 等将 210 名 T_1 期膀胱尿路上皮癌患者随机分为两组,其中一组进行二次电切,另外一组不进行,每位患者至少随访 54 个月。二次电切组无复发生存率及中位无复发生存时间分别为 52% 和 43 个月,非二次电切组无复发生存率及中位无复发生存时间分别为 21% 和 12 个月,两组的差异具有统计学意义。

对 pT_1 期和高级别 Ta 期肿瘤应行二次电切术已经达成共识,但对再次 TURBt 的时机目前意见尚未统一,过长的间隔时间可能拖延膀胱灌注化疗等辅助治疗;若间隔时间过短,首次手术造成的膀胱黏膜炎症可影响二次电切中的观察,难以区分正常黏膜与可疑病变,目前较为统一的观点认为二次电切应于首次电切术后 2～6 周。

3.经尿道切除术的并发症

经尿道的膀胱肿瘤切除术(TURBt)的一个最主要的并发症是膀胱穿孔。应该区分穿孔是在腹膜外还是在腹膜内。腹膜外的穿孔,通常可以用导尿管导尿来处理,可自愈。腹膜内的穿孔,单用导尿是无效的,需要开放性手术治疗。应该从穿孔的大小及患者的一般情况出发,考虑是否行有创的治疗。为了减少手术操作造成穿孔的发生率,应该避免过度充盈膀胱,在切除侧壁肿块时可以运用麻醉使肌肉松弛以减少闭孔神经反射。非基层浸润性膀胱癌在穿孔时可能会引起肿瘤播散。在这方面的报告是否可信还没法肯定,但是,有关穿孔的病例中约有 6% 发生了播散。

TURBt 术后可能发生持续性出血,这时需要再做内镜下的电凝。内镜下,除了注意观察原先作切除的部位以外,还应观察其余的膀胱黏膜和膀胱颈,因为在 TURBt 可能曾损伤到这些部位。彻底取出滞留的血块,数周内避免使用抗凝药物,避免 Valsalva 等增加腹压的动作,这样可以减少再出血。

尿道狭窄也是术后常见的并发症之一,常发生于术后数周至数个月内,其病理过程是尿道表面正常的分层柱状上皮变为柱状上皮,由于柱状上皮缺乏分层柱状上皮不透水的特性,导致尿液外渗和尿道海绵体纤维化,使尿道腔缩小。尿道扩张术是简单而有效的治疗措施,是早期、轻度尿道狭窄的首选方法,对于尿道外口狭窄,尿道海绵体部狭窄长度 1.0cm、狭窄口径不严重的患者有着良好的效果。扩张尿道的目的是扩开而非撕裂粘连的瘢痕组织,因此操作时手法必须轻柔,尽量避免出血,若损伤过重或扩张次数过多可造成新的狭窄。腔内手术通过内切开瘢痕组织使狭窄或闭锁的尿道内径得以充分扩张,从而恢复尿道的通畅性,具有损伤小、恢复快、可重复等优势,并可避免开放手术引起的尿瘘、阴茎勃起功能障碍等并发症,成为治疗尿道狭窄的重要方法。

TURBt 术后输尿管口发生全部或部分的瘢痕狭窄也并不少见。如果怀疑输尿管口受到损伤，应该早期复查膀胱镜，结合超声波观察上尿路的情况。球囊扩张常能有效地纠正瘢痕狭窄。

4.膀胱黏膜组织活检

肿瘤之外的膀胱黏膜的情况比总流本身提供的信息更直接，更能预测治疗反应及远期治疗效果。TUR 或活检既是诊断性的又是治疗性的。活检虽然通常不能提供肌层浸润方面的信息，但由于其没有电凝造成的混杂效果，能准确评价黏膜的情况。既往的研究表明盲目活检也能提供有用的预后信息。一些最近的研究发现，在切除肿瘤的同时盲目地对相对正常的组织取活检的诊疗价值微乎其微，理论上讲，还有可能使肿瘤种植。然而，对可疑区域做选择性的活检是正确评价患者情况的必要手段。

（二）激光治疗

对于激光治疗非基层浸润性膀胱癌，目前已经有了相当多的研究。钕-钇铝石榴石激光（Nd:YAG 激光治疗）由于在液态环境中具有优越的特性而比其他激光设备常用。在非接触式状态，可以使肿瘤组织凝固，很少发生出血，也不会引起闭孔神经反射。这项技术的主要缺点除了昂贵之外，还有不能提供组织标本进行病例检查。因此，最好选择复发的、低分级的患者进行治疗。若要对肿瘤进行分级，可以治疗前进行活检。早期研究表明，经过 Nd:YAG 激光治疗的部位复发率低，但也有随机的前瞻性研究表明复发率没有统计学差异。

钬激光（Ho:YAG 激光）在治疗非基层浸润性膀胱癌的应用中也有着举足轻重的地位。Ho:YAG 激光是利用氪闪烁光源激活嵌在钇-铝石榴石晶体上的元素钬而产生的脉冲式近红外线激光，波长 2100nm，工作模式为脉冲式，脉冲持续时间 $250\mu s$，可通过 $200\sim600\mu m$ 石英光纤传输和发射，故适合应用于各类腔内手术。可以根据不同的使用目的调整不同的能量和脉冲设置，产生有效的组织凝固和气化及良好的止血效果，使操作几乎在无血的视野下进行。穿透深度 $0.4\sim0.5mm$ 使用较安全，可用于精确的外科切割和止血。

采用激光进行治疗的优势在于可在局麻下进行手术，大大降低了麻醉风险；在切除侧壁肿瘤时安全，无闭孔神经反射，切除深度和范围容易控制。

激光治疗最应引起注意的并发症是激光能量的分散损伤邻近的组织，形成一个黏液性的中凹结构，造成穿孔，但这种并发症很少发生。目前，激光技术在非肌层浸润性膀胱癌方面的应用仍然是局限的。

（三）光动力学治疗

光动力学治疗是利用肿瘤细胞对某些特殊物质（光敏剂）的特异性吸收和储留，在特定波长的激光照射下，发生光化学反应，杀伤肿瘤细胞，从而达到治疗目的。关于肿瘤组织对光敏剂选择性吸收和储留的具体机制目前不完全清楚，一般认为与肿瘤细胞在结构、功能及代谢方面的异常有关，如肿瘤细胞局部 pH 降低、肿瘤组织内亚铁螯合酶活性降低、表面低密度脂蛋白（LDL）受体增多、肿瘤细胞间隙增大，血管通透性增加等。光敏剂将来自光线中的能量转化为分子态氧,从而产生活性氧(ROS)。

众多临床报告显示,光动力学治疗膀胱癌疗效令人满意。通过膀胱内灌注 5-ALA 治疗难治性或复发性膀胱尿路上皮癌,23.7 个月后,51.6%(16/32)的患者没有再发。McClellan 等总结国外多家医疗机构共 300 余例临床治疗报告显示,单用光动力学治疗原位癌的完全缓解率(膀胱镜检无病灶存在,活检癌细胞阴性,尿细胞学检查阴性)平均可达 66%,长期随访显示肿瘤复发的时间在术后 37~84 个月;单用光动力学治疗膀胱乳头状癌的完全缓解率达 54%,复发的中位数时间为 25~48 个月。

传统放疗后浅表性膀胱癌 5 年内的复发率高达 50%~70%,而光动力学治疗对非肌层浸润性膀胱癌的近期疗效大于 95%,复发率也明显较低。传统手术 2 年内的复发率也高达 50%~60%,光动力学治疗作为微创疗法也体现出了较明显的优势。

(四)膀胱切除术

膀胱切除术治疗非肌层浸润性膀胱癌必须慎重,要先考虑到目前保守治疗的利弊、手术的风险,以及我们是否个体化地估计到了高危表浅性肿瘤患者肿瘤继续进展的可能性。虽然原位癌患者用 BCG 治疗后最初的反应率高达 80%,但是 50%的患者疾病继续进展,最终可能导致死亡。同样地,T_1 期患者中也有 50%会继续进展,15 年内死亡率达 30%。

非肌层浸润性膀胱癌膀胱切除术后的 10 年生存率为 67%~92%。对于一般情况比较好的患者,如果肿瘤持续存在、反复复发、高危患者,或是膀胱灌注治疗失败的,则适合做膀胱切除术。关于高危患者的手术时机目前还没有前瞻性的对照研究评价早期手术和延迟手术的区别。对高级别 T_1 期膀胱癌是否应进行膀胱切除目前仍然有争议。早期(3 个月)BCG 治疗失败后,82%的患者肿瘤将进展,但 BCG 治疗若是在 3 个月内显效,则只有 25%的患者肿瘤会进展。然而,最初发现肿瘤时很难预测患者对 BCG 治疗的反应。

一些回顾性的资料显示,p53 和 pRb 等肿瘤标记物可以帮助对高危患者进行危险性分层。p53 阳性的高危肿瘤,75%会继续进展。而 p53 阴性的肿瘤中只有 25%会继续进展。p53 阳性患者的 10 年生存率为 60%,阴性患者为 88%。另一项 T_1 期肿瘤的研究表明,p53 和 pRb 两者之一为阳性者,5 年进展率为 30%,双阳性者为 47%。p53 阳性并不能预测患者 BCG 治疗的有效性,然而,经过 BCG 治疗后 p53 表达阳性,却是肿瘤进展的一个信号(p53 阳性,82%的进展率,41%的死亡率;p35 阴性,13%的进展率,7%的死亡率)。

对于存在低级别上尿路尿路上皮癌已导致膀胱无功能的患者,或早期治疗无效的高危患者,适合做膀胱切除术。对于高级别的 T_1 期肿瘤可以立即做切除术,当膀胱内治疗效果不佳,且肿瘤是多灶性的时候,可考虑膀胱切除。

(五)膀胱灌注治疗

膀胱灌注治疗的首次提出是在 1900 年,当时使用的药物是硝酸银。噻替派作为膀胱灌注治疗药物,其显著价值是在 20 世纪 60 年代被提出的,那时其他几种灌注药物也刚开始临床试验。膀胱内灌注治疗的目标是减少复发、预防肿瘤进展及根治 TUR 术后残余的肿瘤组织。最理想的药物,不管是全身性的还是局部应用的,都应该是价廉的、毒性极小的;而且应该是单次剂量即达到疗效的。时至今日,没有一种药物达到这些标准。目前多种药物可用于膀胱灌注治疗,这些药物在治疗肿瘤及预防膀胱癌进展方面有良好的前景。

1.卡介苗(BCG)

被证实是治疗非肌层浸润性膀胱癌最有效的膀胱内药物。它是减毒的分枝杆菌活疫苗,一直以来作为结核病的疫苗被使用,但是它已经在多种不同的癌症中显示了抗其癌的活性。在这方面最早开展工作的是 Morales 和他的同事,他们早在 20 世纪 70 年代中期开始的工作揭示了卡介苗抗癌的效果源于其引起的免疫应答,由此明确了非肌层浸润性膀胱癌患者是 BCG 治疗的适应证。

BCG 是治疗非肌层浸润性膀胱癌及预防进展的最有效的膀胱灌注治疗药物。它对治疗原位癌和残留的乳头状肿瘤同样有效,也可以预防复发。

(1)作用机制:BCG 的作用机制还尚不完全明了,主要通过一种新的纤维连接蛋白与肿瘤细胞连接,引发细胞间的相互作用。连接后引起肿瘤细胞内部的反应变化,起到治疗效果。在 BCG 治疗后的患者尿液中检测出 IL-12,IL-12 是能够诱导生成 Th_1 细胞的强烈诱导剂,并且促进 γ-干扰素的生成,由此,可上调细胞间黏附分子的表达、上调 CD4 辅助性细胞/CD8 杀伤性细胞的正性比率。还有一些其他的证据,包括 BCG 引起的炎症反应中 IL-2 和 IFN-γ 的表达以及 T 细胞扩增,都说明 Th_1 介导的免疫应答可能就是 BCG 的治疗原理。尚有其他一些细胞因子也能在患者尿内和血中找到,这说明同时也存在全身的免疫应答。还有资料显示,迟发型超敏反应参与了 BCG 抗癌的作用。尚有研究表明,膀胱内 BCG 可以诱导一氧化氮合成酶的生成,局部高浓度的一氧化氮可以抑制肿瘤生长,这也是 BCG 抗癌的作用机制之一。

(2)治疗前准备和治疗的实施:BCG 在进行灌注以前是保存于 4℃的一种冻干粉。现在有 Connaught、Tice、ArmandFrappier、pasteur、Tokyo、RIVM 等菌株可供使用。应该保证每次灌注包含约一千万个分枝杆菌,以保证疗效。将此疫苗加入 50ml 的生理盐水中,并且立即使用,否则会发生凝集影响疗效。通常在肿瘤切除术后 2～4 周开始进行 BCG 灌注治疗。肉眼血尿和疑似细菌感染是 BCG 膀胱灌注治疗的禁忌证,因为其会引起分枝杆菌的血管内接种,产生毒性反应。

(3)BCG 灌注治疗膀胱原位癌:BCG 是治疗原位癌无可争议的药物,已经被美国食品和药物管理委员会(FDA)批准使用。多项临床试验证实,治疗后最初肿瘤完全消失率达到 76%,个别报告比率达 80%。50% 的患者在平均约 4 年的时间里,对此药持续敏感。大约有 30% 的患者在超过 10 年的时间里没有进展或复发,而大多数的患者会在 5 年内进展或复发。在完整的治疗疗程后若疗效不佳,则提示预后不佳。在 Herr 及其同事的一项样本量为 180 的研究中,最初对治疗有反应的患者中,19% 在 5 年内肿瘤进展,而最初对治疗无反应的患者中有 90% 肿瘤进展。尚有调查者统计了 BCG 早期治疗失败后肿瘤浸润肌层的情况,报告了比此更高的比例。虽然 BCG 已经取代膀胱切除术成为原位癌的首选治疗方法,但是对于已经进行了两个疗程(每个疗程 6 周)而没有效果的患者,或者高危患者出现早期复发时,可以考虑更加激进的治疗手段。

(4)BCG 灌注治疗膀胱残余肿瘤:膀胱 BCG 灌注治疗能够有效治疗残余乳头状肿瘤,但是不能替代外科切除术。有调查表明,单用膀胱 BCG 灌注治疗,只对接近 60% 的膀胱内残余癌有效。

(5)BCG 灌注治疗预防膀胱肿瘤复发和进展:T_1 期和高级别的 Ta 期患者,在进行经尿道的肿瘤切除术后,常规使用 BCG 做预防性的治疗。有研究比较单用 TUR 和联合使用 BCG 和 TUR,早期的单中心研究表明,联用 BCG 和 TUR 可以减少 30% 的复发率。在几个更大型的研究中,联用 TUR 和 BCG 与单用 TUR 后相比,复发率减少 20%～65%,平均减少大约 40%。

多个有关 T_1 期肿瘤的研究已经说明了 BCG 联合 TUR 治疗高危非肌层浸润性膀胱乳头状癌的效果。同时可以看到,不同的研究者得到的数据相差很大,复发率 16%～40%,进展率低的可到 4.4%,高的可到 40%。这些数据说明了一个问题,肿瘤的其他特征也与肿瘤的进展关系密切。因此,还需要再对治疗后的患者进行密切随访后,才能进一步地讨论 BCG 对不同阶段肿瘤的疗效。

现有的资料显示 BCG 可以预防膀胱癌的进展,但是这个理论还没有得到最终的肯定。一个样本量为 133 人的研究给出了此药可以推迟肿瘤进展的证据:BCG 治疗组有 4% 的进展率,TUR 对照组有 17% 的进展率。另外,西南肿瘤学研究组比较了多柔比星和 BCG 的疗效,前者肿瘤的进展率为 37%,后者则为 15%。这些数据都是在随访的早期阶段得到的,目前还没有长期随访的结论。

在 Herr 等的一个包含有 86 个高危非肌层浸润性膀胱癌患者的随机对照试验中,BCG 治疗组与 TUR 对照组相比,肿瘤进展被推迟了。另外,对于原位癌患者,最后需要做膀胱切除术的比例明显下降了(BCG 治疗组 11%,TUR 对照组 55%)。然而,这个试验的结果也同时显示,随访 10～15 年后,BCG 与 TUR 的远期效果之间差距就没有这样明显了。现有的资料表明,BCG 治疗高危非肌层浸润性膀胱癌患者,近期确实可以推迟肿瘤的进展,但是远期疗效尚不能肯定,不能仅凭少数患者随访 10 年、15 年所得的资料就做出结论。

目前,关于 BCG 最理想的治疗计划还没有统一的意见。然而,绝大多数的资料显示,单用一个 6 周疗程的诱导方案是无法达到理想效果的。有人研究过用两个 6 周疗程的方案。然而,增加了 BCG 的疗程也意味着治疗时间延长,有资料显示:20%～50% 的患者在这延长疗程期间冒着肿瘤浸润或转移的危险。每延长一个疗程实际约有 7% 的肿瘤进展率。因此,如果 BCG 治疗一个到两个疗程而效果不佳时,应该考虑选择其他更激进的治疗。

一些小型的调查发现,维持性 BCG 治疗并不能相应地降低复发与进展。在几乎所有这些调查中都指出,维持性治疗可以减少局部和全身的毒性。西南肿瘤学研究组 SWOG 报道了一个"6+3"方案的效果。患者首先用一个 6 周的诱导方案,治疗后的第 3 个和第 6 个月,各用 3 次 BCG 灌注(每周进行 1 次,连续 3 周),然后,每 6 个月一次循环按同样的方法进行灌注,持续 3 年。调查中估计,维持性治疗后未复发的时间中位数为 76.8 个月,而非维持性的治疗为 35.7 个月(P＜0.0001)。在非维持性治疗中,最长的无复发的时间是 111.5 个月;而维持性治疗中这项值为不可测（P＝0.04）。5 年生存率在非维持性治疗中为 78%，维持性治疗中为 83%。没有观察到高于 3 级的毒性反应，但是只有 16% 的患者能够耐受全部的疗程，通常需要精简后续的那三个治疗阶段。从免疫学的角度来看，精简后续的三阶段可能是有效而且合理的，但是这还有待于研究。

有研究者评价了减少 BCG 剂量后产生的效应，发现毒性相应减少，而疗效在统计学上看并没有下降，虽然这项研究权威性不高，但在一定程度上能够说明一些问题。在一项 Morales 及其同事的研究中，低剂量组的肿瘤复发率高，尤其是 Ta 期的患者。在一个小样本的研究中发现，延长膀胱内灌注的疗程副作用将减轻，同时有效性并不下降。关于 BCG 治疗后患者生活质量的问题现在已有研究，相信这会帮助我们对 BCG 治疗对患者生活产生的影响进一步进行量化。总的来说，BCG 所产生的副反应不会对生活质量产生严重的影响。

如何预测治疗反应？这已经研究到了分子水平。BCG 治疗前出现的 p53 过表达并不是预测治疗反应的指标。然而，BCG 治疗后 p53 过表达、肿瘤分期、治疗反应，这几项指标是残余瘤患者预测进展的指标。其中，治疗后 p53 过表达是一项独立的危险因素。建立预测模型应包括统计学上对症状分析进行加权，可以用繁复的统计学分析来找出隐匿性的危险因素。

其他一些因素，比如抗生素的使用也会对 BCG 疗效产生影响。研究表明，喹诺酮类会杀死 BCG 分枝杆菌。这会对减少全身性不良反应有利。但是如果是为了预防尿路感染而例行给予喹诺酮，就会抑制 BCG 的有效性。相反的，体外试验显示，喹诺酮类抗生素可以增强多柔比星等膀胱内化疗的作用，因为两类药都是 II 型拓扑异构酶抑制剂。

(6)BCG 治疗的禁忌证：免疫抑制是 BCG 治疗的禁忌证。尚没有资料显示假体使用者和心瓣膜病者是 BCG 的禁忌证。但是，对有假体的患者，在进行尿道器械操作后应该适当地预防性使用抗生素。一般情况差和年龄大的患者，是 BCG 治疗的相对禁忌证。既往结核病史的患者不良反应发生率高。

(7)BCG 治疗的不良反应：BCG 产生的不良反应一般较轻，通常能够很好地耐受。然而也存在着严重的不良反应以及甚至导致死亡的可能性。多数患者会产生排尿困难、尿频、尿急，这会持续数天，随疗程的延长而加重。这些不良反应可以用抗胆碱能药物、对乙酰氨基酚、苯基偶氮吡啶二胺(非那吡啶)等缓解。大约 30% 的患者发生血尿。持续镜下血尿是继续 BCG 治疗的相对禁忌证。

20%～30% 的患者出现无症状的肉芽肿性前列腺炎，这可使 PSA 升高。1% 的患者出现有症状的肉芽肿性前列腺炎。睾丸不常受累，但受累后若不治疗会进展到必须做睾丸切除。

BCG 治疗后低度发热或轻度不适感比较普遍。如果体温高于 38.5℃ 持续超过 24 小时、退热剂不能缓解的，或是体温超过 39.5℃，这时需要用异烟肼治疗(每天 300mg，持续 3 个月)。BCG 导致的系统性病变往往表现为严重的肺和肝的累及。这是需要联用异烟肼、利福平 6 个月。长时间使用异烟肼时应该加用维生素 B_6。败血症(0～4%)很少发生，但是会危及生命，应该用支持疗法，同时用三联药物疗法。

在 BCG 败血症动物模型中，泼尼松合用抗结核药物是有效的。资料显示，同样联用其他抗结核药的情况下,用喹诺酮比用环丝氨酸更有效。无论是 BCG 引起的全身还是局部的反应,都应考虑到常见的尿路细菌感染,这样才能正确治疗。

前面已经提到前列腺移行细胞癌可用 TUR 治疗。发生在表浅前列腺导管和尿道周带的前列腺癌也可以同时用 BCG 治疗。用 TUR 切除部分腺体以减少肿瘤负荷,并且使前列腺表面更好地暴露于 BCG 灌注液中。用这种方法,50% 的肿瘤可以完全消退。

2.丝裂霉素 C

可与 DNA 发生交叉连接,部分地抑制 DNA 合成。还有一些未被完全理解的作用机制参与其作用。虽然它对处于细胞周期的晚 G_1 期细胞最敏感,但它仍被认为是细胞周期非特异性的药物。分子质量为 334kDa。丝裂霉素 C 的用法是每周一次,持续 6～8 周,总剂量是 20～60mg。完全反应率达到 36%,复发率可降低 19%～42%。在几个大型研究的一篇综述中说,平均的受益率只为 15%,而且,其中只有 2/5 的研究显示这种受益是有统计显著性的。原位癌的反应率(58%)比乳头状癌的反应率(43%)高。研究显示,在减少肿瘤 5 年进展率方面,丝裂霉素 C 并不比 TUR 有何优越之处(减少 5 年进展率,BCG 相比 TUR:4% 比 7.3%)。虽然在关于用丝裂霉素做维持性治疗的临床试验中有一些混杂因素的参与,但是这些资料还是倾向于表示:丝裂霉素 C 维持性治疗的效果并不比标准治疗高。TUR 术后立即进行一次丝裂霉素 C 或其他药物的膀胱内灌注,这种做法曾经被热烈的研究过,将在后文中再次论述。

丝裂霉素 C 显著的副反应包括化学性膀胱炎(发生率达到近 40%)、膀胱容量的减少、掌皮脱落、皮疹。应该避免皮肤直接接触。其他副反应很少见,如白细胞减少和膀胱挛缩(0.05%)。

3.多柔比星

是一种蒽环类的抗生素。它能与 DNA 的碱基对结合,阻止 Ⅱ 型拓扑异构酶,进一步阻止蛋白质合成。对于处于细胞周期 S 期的细胞作用最大,但是它仍然是属于细胞周期非特异性的。在多个研究的一篇综述中提出,多柔比星与 TUR 相比,在减少复发方面的效力高出 13%～17%,但在预防肿瘤进展方面并无优越之处(15.2% 比 12.6%)。它的分子质量是 580kDa。较少全身性的副作用,膀胱内灌注的副作用主要是化学性膀胱炎,近半数的患者会发生。有几个系列分析报告说,多柔比星会引起膀胱容量减少。偶尔会引起胃肠道反应和过敏反应。

4.表柔比星

这种多柔比星的衍生物同多柔比星有同样的作用机制。用 50～80mg/ml 持续治疗超过 8 周。表柔比星比单用 TUR 在预防复发方面效果提高 12%～15%。在膀胱内治疗后立即一次性给药与在整个疗程中持续给药效果是一样的。表柔比星现在美国尚未被用来治疗尿路上皮癌,但已获 FDA 批准用来作为淋巴结阳性乳腺癌的辅助治疗。

5.噻替派

噻替派是一种细胞周期非特异性的烷基化物。在一个对照的临床试验中(n=950),6/11 的研究组显示,复发率减少将近 41%,平均减少 16%。肿瘤进展率方面,噻替派与对照组之间没有统计学上的差异(4% 比 6%)。虽然通常患者能够很好地耐受此药,但是由于它的分子质量低,189kDa,所以存在全身性的副反应。白细胞减少发生率为8%~55%,血小板减少发生率为3%~31%。很多患者会出现膀胱刺激症状(12%~69%)。自从BCG出现以后,噻替派在膀胱肿瘤的治疗中所担任的角色地位早已下降了。

十二、浸润性膀胱癌的治疗

对于泌尿外科医生来说,虽然浸润性膀胱癌治疗的金标准为根治性膀胱切除术都无疑义,但对其治疗仍然是一个临床和学术上的挑战。其多变的临床表现,隐蔽的发展进程,相对不完善的临床诊疗技术,治疗手段多样,以及对多数患者还是缺乏确实有效的治疗手段,这些复杂的临床问题都需要引起注意。

(一)浸润性膀胱癌的标准治疗方式:根治性全膀胱切除术

1.手术指征

男性患者的根治性全膀胱切除术和女性的前盆脏器切除术,连同全盆腔淋巴结清扫术,是侵犯肌层且无远处转移的浸润性膀胱癌的标准术式。如果患者合并有严重的内科疾病或已有远处转移则采用其他替代治疗,但是如果患者有局部症状,如顽固的血尿,即使已有局部淋巴结或远处转移,也可行姑息性手术。

2.手术技术

男性和女性的膀胱癌根治术在其他文献中有详细描述。但是一些要点在此简要地回顾一下。标准的膀胱癌根治术包括双侧盆腔淋巴结清扫,对男性患者要整体切除前列腺和膀胱。对女性患者行前盆腔脏器切除术包括切除子宫、输卵管、卵巢、膀胱、输尿管和阴道前壁一部分。一些作者建议对男性患者可以行保留神经的标准膀胱切除术。在不违背肿瘤治疗原则,不增加局部复发率的前提下,保留阴茎海绵体上的自主神经可以在术后使阴茎勃起,对年轻患者是尤为重要的。其中一个要点是在行保留神经的膀胱癌根治术时要结扎前列腺血管蒂以便于保留连接精囊尖部的软组织,从而保留向盆腔走行的神经血管束。

在女性的前盆脏器切除术时保留尿道,为将来行原位膀胱重建提供机会。对改良标准根治术的技术及结果的综述显示,局部复发极少,原位膀胱重建的女性患者尿控能力相当好。男性和女性的保留尿道的要点将在下面的部分提到。

男性膀胱癌根治术后的尿道处理在20世纪经历了很大的变化。在70年代,尿道切除被作为常规的预防措施,一些医生现在仍然提倡在某些特别的临床情况下采用此方法。接下来的研究证实,前列腺部尿道受累是男性膀胱前列腺切除术后前尿道、局部或远处复发转移的最主要因素。男性患者切除膀胱后尿道复发率为7%,如果没有累及前列腺,5年尿道癌复发率约为5%,如果前列腺部尿道有浅表或浸润性肿瘤,5年复发率提高至12%和18%。对膀胱前列腺标本进行精细连续切片分析发现,移行细胞癌累及前列腺部尿道的发生率为43%。膀胱颈和三角区的原位癌与前列腺部尿道受累呈显著相关。一些研究组曾经报道前列腺间质受累的预后意义,其中侵犯前列腺间质后前尿道肿瘤复发可能性约为64%,侵犯前列腺部尿道上皮的为0,侵犯前列腺导管的为25%。Freeman和同事报道前列腺部尿道受累的患者在原位膀胱重建后无前尿道复发,与之相比,如采取可控性皮肤尿流改道术则有24%的复发可能。

这项研究的意义需进一步明确。

在现有观察结果的基础上,行皮肤尿流改道术的男性患者,如果在前列腺部尿道发现原位癌或肉眼可见的肿瘤时,应当同时或延迟行尿道切除术。选择行原位膀胱重建术时要谨慎,只有在冰冻切片报道尿道远端切缘无肿瘤时,才能最后确定可以利用残留尿道行原位膀胱重建。有些建议要对男性的前列腺尿道连接部和女性的膀胱尿道连接部的情况进行评价,以便证实是否容易复发。监测皮肤尿流改道或原位膀胱重建术后患者的残留尿道包括定期的尿细胞学检查,如有指征则行活检。Dalbagni 及其同事的研究提示,不一定每个患者都需要做该项检查,但是如果尿细胞学检查或活检阳性,需要尽早行尿道切除术。

女性的尿道切除术一直是标准前盆腔切除术的一部分,直到开始注意到女性原位膀胱重建时,才注意保留尿道。历史上有两个因素有助于尿道切除术的形成。20 世纪上半叶的研究提示邻近器官(阴道、宫颈、子宫)受累的概率相对较高,为保证阴性切缘需要广泛切除。由于当时认为对女性来说原位膀胱重建并不合适,所以没优先考虑保留尿道。Mapping 研究显示,2%～12%行膀胱切除术的女性患者有尿道受累。女性患者如果膀胱颈部出现肿瘤与尿道受累呈高度相关性,多数学者强调在术中行冰冻切片以保证残留尿道无肿瘤。如果膀胱颈口和尿道存在肿瘤,弥散性原位癌,或术中发现切缘阳性的女性患者则不适合行原位膀胱重建,应立即行全尿道切除术。

在行尿路重建前,判断输尿管切缘有无肿瘤是标准的做法。这个程序的合理之处在于尿路上皮癌,尤其是原位癌,可以累及远端输尿管切缘。过去的泌尿科医生切除阳性切缘以达到切除所有肿瘤的目的,考虑能有较好的长期控制局部病变。事实上,回顾性研究并不能证实能提高长期疗效。这些研究是小样本、单中心的回顾。尽管如此,这些研究对术中行输尿管冰冻切片分析提出疑问。

盆腔淋巴结清扫仍是浸润性膀胱癌根治术重要的一部分,原因有两方面。盆腔淋巴结清扫可以观察局部肿瘤侵犯的范围。此外,极其局限的淋巴结转移的患者可以有出人意料的高生存率。盆腔淋巴结转移的风险随着肿瘤的分期而提高:pT_2 期盆腔淋巴结转移的风险有10%～30%,如大于 pT_3 期则有 30%～65%。Smith(1981)发现行膀胱癌根治术的患者最常见的是闭孔和髂外淋巴结转移,而髂总和骶前淋巴结则较少见。对于临床分期可行膀胱癌根治术的患者,髂总动脉以上转移很少见。一些作者提出淋巴结扩大切除术,但长期的生存率并无明显提高。

扩大的淋巴结切除术应该包括远端主动脉旁与腔静脉旁淋巴结及骶前淋巴结(Stein 和 Skinner,2005)。与标准的盆腔淋巴结清除相比,扩大的盆腔淋巴结切除术可以获得更多的总淋巴结数与阳性淋巴结数。但是,在这两组中发现的淋巴结阳性患者的比例是相似的。

淋巴结阳性的患者,手术时切除淋巴结的总数经证实与预后密切相关。切除淋巴结总数≤15 个,10 年无复发生存率为 25%;切除淋巴结总数＞15 个,10 年无复发生存率为 36%。患者阳性淋巴结总数小于等于 8 个,其 10 年无复发生存率显著高于阳性淋巴结总数大于 8 个的患者(40%比 10%)。淋巴结比值分期或淋巴结密度的概念(阳性淋巴结数/切除淋巴结总数)

也证实与预后密切相关。淋巴结密度小于等于 20% 的患者,10 年无复发生存率为 17%。

3.膀胱切除的疗效

膀胱癌根治术加盆腔淋巴结清扫术成功治疗肌层浸润临床器官局限性的膀胱癌,现代的文献中进行了回顾。大量的文献表明,随着围手术期治疗的发展,精细的手术技巧,更好的尿道重建,器官局限性膀胱癌患者可以有满意的长期生存率。病理证实的器官局限性膀胱癌患者长期生存率较好。虽然膀胱癌根治术对临床器官局限性膀胱癌患者的疗效是肯定的,但是对局部晚期非器官局限性膀胱癌或恶性盆腔淋巴结转移的疗效仍是有争议的。

4.膀胱癌根治术的并发症

膀胱癌根治术潜在的并发症包括死亡和其他并发症。膀胱癌根治术的死亡率为 1%~2%。其所有并发症的发病率为 25%。手术的并发症分为 3 大类:①先前存在的并发症;②切除膀胱和邻近器官后的并发症;③膀胱癌根治术重建时采用节段胃肠道行尿路重建所致的并发症。心肺并发症也是常见的。围手术期的心脏骤停导致死亡不多见,但是术前应全面检查患者的体征、症状和有无既往的心脏疾病病史。术后肺动脉栓塞少见(2%)。术后适当早下床活动,围手术期适当使用抗凝剂可以减少早期的死亡率。在膀胱癌根治术时可能出现致命性出血,但发生率很低。即使术前没准备自体输血,现代血库和血源性病原体的筛查使输血很安全。直肠损伤发生率小于 1%。大血管损伤同样罕见。当尿道重建中使用小肠或结肠时,有潜在肠梗阻的危险。4%~10% 的患者在术后出现肠梗阻,需行外科手术解决的少于 10%。

在有反流的手术中,输尿管-肠段吻合口狭窄较少(3%)发生,但是在无反流的术式中很常见。膀胱切除术后根据不同的尿路重建方式会发生不同程度的代谢紊乱,维生素缺乏,慢性尿路感染和肾结石。

抑郁常见于经历重大手术的患者,膀胱切除后的患者也不例外。这种情况要积极发现,妥善处理。膀胱癌患者术前诊断为心理抑郁的大约占 45%。病理分期的情况与膀胱切除术后的焦虑与抑郁显著相关。

5.膀胱癌根治术后的随访

膀胱癌根治和膀胱重建术后,患者需要长期监测两个方面的问题:①肿瘤的复发;②嵌入尿道的肠段相关并发症。定期影像学检查可以发现肿瘤是否复发。但复查频率有争议。Slaton 和他同事回顾了他们的经验。他们建议 pT_1 期患者每年体格检查、血清检查,以及 X 线检查;pT_2 期患者每半年检查;pT_3 期的每 3 个月检查。对 pT_3 期患者,建议每半年进行 CT 检查。采用这种定期复查方式,作者认为可以及时预测肿瘤复发情况。术后上尿路影像学检查可以排除上。上尿路肿瘤在术后是少见的,但是一旦发现多为晚期,需要进一步手术。

(二)膀胱根治性切除术的辅助治疗

许多行膀胱切除术的患者,尤其是肿瘤分期大于 T_3 的,常常死于远处转移。为了增强局部治疗,尤其是膀胱癌根治术的效果,多依靠单独或联合放疗或化疗,作为术前新辅助治疗和术后辅助治疗。

1.术前放疗

术前放疗的作用已经被很多研究者调查过了。直到 20 世纪 80 年代,放疗才常规用来治疗局部微转移,可能使无法切除的肿瘤降低分期,以及改善膀胱癌根治术后局部病灶的控制。现有随机研究资料表明术前放疗可以提高晚期肿瘤(T_3)的局部控制,但对长期生存率无显著提高。非随机化试验表明术前放疗不能显著提高特异性生存率,但根据文献报道,其中的混杂因素是患者同时行化疗。

2.新辅助化疗

在确定的局部治疗前的化疗称为新辅助化疗。其原理是可以了解肿瘤对化疗的敏感性,以及使无法手术的肿瘤降低分期。从总的方面来看,患者手术前身体条件较好,此时进行化疗治疗微转移灶,患者易接受。新辅助化疗的缺点包括治疗是建立在临床分期的基础上,而不是病理分期,可能延误局部诊治。

多中心的研究已经做了新辅助化疗治疗膀胱癌的Ⅲ期临床随机研究。越来越多的证据支持新辅助化疗对治疗局部进展期膀胱癌的作用。Nordic 膀胱切除Ⅰ期试验采用新辅助化疗,然后予以低剂量放疗与膀胱癌根治术。化疗组总的 5 年生存率为 59%,对照组为 51%(P=0.1)。T_1 与 T_2 期患者无差别,$T_3 \sim T_{4a}$新辅助化疗组患者总生存率改善 15%(P=0.03)。美国多中心联合 0080 试验证实局部晚期膀胱癌患者中,与单纯行膀胱癌根治术相比,MVAC 新辅助化疗组总的中位生存期提高约 2.5 年。两个综合性随机对照试验荟萃分析得出结论,对局部晚期膀胱癌患者,予以顺铂为基础的联合新辅助化疗,可使总生存率提高 5%~6%。

3.围手术期化疗

与新辅助化疗不同,一些研究组应用围手术期化疗的方法。在 M. D. Anderson 医院的研究者将 100 名患者随机分入 2 组,一组是术前行 2 个疗程的氨甲蝶呤、多柔比星、长春碱、顺铂的(MVAC)化疗,术后行 3 个疗程;另一组是术后行 5 个疗程 MVAC 化疗。随访 32 个月,2 组的生存率无显著差异,采用围手术期的化疗中体积较大的肿瘤有降低分期的趋势。这与其他报道的结果类似。

4.辅助化疗

辅助化疗的理由是,病理分期明确有远处转移的患者,可以受益于系统化疗,可以减少局部或远处复发。辅助化疗的缺点包括等待病理结果证实有转移在予以系统化疗会延误治疗,在肿瘤切除后,影像学检查很难看到病变,难以评价肿瘤对化疗的敏感性,术后并发症干扰化疗,还有术后患者不愿行辅助治疗。

膀胱切除术后辅助化疗的 4 个随机化的研究已经完成。这总和的经验强调了在流行率低的如浸润性膀胱癌上,单中心研究是困难的。临床试验中遇到很多困难,包括患者数量少,低的患者增长率加重了亚组分析的困难,在入组完成前就中止试验,无法完成规定的化疗计划。尽管有这些困难,研究建议对于局部晚期肿瘤和盆腔淋巴结转移的患者,以顺铂为基础的辅助治疗在一些经选择的患者上可能提高生存率。无证据说明局限性膀胱癌患者($T_1 \sim T_2$ 期)在术后行辅助化疗能提高生存率或局部控制情况。因此,不应考虑对这些患者行辅助化疗。

膀胱癌辅助化疗的第一个荟萃分析建立在个体患者资料基础上,提示与对照组相比,接受化疗的患者 3 年生存率提高 9%。然而这项研究的影响是有限的,得出的结论不足以支持常规使用顺铂为基础的辅助化疗,原因是入组患者太少。

(三)膀胱根治性切除术的替代治疗方式

对浸润性膀胱癌的患者,标准治疗不一定提供最优或最可接受的方案。膀胱癌根治术所产生的并发症,加上患者对保守治疗以及保留膀胱手术的兴趣,促使大家寻找对浸润性膀胱癌的替代治疗方法。这些方法包括从 TUR 到应用腹腔镜保留膀胱,全身化疗和放疗。

1.放疗

目前没有随机化的研究对比单纯放疗和膀胱癌根治术的疗效。常规的外放疗控制局部浸润性肿瘤有效率为 30%～50%。为提高疗效,已使用超分割方案。超分割方案的随机研究表明这个方法可能在未来有效,但是仍需大样本对照试验对这种方案与标准的常规放疗作比较。

2.经尿道切除术和膀胱部分切除术

TUR 或膀胱部分切除术可以治疗易定位、体积小的、浅表的浸润性膀胱癌。这些经验表明在高选择性的患者,如肿瘤体积小的、低分期的(T_2)、单一的保守手术可以很好控制局部肿瘤和远处控制。Solsona 和同事描述了大样本行完整"根治性"TUR 术的膀胱癌患者,肿瘤基底部和周围直肠黏膜活检均为阴性。令人难忘的是,其 5 年生存率和行标准根治术的患者类似。这项研究的缺点在于非随机化,不过结果仍然肯定了在高选择性的患者中 TUR 的应用价值。

3.经尿道切除术和膀胱部分切除术联合化疗

反对单独采用局部切除治疗浸润性膀胱癌患者的理由是,研究表明对于 T_2 期以上的肿瘤单靠完全的 TUR 是不可能的。晚期肿瘤,至少在理论上,高分期肿瘤不容易控制,患者仅行 TUR 很可能有残余肿瘤,导致局部复发和远处转移。为了支持保留膀胱手术的疗效,研究者们联合了保留膀胱手术联合全身化疗。Hall 和同事描述了 61 例行 TUR 联合全身化疗的 T_2 期患者。其中 48 例保留膀胱,局部浸润性肿瘤未复发。那些患者在 TUR 术后第一次复查膀胱镜为阴性的,5 年特异性生存率为 75%,而第一次复查膀胱镜有残余肿瘤或复发的,5 年特异性生存率为 25%。其他研究者同时证实了这个结果。化疗可以提高在术后降低分期到 pT_0 患者的生存率。需要前瞻性随机化研究来评价其疗效是否能等同于根治手术。

4.保留膀胱方案

建议把联合多种疗法的保留膀胱治疗方案作为根治性膀胱切除术的替代治疗方式,原因有两方面:①许多浸润性膀胱癌患者发病时已经微小转移。当无症状时,患者如不在局部手术干预的同时行全身化疗疗效是不佳的。②无症状但有远处转移的患者切除膀胱是没必要的,并没有提高生活质量,还延误了有潜在疗效的系统治疗时机。

反对的意见有:①保留膀胱术依赖临床分期而非病理分期,易产生治疗不当的情况;②局部病灶的控制不佳,可能导致肿瘤复发和并发症的发生,可导致严重的并发症发病率和死亡率的提高;③原位膀胱重建被广泛运用于男性和女性,为愿意保留经尿道排尿功能的患者提供了优质的生活质量。这些问题被回顾过,许多报道讨论了这种方案治疗浸润性膀胱癌的疗效。

虽然目前还没有前瞻性随机化的研究比较膀胱癌根治术和保留膀胱治疗方案的疗效,但单中心和多中心的临床试验数据已经发表。Kaufman 和同事应用 TUR、新辅助治疗(MCV)和放疗治疗 106 例 $T_2 \sim T_4NxM_0$ 膀胱癌患者,无缓解者行膀胱癌根治术。作者报道了总生存率为 52%。完成全部治疗的患者,中位随访 64 个月,75% 保留膀胱而无肿瘤复发。学者发现体积小、无肾盂积水、行 TUR 可以完全切除的肿瘤,最好使用这种方法。接下来的其他研究者使用类似的化疗和放疗方案治疗,同样支持这个结论。保留膀胱方案的放化疗的毒副作用:有 40%~70% 患者出现恶心、呕吐、乏力、粒细胞减少和腹泻。治疗相关的死亡率近 1%,主要原因为中性粒细胞减少性败血症。放疗引起的膀胱功能紊乱很少见,约为 1%,性功能障碍(男性的阳痿)约有 25%。因结构和组织特点无法行保留膀胱方案的是肾盂积水,对治疗反应差的原位癌和 TUR 不能完全切除的肿瘤。

5.间质内放疗

治疗浸润性膀胱癌的放疗包括间质内放疗,虽然只有很少的国际研究中心应用。术前外放疗,膀胱部分切除术或 TUR 和术后植入铱 192,这种方法的结果在非随机化研究中得到证实。$T_1 \sim T_2$ 期肿瘤总生存率为 60%~80%。Wijnmaalen 和同事报道在存活的患者中无复发生存率为 88%,保留膀胱率为 98%。间质内放疗的并发症包括伤口愈合延迟,瘘管形成、血尿和慢性膀胱炎。约 25% 的患者有急性局部不良反应。这些经验表明只要病例选择合适,这个方法是一个保留膀胱的替代治疗方式。

6.动脉灌注化疗

多中心对治疗浸润性和局部晚期膀胱癌的动脉灌注化疗进行评价过。动脉灌注化疗的原理是增加肿瘤内药物剂量而减少毒副作用。动脉灌注化疗已经和膀胱癌根治术以及放疗结合在一起,局部病灶减轻已被报道,但是还需要大量的临床研究证实。

7.热疗和化疗

当越来越多保留膀胱的要求提出后,热疗——这个能增强放化疗疗效的方法,成为瞩目的焦点。虽然,一些肯定其作用的预实验已经在文献中发表,但是,一项在荷兰多中心合作的盆腔恶性肿瘤(包括 $T_2 \sim T_4N_0Mx$ 期膀胱癌)应用放疗和放疗加热疗的随机前瞻性研究没有表明热疗对于膀胱癌有长期的疗效。这种新的辅助治疗方法还要进一步证实。

十三、转移性膀胱癌的治疗

转移性膀胱癌的患者通常行全身化疗,尤其是那些无法切除的、广泛转移的病变。多种药物联合化疗比单剂用药更行之有效。常规用药有氨甲蝶呤、长春碱、多柔比星和顺铂。这些用药方案能有近 20% 的完全缓解率(CR),但是长期的无疾病生存率还是很低。MVAC 方案虽然优于单剂用药,但是常会有很严重的毒性反应(多于 20% 的患者会有中性粒细胞减少性发热)。有报道,3%~4% 接受 MVAC 的患者死于败血症。增加使用粒细胞集落刺激因子的剂量,可以减少毒性,但没有显著地提高缓解率,这些令人失望的结果促使我们开发新的药物和选择优于先前联合用药的新的联合用药。

吉西他滨(健择)是一种类似阿糖胞苷(Ara-C)的抗代谢化学制剂。单独使用顺铂的完全缓解率超过 25%,和顺铂联合应用的部分缓解和完全缓解率为 40%,对治疗远处转移患者的疗效得到鼓舞人心的初步结论。对于转移性膀胱癌患者,与 MVAC 方案相比,联合应用吉西他滨和顺铂(GC)得到相似的生存率结果,但是毒性更低。这项研究中,405 位局部晚期或转移性尿路上皮癌患者入组,接受 GC 或 MVAC 化疗。两组的总生存率、疾病进展时间、治疗失败的时间已经缓解率相似。GC 联合化疗可以取得与 MVAC 相似的生存率优势,而且具有更好的安全性和耐受性。与 GC 相关的最明显的副作用是血小板减少与中性粒细胞减少,发生率高达 50%。风险与受益比值提高已经使局部晚期或转移性膀胱癌的标准治疗方案从 MVAC 转变到 GC 方案。

紫杉醇类是一种微管解聚抑制剂,代表了新的一类抗肿瘤药物。紫杉醇(泰素)和多西他赛(泰素帝),是半合成的紫杉烷类,临床试验中已经被用于晚期膀胱癌的患者,与其他药物联合用药的缓解率在 25%~83%。

硝酸镓是一种具有抗肿瘤活性的天然金属盐。有报道称在 Ⅱ 期实验中,其缓解率为 10%~50%。但是严重的药物毒性限制了硝酸镓的普遍使用。

三甲曲沙是一种抗叶酸的药物,曾经用于氨甲蝶呤治疗无效的患者中进行研究。对于氨甲蝶呤不敏感的患者,三甲曲沙可能有效。

参 考 文 献

[1]赵玉沛,陈孝平.外科学.北京:人民卫生出版社,2015.

[2]李虹,王建业.泌尿外科疾病临床诊疗思维.北京:人民卫生出版社,2015.

[3]赵玉沛,姜洪池.普通外科学.北京:人民卫生出版社,2014.

[4]邢华.现代临床普通外科学.河北:河北科学技术出版社,2013.

[5]陈孝平,汪建平.外科学.北京:人民卫生出版社,2013.

[6]王彬.外科与普通外科诊疗常规.北京:中国医药科技出版社,2013.

[7]高振利,刘庆祚.泌尿系结石的微创治疗.北京:人民卫生出版社,2011.

[8]孙维佳.普通外科学住院医师手册.北京:科技文献出版社,2009.

[9]吴阶平.吴阶平泌尿外科学.济南:山东科学技术出版社,2008.

[10]刘志红.中国肾脏病学.北京:人民军医出版社,2008.

[11]陈康宁,李文平,徐学平.泌尿系结石.北京:军事医学科学出版社,2007.

[12]刘声茂.肾功能衰竭.西安:第四军医大学出版社,2007.

[13]李朋,张伟丽,尤升杰,余亮亮.泌尿外科患者尿路感染危险因素分析与临床预防研究.中华医院感染学杂志,2015,(07):1626-1628.

[14]袁建林,汪涌.泌尿外科微创新技术的价值.医学争鸣,2012,(06):26-29.

[15]康信瑶.泌尿外科合并尿路感染的临床分析.中华医院感染学杂志,2012,(21):4774-4775.

[16]曹德宏,柳良仁,魏强,汤壮,董强,王佳.前列腺癌的治疗研究进展.华西医学,2017,(02):277-281.

[17]徐萍.急性肾小球肾炎的抗感染治疗效果分析.大家健康(学术版),2014,(01):120.

[18]龙瑞发,李云.膀胱结石合并膀胱癌的微创治疗.中国卫生产业,2013,(12):136+138.

[19]姬生宪.体外冲击波碎石在输尿管结石治疗中的应用分析.北方药学,2012,(09):41-42.

[20]刘玉宁,王耀献,刘尚健.慢性肾衰竭治疗思路的探讨.中国中西医结合肾病杂志,2011,(10):917-918.

[21]利宏泰,张东文,王磊.经尿道前列腺电切术治疗良性前列腺增生症的临床体会.中国卫生产业,2011,(26):93+95.

[22]杨寿佐.泌尿系结石治疗新进展.临床合理用药杂志,2011,(32):130-131.